美容整形典型病例图解

Typical Cases Illustration of Cosmetic Plastic Surgery

主　编　孙轶群　郭　澍　谭　谦

副主编　余道江　杨　溪　王晨超

蔡景龙　薛　珂

科学出版社

北　京

内 容 简 介

随着美容整形新概念、新技术、新方法的出现和应用，医美治疗的理念和方法也在不断地更新和改变。本书由国内几十位美容整形一线专家总结近年临床典型病例编写而成，包括眼、耳、唇、鼻、颌面、胸部、臀部、腿部等部位的整形美容，也包括去瘢痕、去皱等，每个病例分为基本资料、诊疗经过、临床讨论、专家点评4个模块进行阐述，图片400余幅。本书阐述系统，图文并茂，适于美容整形医护人员阅读参考。

图书在版编目（CIP）数据

美容整形典型病例图解 / 孙轶群，郭澍，谭谦主编；余道江等副主编. —北京：科学出版社，2022.6

ISBN 978-7-03-072252-2

Ⅰ.①美… Ⅱ.①孙…②郭…③谭…④余… Ⅲ.①美容－整形外科学－病案－图解 Ⅳ.①R622-64

中国版本图书馆CIP数据核字（2022）第076555号

责任编辑：郭 颖 / 责任校对：郭瑞芝
责任印制：赵 博 / 封面设计：龙 岩

科学出版社 出版
北京东黄城根北街16号
邮政编码：100717
http://www.sciencep.com
三河市春园印刷有限公司 印刷
科学出版社发行 各地新华书店经销
*
2022年6月第 一 版 开本：787×1092 1/16
2022年6月第一次印刷 印张：12
字数：288 000

定价：168.00元

（如有印装质量问题，我社负责调换）

编委名单

主　　编　孙轶群　郭　澍　谭　谦

副 主 编　余道江　杨　溪　王晨超　蔡景龙　薛　珂

编　　委　王志学　顾　钊　丁福亮　曹　怡　柳雄善　俞哲元
刘永志　刘　志　张震平　任凯芳　王　杨　黄　威
唐明睿　佟　爽　孙　强　郭家妍　金石峰　冷　冰
吕梦竹　黄光思　刘学晖　王恩峰　林喜风

编者单位

孙轶群　海南西部中心医院整形科
郭　澍　中国医科大学附属第一医院整形外科
谭　谦　南京大学医学院附属鼓楼医院整形科
余道江　成都医学院第二附属医院整形外科
杨　溪　上海交通大学医学院附属第九人民医院口腔科
王晨超　中国医科大学附属第一医院整形外科
蔡景龙　蔡景龙医疗美容门诊部整形美容科
薛　珂　上海交通大学医学院附属第九人民医院整形科
王志学　苏州市立医院烧伤整形科
顾　钊　上海交通大学医学院附属第九人民医院整形科
黄　威　中国医科大学附属第一医院整形外科
唐明睿　中国医科大学附属第一医院整形外科
佟　爽　中国医科大学附属第一医院整形外科
孙　强　中国医科大学附属第一医院整形外科
郭家妍　中国医科大学附属第一医院整形外科
金石峰　中国医科大学附属第一医院整形外科
冷　冰　中国医科大学附属第一医院整形外科
吕梦竹　中国医科大学附属第一医院整形外科
柳雄善　南方医科大学附院皮肤科
俞哲元　上海交通大学医学院附属第九人民医院整形科

徐　晔　南京大学医学院附属鼓楼医院整形科
刘永志　本钢总医院乳腺外科
曹　怡　上海交通大学医学院附属第九人民医院整形科
刘学晖　大连医科大学附属二医院
刘　志　内蒙古赤峰市胸科医院胸外科
张震平　盘锦恩星烧伤医院
任凯芳　东莞市中医院皮肤科
王　杨　北部战区总医院整形科
王恩峰　海南西部中心医院整形科
林喜风　海南西部中心医院整形科
傅全威　东莞康华医院副院长
许卓茂　海南西部中心医院整形科

主编简介

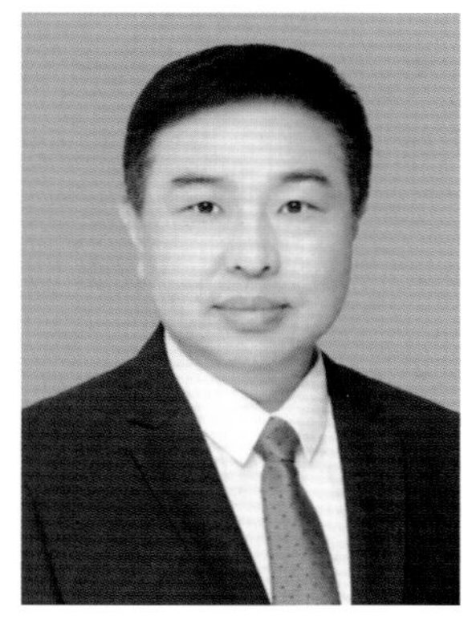

孙轶群，主任医师，教授。现任上海九院海南分院（海南西部中心医院）整形外科主任。海南省省重点专科整复烧伤科学科带头人，海南省整复外科诊疗中心主任，天涯英才，海南省高层次引进人才，海南省高评委，海南省及广东省自然基金评委。中华医学会海南省烧伤学会副主任委员，中华医学会海南省整形学会常委，中华医学会儋州市整形烧伤学会主任委员。曾担任国家重点科室整形学科带头人，广东省高水平重点科室（2019）主任。本溪市自然科学整形外科学带头人。张家港"港城英才"重点人才。中国医科大学兼职教授。国家级继续教育专家组成员。辽宁省整形外科学会副主任委员；辽宁省烧伤外科学会副主任委员；中国冶金学会烧伤分会副主任委员；中西医结合学会乳房分会委员，中华医学会苏州烧伤整形学会委员，中华医学会张家港烧伤整形学会副主任委员。

第一作者获得省部级科技进步二等奖一项，市科技进步一等奖一次，三等奖二次。主持海南省自然基金面上项目"间充质干细胞与纳米银凝胶敷料对大鼠糖尿病慢性创面愈合的疗效观察和作用机制研究"；主持海南省卫健委一般课题"脂肪分层填充在鼻唇沟老化中的临床研究"；主持海南省卫健委适宜技术推广项目"皮质移植修复慢性创面的诊疗技术示范与推广应用 "。参与（第二作者）海南省创新团队课题一项。

发表专业论著三部，其中两部为副主编。第一作者 SCI 论文二篇　第二作者 SCI 论文一篇，第三作者 SCI 论文二篇。中华系列论文 12 篇。

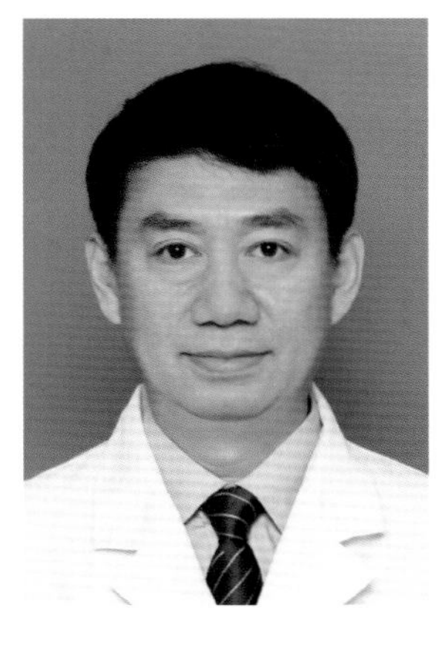

郭澍，教授、主任医师、博士后导师，中国医科大学附属第一医院整形外科主任，首届"辽宁青年名医"。现任中华医学会整形外科学分会常委；中华医学会医学美学与美容学分会常委；中国医师协会美容与整形医师分会委员；辽宁省医学会医学美学与美容学分会主任委员；辽宁省医学会整形外科学分会候任主任委员；中国康复医学会修复重建外科专业委员会委员；中国整形美容协会理事；辽宁省医师协会外科医师分会副会长；中华医学会整形外科学分会修复重建专业学组组长；中华医学会整形外科学分会干细胞临床转化应用学组组长；中国医师协会整形与美容医师分会干细胞与再生医学专业委员会副主任委员；国家科学技术奖励评审专家；国家自然科学基金评审专家；国家、省、市医疗事故鉴定专家；《中华整形外科杂志》编委；*Plastic and Reconstructure Surgery* 中文版编委；《中国美容整形外科杂志》副主编。

主持科研课题10项，出版著作10部，并担任国家住院医师规范化培训教材《整形外科学》的副主编；发表论文百余篇、获省部及市级科技奖励5项，培养博士后、博士、硕士研究生50余名。擅长颌面部骨性先天或后天畸形的修复及面型的重塑；唇腭裂、耳缺损及瘢痕等严重面部疾患的整复；眼部美容、面部年轻化、自体脂肪移植等医疗美容领域的治疗。

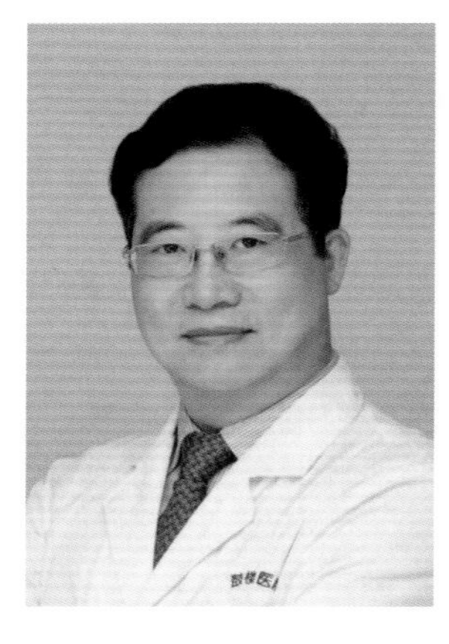

谭谦，博士，主任医师、教授，博士生导师。南京大学医学院附属鼓楼医院整形烧伤科主任。江苏省"科教兴卫工程"医学重点人才，江苏省六大人才高峰，江苏省"333工程"领军人才，江苏省有突出贡献中青年专家，南京市拔尖人才，享受"国务院政府特殊津贴"。获中国医师协会美容与整形医师分会优秀医师，为"国际微笑行动"资深志愿者。曾在德国莱比锡圣·乔治医院、美国德州大学MD Anderson肿瘤中心、美国Duke大学学习访问。

任中华医学会整形外科分会委员、中华医学会整形外科学分会乳房整形学组委员、中华医学会医学美学与美容分会生殖器官整形学组委员、中国医师协会美容与整形医师分会常委、中国医师协会美容与整形医师分会鼻整形专业分会主任委员、中国医师协会美容与整形医师分会乳房整形专业委员会常委、中国整形美容协会理事、中国整形美容协会眼美容整形分会副会长、中国整形美容协会内窥镜整形外科分会副会长、中国整形美容协会整形与重建外科分会常委、中国整形美容协会乳房整形美容分会常委、中国整形美容协会瘢痕医学分会常委、中国康复医学会修复重建外科专业委员会委员、中国研究型医院学会美容医学专业委员会副主任委员、中国老年医学学会烧创伤分会常委、江苏省整形美容协会副会长，江苏省医学会整形烧伤分会前任主任委员、江苏省医学会医学美学与美容分会候任主任委员。WSRM会员、ISBI会员、泛亚地区面部整形与重建外科学会(PAAFPRS)副主席，《中华烧伤杂志》《中华损伤与修复杂志（电子版)》《中国美容整形外科杂志》《中国美容医学》杂志常务编委，《中华整形外科杂志》、*Burns and Trauma* 编委等。

发表论文130余篇，SCI收录30余篇，主编参编专著8部。获省市科技奖励10余项，国家专利8项。擅长显微修复重建，烧伤治疗，体表器官再造，眼、鼻、乳房、会阴美容整形，慢性创面治疗。研究方向为体表组织器官损伤修复的基础与临床研究。

副主编简介

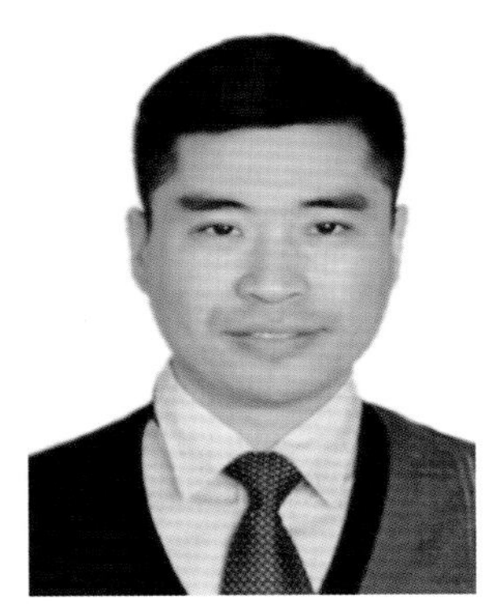

余道江，主任医师，教授，硕士研究生导师，临床医学博士，成都医学院第二附属医院整形外科主任。法国笛卡尔大学（巴黎五大）访问学者，中核集团菁英人才，国家自然科学基金委评审专家，国家卫生应急处置指导专家库专家，四川省卫健委学术技术带头人后备人选。临床方面：整形烧伤专业临床一线工作 18 年，一直在三级甲等教学医院从事临床、教学、科研及管理工作，临床经验丰富，专业方向为修复重建及常规美容手术，对激光及微整形等也有深入的研究。科研方面：主持国家自然科学基金（编号：81703157、32071238）、江苏省自然科学基金（编号：BK20170354）、四川省科技计划项目（编号：20YYJC0357）、江苏省放射医学重点实验室（编号：KJS1763）、江苏省卫计委科教强卫项目（编号：QNRC-960），中核集团菁英人才项目等各类课题 13 项，以主要完成者之一参与国家自然科学基金重点项目（编号：U1967220）1 项（267 万），总科研经费 600 余万元；以（并列）第一作者或通信作者发表论文 40 篇，授权专利 1 项，其中 SCI 12 篇，中华核心、北图核心、中华系列杂志 22 篇。获国防科技进步奖等各类奖项 6 项。

擅长领域：修复重建方面：瘢痕，皮肤肿瘤，难愈性创面（糖尿病足、褥疮、烧创伤、放射性损伤等），面部整形及器官再造；美容方面：微创双眼皮，综合鼻整形，面部年轻化（眼袋、激光、玻尿酸、肉毒素、脂肪抽吸及充填）。主攻穿支皮瓣技术、颅颌面及内镜技术。

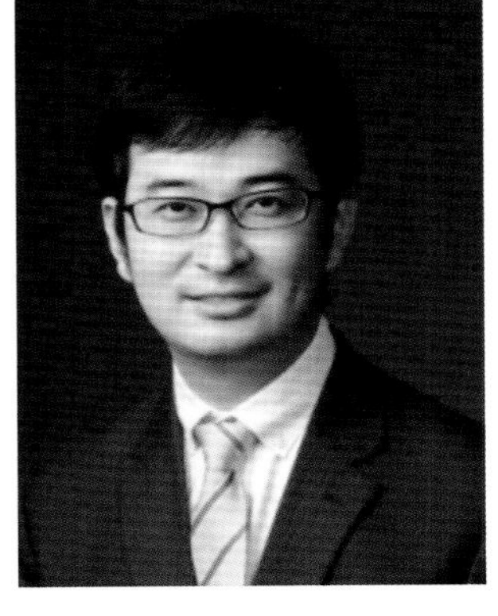

杨溪，医学博士，硕士导师。现任上海交通大学医学院附属第九人民医院口腔颌面 - 头颈肿瘤科副主任医师、上海交通大学口腔医学院口腔颌面外科学系秘书，中组部团中央第 21 批博士团成员，海南西部中心医院副院长（挂职）。兼任中华口腔医学会口腔颌面 - 头颈肿瘤专业委员会青年委员及工作秘书、上海口腔医学会口腔颌面 - 头颈肿瘤专业委员会委员及学术秘书、上海抗癌协会头颈肿瘤专业委员会委员及秘书、中国医疗保健国际交流促进会颅底肿瘤专业委员会委员等。

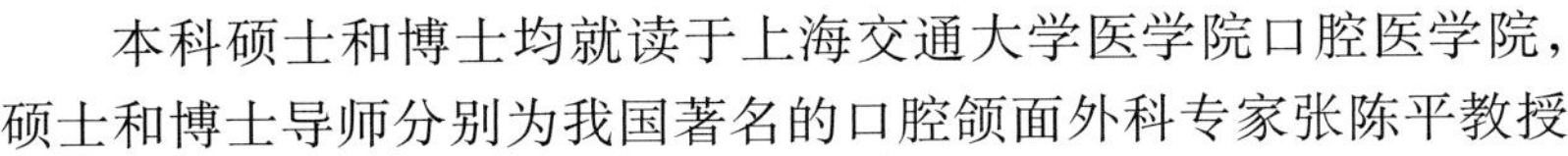

本科硕士和博士均就读于上海交通大学医学院口腔医学院，硕士和博士导师分别为我国著名的口腔颌面外科专家张陈平教授和张志愿院士。主要专业方向为口腔颌面 - 头颈肿瘤的外科工作，专攻口腔颌面部外科治疗及修复重建，临床上专注于游离皮瓣移植术后并发症的防治，相关成果承担国家自然基金面上项目及青年项目、上海市科学技术委员会国内合作项目、市自然基金面上项目等课题 8 项，第一及通信作者发表论文 35 篇，SCI 收录 26 篇，副主编专著 1 部，参编专著 2 部。

作为参与人获得2019年度国家科学技术进步二等奖和2018年度中华口腔医学科技二等奖，执笔下颌骨缺损功能重建的专家共识。

曾获得上海市委组织部青年拔尖人才、上海市卫生健康委员会“医苑新星”、上海市教委优秀教师培养计划、上海交通大学优秀共产党员、上海交通大学医学院优青等人才、上海交通大学医学院附属第九人民医院优秀青年骨干、上海交通大学医学院附属第九人民医院党员先锋岗计划或奖励。

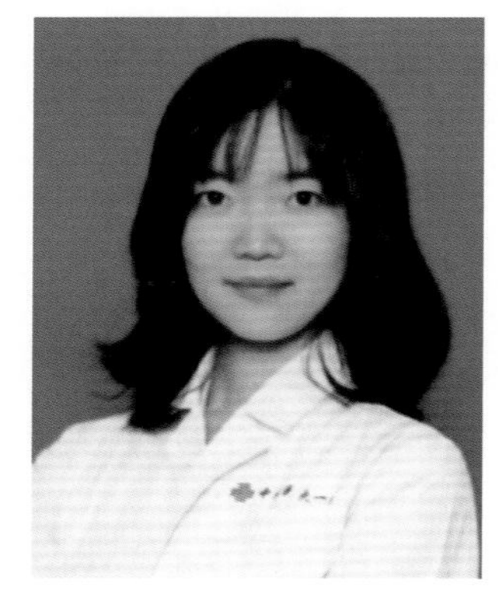

王晨超，中国医科大学附属第一医院整形外科副主任医师，副教授，整形外科博士，美容主诊医师。美国加州大学洛杉矶分校（UCLA）医学院整形外科访问学者 / 联合培养博士。中国医学科学院整形外科医院访问学者。任中华医学会整形外科学分会脂肪移植学组委员、中华医学会整形外科学分会干细胞临床转化应用学组委员、中国职业安全健康协会医美与整形安全专业委员会委员、中国医疗保健国际交流促进会整形与美容分会青年委员。2018年获第十届宋儒耀整形外科青年医师论坛比赛全国二等奖。以第一作者发表论文10余篇，其中SCI收录2篇，参与国家及省部级以上课题7项，获辽宁省科学技术进步奖三等奖1项、沈阳市科学技术进步奖一等奖1项。

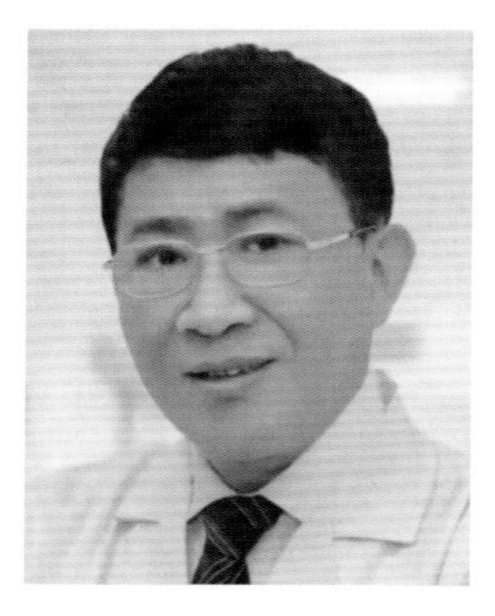

蔡景龙，医学博士、主任医师、教授、博士研究生导师，蔡景龙医疗美容门诊部院长，中国中西医结合学会医学美容瘢痕美容整形专家分会主任委员，中国医疗保健国际交流促进会整形美容外科分会瘢痕修复协作组组长，中国整形美容协会瘢痕医学分会、抗衰老分会和科普专家委员会副会长，中国整形美容协会瘢痕防治科普专家委员会主任委员，《中华医学杂志》《中华整形外科杂志》《中华创伤杂志》《中国美容整形外科杂志》等12本杂志编委或副主编。曾任中华医学会整形外科学分会和医学美学与美容分会两届委员，中国医师协会美容与整形医师分会三届常委和瘢痕亚专业分会主任委员。

从事医疗外科临床工作，擅长于瘢痕和瘢痕疙瘩防治、肿胀局麻技术、男女乳房整形、体形重塑、医学美容外科手术等工作，为数万名患者解除了病痛，塑造了美丽；主编了《现代瘢痕治疗学》《现代瘢痕学（第2版）》《瘢痕整形美容外科学》等5部瘢痕学专著，参编了《整形外科学》和《美容外科学》等专著20余部，指导了50余名博士和硕士研究生，组织召开了5次全国性瘢痕会议，参加了10次全国瘢痕讲习班，做瘢痕专题演讲数百场次，数万人受益，引导着瘢痕行业的发展；长期从事瘢痕和瘢痕疙瘩的防治及面部年轻化抗衰老研究，主持完成国家自然科学基金课题3项，北京市和山东省科研课题各1项，发表了学术论文200余篇，获教育部、中华医学会、山东省科委等成果奖励10余次。在国际国内率先提出了“瘢痕防治动态综合疗法”“瘢痕疙瘩发生的肿瘤源性学说”“改变传统观念，接受早期手术为主的综合治疗方法治疗瘢痕疙瘩、接受放射疗法防治瘢痕”及“瘢痕疙瘩体质”等学术观点，使数以万计的患者得到了适当的治疗，减轻或解除了困苦，有力地推进了我国瘢痕防治与美容整形工作的开展。

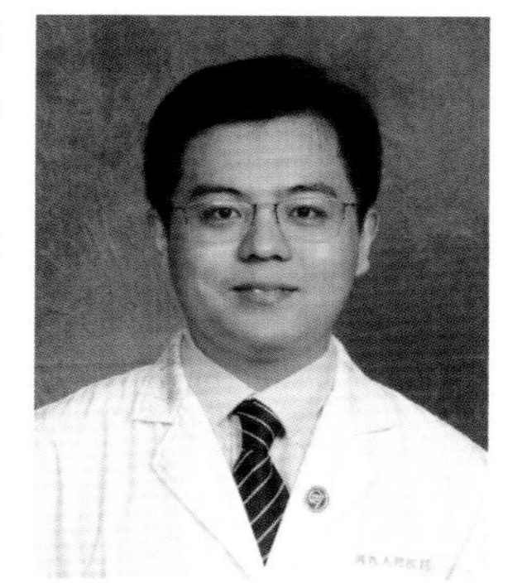

薛珂，上海交通大学医学院附属第九人民医院整复外科，耶鲁大学联培医学博士。中国医师协会干细胞分会秘书，中国整形美容协会干细胞研究与应用分会理事。以第一申请人主持国家自然科学基金青年项目 1 项，以第二申请人参加国家自然科学基金面上项目 2 项，863 子课题 1 项，主持和参与海南省级课题 3 项；在国际知名杂志 *Plastic and Reconstructive Surgery*、*Biomaterials*、*Chemical Engineering Journal* 等发表 SCI 文章 10 余篇，总影响因子 100+ 分；担任《中国组织工程研究杂志》审稿人和 *Advances in Plastic and Reconstructive Surgery* 杂志编辑。

序

由孙铁群教授领衔的集体大作《美容整形典型病例图解》已然编撰定稿，不久将付梓问世，实乃喜讯。后辈学者有如此之学术精神值得鼓励。蒙创作团队委托，要我为此撰写序言，不胜荣幸之至。遂研墨挥毫，欣然落笔。

整形的历史最早要追溯到公元前 12 世纪，那时还处于神话时期，印度神话里说到 Shiva 神误砍了其子 Kumar 的头，情急之下只好将一头犯禁的大象头砍下移植于 Kumar 身上使其复活成半人半神 Ganesha。据考古发现，世界上最早有整形记载的就是印度的割鼻再造术。公元 1 世纪（也有记载是公元前 6 世纪），古印度医学之父 Samhita 在他的 *Sushruta* 一书中提到，用额头和脸颊上的肉为受劓刑的人重塑鼻子。这就是著名的“古印度术”。不过那个时候，印度的医生还不知道用支架来支撑鼻梁，所以再造后的鼻子看起来就是一个肉坨。

中国历史上对整形记载最早的是在汉初，刘安所撰的《淮南子》“孕见兔而子缺唇”来描述唇腭裂。西晋也有记载，《晋书》中说魏泳生来兔缺，找到名医“可割而补之，但需百日进粥，不得笑语”。这可能是中国最早的唇腭裂整形手术。唐朝开始有了酒窝的整形手术，人们偏爱酒窝“当面施圆靥”，在《普济方》和《卫生易简方》中都有记录。到了宋朝，一种非常高级的义眼被开发出来。“杭州张存，幼患一目，时称张瞎子，忽遇巧匠，为之安一磁眼障蔽于上，人皆不能辨其伪”。元代开始中国有了自己的鼻梁修补术，与印度的差不多，也是从面颊或额头上取皮肉来填补。

1818 年，德国外科医生卡尔冯（Carl Ferdinand von Graefe）发表了著作《鼻整形》。在这本书中，首次提出了“整形”这个概念。

虽然古代历史的长河中并不缺乏面部整形的案例，但真正现代意义上整形外科手术的建立，仍要归功于吉里斯在第一次世界大战战场上的临床实践。以哈罗德•吉里斯为主的一些整形外科医师，确立了一套现代意义上的“整形外科”手术方法，救治了许多在第一次世界大战战场上毁容的士兵，直接促进了现代整形与重建手术这个专业领域的形成。

哈罗德•吉里斯是一位“耳鼻喉科医师”，在医学史上被誉为“整形外科手术之父”。第一次世界大战爆发后，吉里斯加入了陆军医疗队，成为一名为国效力的医生。发明了“管蒂技术”。尽管这根“管子”看起来尤为吓人，但疗效还算不错。

1910 年时，柏林的外科医生马克斯•约瑟夫，从鼻腔内切口，第一次成功地进行了鼻型矫正手术。

两次世界大战造成了大量的“破相”队伍，飞速发展的汽车交通，也因车祸造成大批“伤残者”。这促使整容术飞速发展，植入术、皮肤移植术、骨移植术等相继成功。后来，颅骨-颌面外科整容术也日益普及，法国福什医院外科主任保尔•泰西埃说，脸部的长度、凸度都可经外科手术加以改变，尤其是儿童，手术后能完全恢复正常，而且这种手术只需要 8 小时，并不复杂。改变容貌，让人们看起来漂亮、年轻，在整容术中已非难事。

早在20世纪20—40年代，西风东渐，西方的整形外科手术传到了中国。当时还称整形为人工美容术，上海滩就有日美留学归来医生，如石霜湖、杨树荫、石光海、董秉奇、张先林、倪葆春等开展医疗美容手术，“妇女必携”几个字也说明整形在那个时代已经发展到能为人们所接受了。更厉害的是，割双眼皮、隆鼻、垫下巴这样在现代医院常规项目在民国时期也是样样俱全，而且做的人还不少。明星做整形手术的也很多，而且他们还以登报为荣，跟现在扭扭捏捏的可不一样。不过很重要的一点，整形还是有钱人玩的项目，光祛斑就要普通人家一年的收入。

1949—1979年，中国总共有不到200位整形医生，几乎全部都是做烧伤整复的。1950年6月朝鲜战争爆发，几年下来中国志愿军负伤22万之多，大量的伤员需要整形修复(其中大部分为烧伤)，这是中国整形外科萌发的起源。1958年，全国各地掀起大炼钢铁运动，小高炉与土法冶炼钢铁纷纷上马，因此有大量的烧伤患者需要救治。整形也得到迅速的发展，但那时以烧伤后期整形为主。

那时，中国整形外科还处于摸索阶段，系统性教育培训根本无从谈起。整形外科整体上就属于一个边缘学科。1982年5月在上海召开“中华医学会全国第一届烧伤、整形学术会议”，与会代表共219人。中国整形外科拥有自己的学术组织时间要稍晚一些。1985年9月13日，在北京举行的“中华医学会整形外科成立大会暨先天畸形整形外科治疗研讨会”，在这个会议上，宋儒耀教授当选为整形外科学会第一届主任委员，张涤生、王大玫、汪良能任副主任委员，这几位都属于中国整形外科奠基人。1990年11月，在武汉召开的“中华医学会医学美学与美容学会成立大会”，标志着整形外科中正式分化出美容外科方向。

虽然新中国成立初期由于政治的原因，日本、韩国在美容整形方面发展的特别快，我们落后了很多，在韩国，20世纪70年代起整形外科技术就已经趋于成熟，整形医院发展至1000家。技术日新月异，更精细的技术让整容后的脸蛋显得越发自然。但现在以上海九院为龙头的现代整形美容项目很多已经位列世界第一梯队。

目前中国整形美容外科已经进入了迅猛发展时期，每天都要新注册上百家整形美容机构，有整形概念的股票大涨50%以上。但在繁荣的同时，也每天关闭几十家的机构。在美容整形技术和概念上也出现了一些问题，10多年前的奥美定问题，前几年的锥子脸，这几年的网红鼻，这几个月的精灵耳，虽然存在就是有道理的，但三寸金莲也曾流行于明清，现在看来当然不对。

这本《美容整形典型病例图解》是国内一些知名学者多年工作的集珍，很有临床学术价值。此书汇集临床中修复整形和美容整形的诸多典型案例，这些病例或少见或典型，通过梳理和回顾，为后辈同仁提供参考和借鉴，更是希望能从中得到反思和启发。南京大学医学院附属鼓楼医院整形科谭谦团队的很多国内首创的案例；中国医科大学整形科郭澍主任团队精美的手术前后照片和评论；余道江团队在穿支皮瓣方面大量的工作；蔡景龙团队在瘢痕治疗方面积累的经验和心得。这些都给我等留下了深刻的印象。

最后预祝《美容整形典型病例图解》获得良好的反馈，得到读者的好评！

孙永华

中华医学会烧伤外科学分会前任主任委员

贺《美容整形典型病例图解》一书出版

注重美学与
功能健康

孙永华

八十九岁
壬寅年三月

前　言

随着时代的进步，城市的发展，中国进入了发展的快车道。中国医学也飞速发展着，在20世纪80年代，我们距离美国的医疗技术相差了40年，到现在我们和世界顶级的技术相差不到10年，有部分领域已达到了世界先进水平，甚至有少部分已经领跑了。

我从医30余载。从做烧伤抢救想让患者活下来，到今天让求医者美起来。我亲历着烧伤整形学科的建设、发展、转型和飞跃。中国整形学科的发展有着自己的渊源，从朝鲜战争因为大量的伤残人员而兴起的修复整形，到现在，为了让人们生活美起来，满足人民对日益美好生活的向往而兴起的美容整形，我们随时代发展与时尚共振，开辟了学科的拓展之路。很多从事烧伤整形的资深医师，凭借深厚的技术功底和专业的审美，完成了从修复整形到美容整形的华丽转身。

从1989年毕业至今，我一直深耕在临床一线。在此期间，做了几万例手术。其中有一些典型病例和少见病例，甚至有些罕见病例，曾经在国内不同的杂志上发表过。和国内同仁探讨的时候，我发现大家也都有一些典型病例和少见病例，因而产生一个想法，想把国内一些专家的典型病例和少见病例集成在一起发表出来。这些病例中，有一些疑难病例，有一些少见病例，尤其有些失败的诊断和治疗，这些对临床医师都会有很大的帮助。因此，我与国内几位专家学者一起编写了这本《美容整形典型病例图解》。此书汇集了多位同仁在临床中修复整形和美容整形的诸多典型案例，这些病例或病情复杂或精细程度高，通过梳理和回顾，为后辈同仁提供参考和借鉴，更是希望能从中得到反思和启发。我们携手以微薄之力共同推动整形学科的进步。

随着整形学科新概念、新技术、新方法的出现和应用，整形治疗的理念和方法也在不断更新和改变，我们也应客观承认，地域中存在着治疗水平的明显差异。本书囿于诸多因素难免有局限和不足之处，恳请读者批评指正。我们将牢记初心，携手学界同仁拼搏进取，贡献自己的力量。

感谢我从医以来供职的几个单位及我的团队对我工作的支持和帮助，在此过程中，我们完成了一些国内少见病例，也发表在国家级杂志上。感谢南京大学医学院附属鼓楼医院整形科谭谦团队提供的很多国内首创的手术，感谢中国医科大学整形科郭澍主任团队提供大量精美的手术前后照片和评论。感谢余道江团队在穿支皮瓣方面大量的工作。感谢蔡景龙团队在瘢痕治疗方面积累的经验和心得。感谢傅全威、王志学、任凯芳、张震平等编委无私分享自己的工作经验。这些是最原始的资料和不修饰的诊疗。同时感谢海南省自然科学基金创新研究团队项目（822CXTD537）及海南省卫健委科研项目（21A200220）的资助。

本书读者比较广泛，不管是刚成为整形科医师的新人，还是从事了多年的专家都会从中得到收获。希望读到这本书的同仁开卷有益。当然，我们的工作距离顶尖水平还有差距，希望读者能提出宝贵意见和更好的诊疗技术，让我们一起进步。由于编者来自不同的机构，写作风格迥异，我们的案例水准也有差别，还望读者谅解。

最后我要感谢我的家人在背后的支持和付出，让我有大量的时间来整理各位专家的原始稿件，统一模式和风格。

孙轶群
于海南西部中心医院

目 录

第一部分　头颈部美容整形

病例 1　重　睑　术

一、基本资料

患者女，23 岁。主诉："单眼皮"20 余年。求美者出生即为"单眼皮"，未曾行任何眼部美容手术，近年来自觉影响美观，为求"双眼皮"手术来诊。求美者一般状态良好，生命体征平稳，精神心理状态稳定，无眼睑手术史，未在月经期、未妊娠、未服用导致凝血时间延长的药物，无高血压、糖尿病、干眼症、甲状腺功能亢进等。完善眼部的详细检查，包括视力、眼球运动、结膜、泪道、泪腺位置。检查无真性上睑下垂、有轻度内眦赘皮、眼球略突出。检查眼睑皮肤弹性可、略有松弛，眶隔脂肪臃肿。检查眶周无感染病灶。进一步完善各项辅助检查，如血常规、凝血功能、血型等生化指标，肝炎、艾滋病、梅毒等传染性疾病标志物检测，心电图检查均无异常。门诊诊断为：双侧单睑。

二、诊疗经过

本例求美者无须鉴别诊断，明确诊断为：双侧单睑。结合术前设计，在提眉上睑皮肤自然伸展的情况下，用重睑模拟器设计理想的重睑线，约 6.0mm。松开模拟器后重睑形态瞬间消失，因此选择切开法重睑成形术。皮肤切除量的设计为提眉与松手后模拟器分别指向的高度差，约 3.0mm（图 1-1）。手术及治疗简要过程如下。

麻醉采用 1% 利多卡因 +1 ∶ 20 万肾上腺素局部浸润麻醉，待注射麻药 10min 以后开始手术。

沿设计线切除皮肤，向睫毛方向分离下唇皮瓣，并适当切除肥厚的眼轮匝肌，以此减轻臃肿的眼睑外观并形成皮肤 - 睑板面状粘连，防止术后重睑线变浅消失。

全层剖开眶隔，此处注意保留一束含血管的眶隔膜，以避免上方眶隔退缩。适当去除疝出的眶隔脂肪，并将外侧眶隔脂肪分离形成脂肪瓣，跨过保留的眶隔膜重置于眼球中内侧，以防止术后局部凹陷样外观及"三眼皮"的情况发生。

根据下唇自然曲线，将上下唇内侧皮肤缝合固定于睑板前筋膜，中部皮肤固定于上睑提肌腱膜增厚区，外侧皮肤对腱膜卷曲区进行适当修剪后固定。

分别于卧位及坐位嘱求美者反复睁闭眼，观察重睑形态及对称性，调整至效果满意后，行皮肤层的缝合（图 1-2）。

术后第 1 天换药，见左侧重睑线上方出现粘连，形成"三眼皮"样外观（图 1-3），给予粘贴矫正（图 1-4）。

术后第 5 天拆线，见粘连得以矫正，重睑形态良好（图 1-5）。

术后第 45 天及第 90 天随访，重睑形态良好，效果自然，瘢痕不明显（图 1-6～图 1-9）。

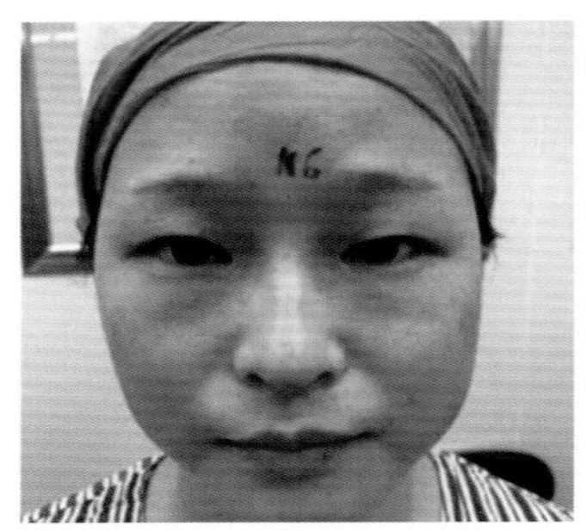

图 1-1　术前

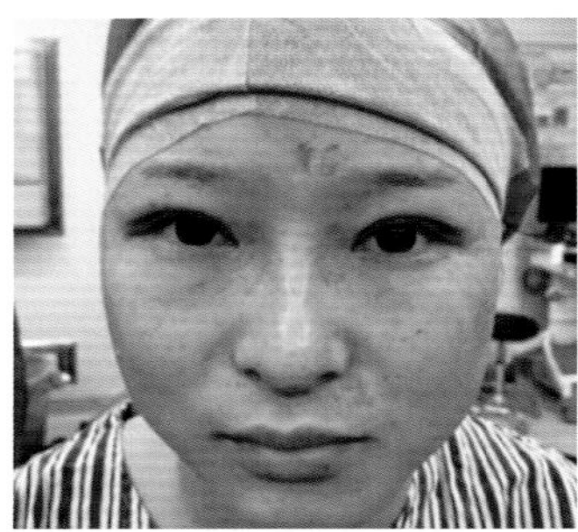

图 1-2　术后即刻

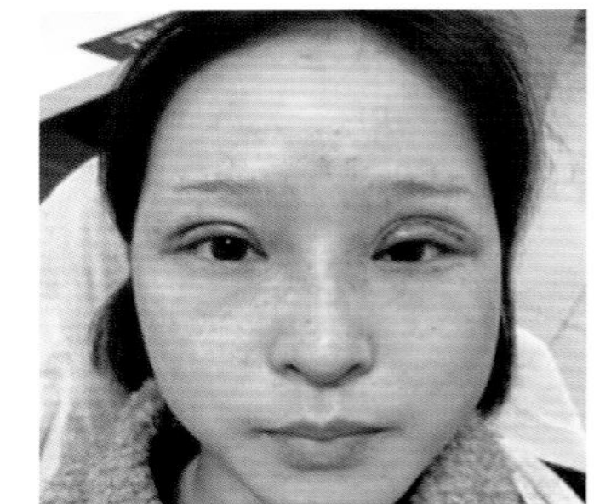

图 1-3　术后第 1 天“三眼皮”

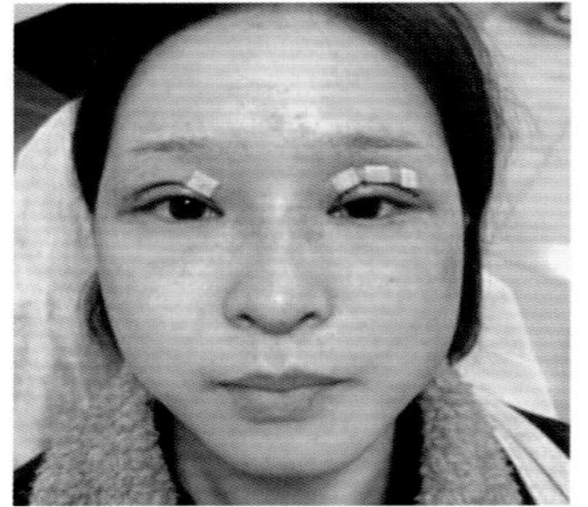

图 1-4　术后第 1 天矫正后

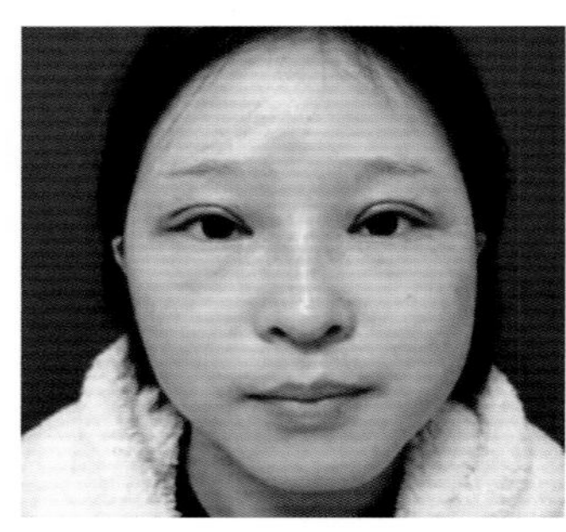

图 1-5　术后第 5 天拆线

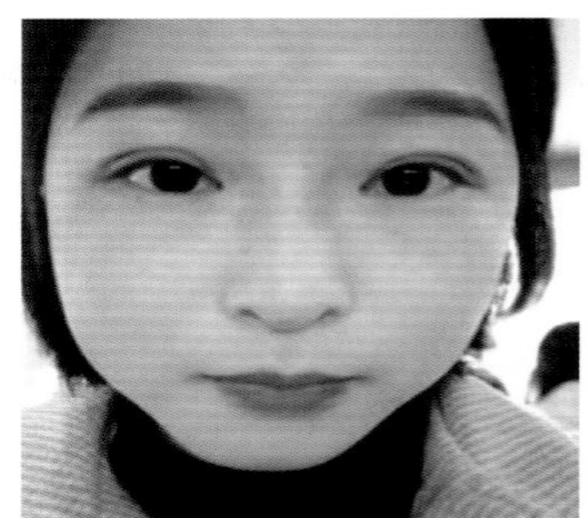

图 1-6　术后第 45 天

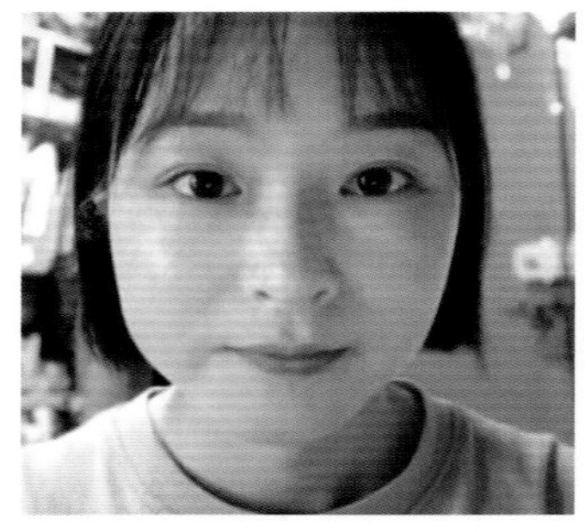

图 1-7　术后第 90 天

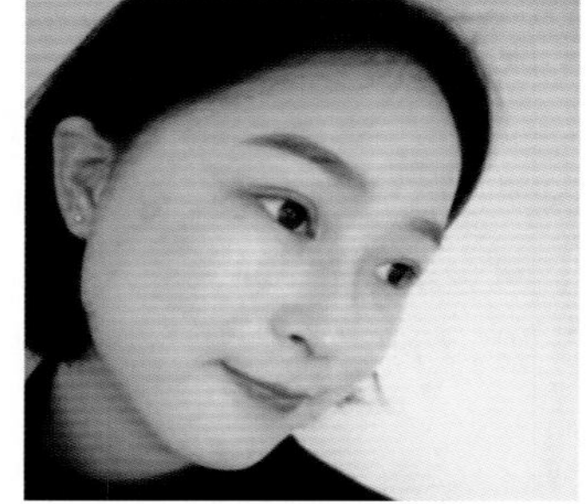

图 1-8　术后侧面

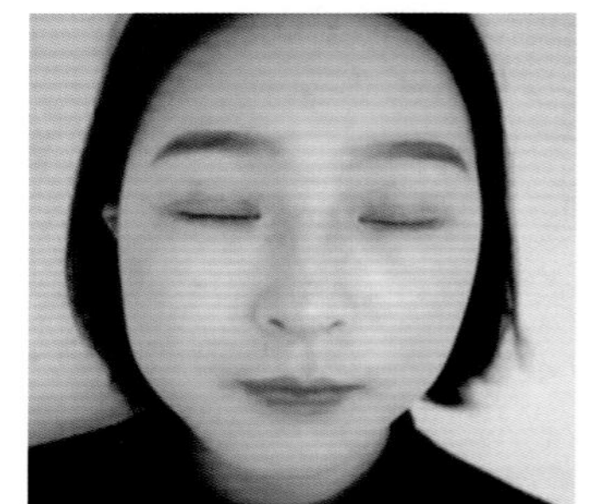

图 1-9　术后闭眼

三、临床讨论

先天性重睑的人，上睑提肌腱膜在重睑线位置发出数条纤维条索，穿过眼轮匝肌附着于真皮，形成了一种眼睑深层组织与浅层组织的连接，从而形成“双眼皮”。而单睑的人则没有这种连接或连接位置很低。重睑成形术就是人为通过缝线或形成组织瘢痕去再造一个合适的连接。这种连接可分为点状、线状和面状，根据求美者的眼睑解剖条件，尽量选择前者去解决问题可以达到创伤小、恢复快的效果，但最主要的还是要保证术后长期稳定的效果。

未达到术后长期稳定的效果，即指临床上常见的重睑术后变浅甚至消失。为此需要考虑的眼睑解剖条件主要包括眼睑皮肤的厚度、软组织臃肿情况、上睑下垂的情况及内眦赘皮的程度。针对不同解剖条件可选择的连接方式包括埋线法（点状）、不剥离下方组织的切开法（线状）及剥离甚至去除下方组织的切开法（面状）。

重睑形成的另外一个原因为重睑线两侧的组织厚度差异。这种差异体现在多个解剖单位，比如先天性重睑的人，其重睑线即为下方薄皮肤与上方厚皮肤的交界线；在切开法重睑成形术中，切除下方睑板前筋膜甚至眼轮匝肌可使重睑更鲜明、稳定，这种效果除了归因于形成面状连接，还有就是形成了上下组织厚度的差异。

切开法重睑成形术主要适用于上睑皮肤松弛、眼睑组织臃肿的求美者。这里说的眼睑组织臃肿不包括单纯眶隔脂肪的臃肿，主要指皮肤、眼轮匝肌及 ROOF。

虽然下方眼轮匝肌的去除与否一直存在争议，但是可以肯定的是，切除了眼轮匝肌确实能使眼睛睁得更大，重睑长期稳定性更强，并且极少有取代的组织瘢痕增生加重下唇肥厚形成“香肠眼”的情况发生。

眶隔的剖开与否也存在一定的争议，但是多数情况下我们需要剖开眶隔显露深方组织以进行更深更高的固定。而对眶隔脂肪的处理，目前更多的是倾向于保留或再分布，只有极少数眶隔脂肪过剩的情况需要适当去除。

固定在睑板还是上睑提肌腱膜甚至眶隔，一直被很多人与“静态双眼皮、动态双眼皮”挂钩，但上睑本身是一个动态的结构。一味地追求一定要固定在某一个结构，不如根据重睑形成的形态在不同部位进行不同的固定，以达到更加自然的曲线。毕竟不同个体的解剖差异较大，睑板的宽度、腱膜和隔膜的韧性、斜行分布的高低、卷曲部位的深浅各不相同。

四、专家点评

重睑成形术，简称重睑术，是一种主要流行于东亚地区的手术。经过手术使单眼皮变成双眼皮，使眼在术后显得更大、更有神。重睑术大致分为两类，即埋线法和切开法。它的原理是使上睑的皮肤与上睑提肌腱膜形成连接。

在埋线与切开的选择上，如果求美者上睑皮肤薄、组织不臃肿，往往可以通过埋线法得到稳定的重睑效果，反之需切开法。我们用最简单的方法测试，即在求美者上睑充分放松后，用重睑模拟器设计理想的重睑线，松开模拟器后重睑形态维持超过 5s，即选择埋线法。本病例松开模拟器后重睑形态瞬间消失，因此选择切开法重睑成形术，并且在对下方皮瓣分离后，切除了大部分肥厚的眼轮匝肌及睑板前软组织，形成面状连接加强了重睑的稳定性。

“肿眼泡”样外观，可能由多种因素单独或共同作用形成的，其中主要包括皮肤、眼轮匝肌、ROOF 及眶隔脂肪。而其中最容易处理的眶隔脂肪，反倒是对“肿眼泡”样外观贡献价值最小的，甚至是建议保留的（个别真性眶隔脂肪增多病例除外）。除此之外唯一可以且建议处理的即为 ROOF。本病例“肿眼泡”不严重，无须处理 ROOF，仅对眶隔脂肪进行适量去除并以再分布为主。虽然术后第 1 天出现了异常粘连形成“三眼皮”样外观，但通过及时合理的矫正，得到了满意的效果。

关于重睑术的固定，是将浅层的皮肤、眼轮匝肌与深层的眶隔、上睑提肌腱膜、睑板进行人为的连接。固定到哪种结构，都有优缺点，不建议一味地固定到某一个结构上，应根据实际情况进行合理的固定。本病例根据理想的重睑线位置，分别固定在了 3 种结构上，思路清晰灵活，效果满意。

重睑术是整形外科医师最常做的入门级手术，但想要真正做好重睑术，需要坚实的解剖基础和基本功，大量的手术经验甚至修复经验，对审美有正确且与时俱进的认知，并有一定的解决并发症能力。

主要参考文献

[1] 王炜 . 中国整形外科学 [M]. 杭州：浙江科学技术出版社 , 2019.
[2] 邢新 . 眼睑美容与重建外科 [M]. 杭州：浙江科学技术出版社 , 2018.
[3] 张诚 . 眼睑与眶周整形美容手术图解 [M]. 北京：北京大学医学出版社 , 2018.

病例 2　重睑联合内眦赘皮成形术一例

一、基本资料

我院门诊来诊单睑合并轻中度内眦赘皮，女性，年龄 26 岁。

二、诊疗经过

1. *切口设计*　如图 2-1 设计内眦切口，平卧位，向鼻侧牵拉内眦皮肤，得到原内眦角在皮肤表面的投影点为新内眦 A 点。平行向外标注 A′，连接两点，并沿下睑睫毛缘延长 3mm 至 B 点，自 A 点按术前与患者沟通好的双眼皮形态沿线绘出 C 点，C 点位于双眼皮皱襞内。

2. *操作步骤*　2% 利多卡因 1ml 加入 2 滴去甲肾上腺素行局部浸润麻醉，先行内眦成形，沿 A → A′ → B 切开皮肤，眼科剪皮下分离，范围如图 2-1 圆形范围所示，松解粘连，剪除错构的眼轮匝肌。先缝合 AA′ 观察“猫耳”形态及内眦外形，如图 2-1 所示剪除下方阴影部位多余的皮肤，松开缝合的 AA′，将内眦韧带固定于鼻侧腱膜，再次缝合 AA′，并缝合 AB 段。按术前设计的双眼皮形态行切开双眼皮成形。双眼皮切口越过 C 点至内眦，根据重睑形态去除上方阴影部分皮肤，缝合 AC 段，并将 AC 段隐藏在双眼皮皱襞内。术后缝合效果如图 2-2。

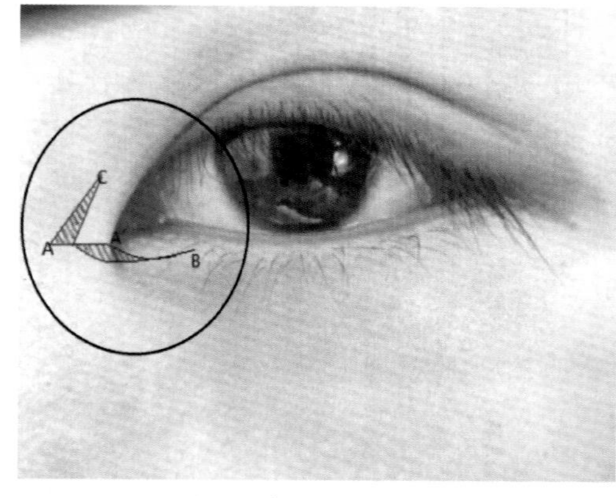

图 2-1　内眦切口手术设计

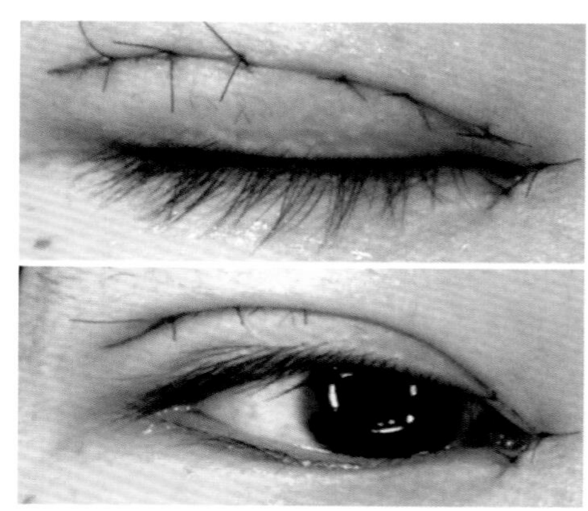
图 2-2　手术缝合后切口

三、结果

患者手术后瘢痕不明显，没有“猫耳”也没有垂直样瘢痕，患者满意度较高，如图 2-3 所示。

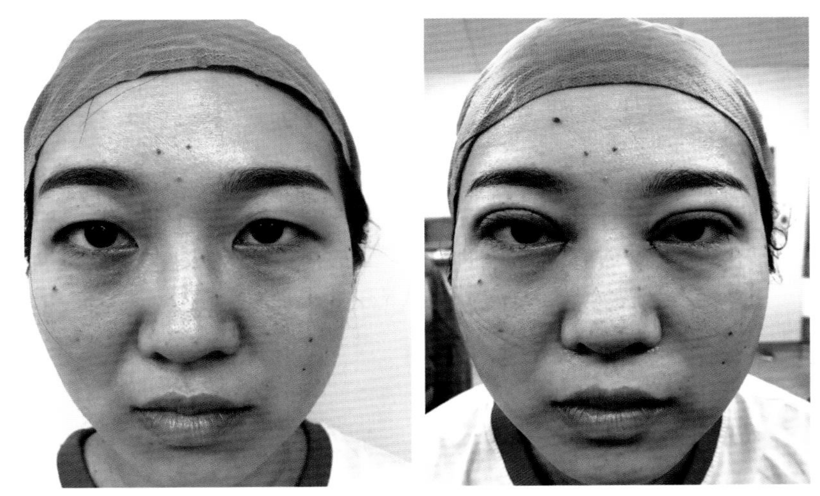

图 2-3　患者手术后瘢痕不明显，没有“猫耳”也没有垂直样瘢痕，患者满意度较高

四、专家点评

内眦赘皮的分类有上睑型，下睑型和上下睑型，其中上睑型 75.8%；分轻中重三度，其中轻中度占 86.4%。有专家认为重睑的同时对内眦赘皮进行矫正效果更好。目前有学者解剖研究证实，内眦赘皮是由于内眦韧带起始部位错位，眼轮匝肌错构及皮下粘连等因素形成的。所以用最小的瘢痕做内眦成形有了理论基础。如何做到既美观而且瘢痕又小一直是美容科追求的目标。

早期最常用的办法是“Z”成形及在此基础上演变的不等“Z”成形。但瘢痕比较明显。尽管学者们用了各种措施，但垂直瘢痕的问题没有得到有效解决。而内眦部位是更容易形成瘢痕的部位之一，尤其在手术后 6 个月内的瘢痕很明显，患者的满意度很低。祁君等虽然同时把眼轮匝肌切除，在形态上获得较好的结果，但是垂直瘢痕还是没有得到改善。有学者单纯分离内眦皮下，将眼轮匝肌错构及皮下粘连部位充分分离，但如果不处理上睑内眦部位皮肤，还是会有“猫耳”形成。虽然经 6 个月后“猫耳”会很不明显，但手术后短时间患者满意度很差。虽然在手术时可以将突出的“猫耳”埋入上睑皱襞里面，但形态还是不自然。李晓殿等虽然将内眦上方的形状处理得很好，但还是有短的垂直瘢痕。孙宗良的方法同时解决了上下“猫耳”的问题，但形成的内眦角会随时间而显得钝圆。“U”形皮瓣法对Ⅲ型内眦赘皮效果良好，但瘢痕比传统方法还要明显。“V”形皮瓣设计灵活，还可以根据需要调节双眼皮形态，有效地解决了内眦钝圆问题。有学者采用 L 形下睑延长切口，将错构的眼轮匝肌剪去，充分游离皮下组织，内眦形成后的形态自然，近期瘢痕不明显，但上睑部位去除量还是不足。横“V”形内眦赘皮全切能增加睑裂长度的同时还增加了宽度，瘢痕不明显，但对中度以上的内眦赘皮效果有限。横一字切口比较了手术前后睑裂长度，内眦间距和内眦间距比值，明显好于手术前，有统计学意义。此方法解决内眦赘皮垂直瘢痕问题，效果良好，但仍然有内眦状态短时间不自然的问题。内眦成形方法很多，经笔者应用后觉得都有一些不足，并且设计有的很复杂不容易掌握。作者新方法设计简单，一目了然。无“猫耳”亦无垂直瘢痕，上方的切口隐藏于双眼皮皱襞内，下方的切口贴近下睑睫毛缘。还可根据患者要求调整双眼皮内眦部位的形态，近期及远期瘢痕不明显，患者的满意度较高。

主要参考文献

[1] 冯越骞，张海明，胡守舵，等. 内眦赘皮的分类及相应的治疗方法 [J]. 中国美容医学，2007, 16(4):512-514.

[2] 杨宇，张海明，胡守舵，等. 内眦赘皮与重睑成形同期手术的一种新方法 [J]. 中华整形外科杂志，2006, 22(2):130-132.

[3] 宋建星，陈江萍，刑新，等. 东方人内眦赘皮的解剖及治疗 [J]. 中华医学美学美容杂志，2001, 7(5):251-253.

[4] 龙婕，姜南，徐扬阳. Z 成形术与改良 Z 成形术的内眦赘皮矫正疗效比较 [J]. 中国美容整形外科杂志，2018, 29(9):545-547, 553.

[5] 周永生，李高峰，陈新，等. 三点式重睑成形术同期双弧线设计不对称 Z 成形矫正内眦赘皮的临床效果 [J]. 中华医学美学美容杂志，2017, 23(5):310-312.

[6] 祁君，刘海彭，荣丽，等. Z 成形术联合内眦不眼轮匝肌切除矫正内眦赘皮的临床应用研究 [J]. 中国美容整形外科杂志，2016, 27(5):265-268.

[7] 杨云霞. 保留部分皮肤皱襞的内眦开大术 [J]. 中华医学美学美容杂志，2007, 13(4):211-213.

[8] 刘育凤，闻可，刘宁，等. 介绍一种简化的内眦赘皮矫正术 [J]. 中华整形外科杂志，2013, 29(2):147-148.

[9] 李晓殿，时杰，田雅光，等. 切开法重睑成形术联合改良 Park Z 内眦赘皮矫正术 [J]. 中国美容整形外科杂志，2016, 27(5):279-282.

[10] 孙宗良，徐静，李光早，等. Y-V 推进式改良新月型皮瓣去除法内眦赘皮矫正同期行重睑术的临床观察 [J]. 中国美容医学，2017, 26(4):1-4.

[11] 孙福生. L 形下睑延长切口法联合重睑成形术矫正内眦赘皮 [J]. 中国美容医学，2018, 27(9):68-71.

[12] 王清，崔京卫，杨静，等. 横“V”形内眦赘皮全层切除联合重睑成形术初步观察 [J]. 中国美容整形外科杂志，2017, 28(11):676-678.

[13] 吕海燕，汤咏梅，韩艳玲，等. 横一字形切口联合下睑缘切口矫正内眦赘皮 [J]. 中国美容医学，2017, 26(10):23-25.

[14] Zan T, Jin R, Li H, et al. A Novel U-Flap Epicanthoplasty for Asian Patients. Aesthetic Plast Surg, 2016 Aug, 40(4):458-465.

[15] Zhang S, Xue HY. Adjustable V-Flap Epicanthoplasty Based on Desired Eyelid Morphology. Aesthetic Plast Surg, 2018 Dec, 42(6):1571-1575.

[16] Wang L, Chen X, Zheng Y. A modified z-epicanthoplasty combined with blepharoplasty used to create an in-type palpebral fissure in Asian eyelids. Aesthetic Plast Surg, 2013 Aug, 37(4):704-708.

病例 3　治疗重睑术后眶隔假性动脉瘤一例

一、基本资料

患者女，27 岁。1 个月前在当地美容医院行埋线重睑术并小切口眶隔脂肪取出术，术后第 2 天洗脸时突然觉得眼部疼痛，迅速出现上眼眶青紫、肿胀。手术医师告知为血肿嘱患者热敷，随后略有好转，但上眼眶部位青紫过后一直留有一个硬包块，无明显不适感。为求美观来我院就医。

体格检查：右眼球活动不受限，无眼球突出，球结膜无充血，无水肿。包块不随眼球活动而活动。包块质地硬，略活动，无波动，无红肿，无渗出，大小 3cm × 2cm × 2cm。

超声显示：右眼球上方波动性包块（假性动脉瘤伴瘤内血栓），见图 3-1。

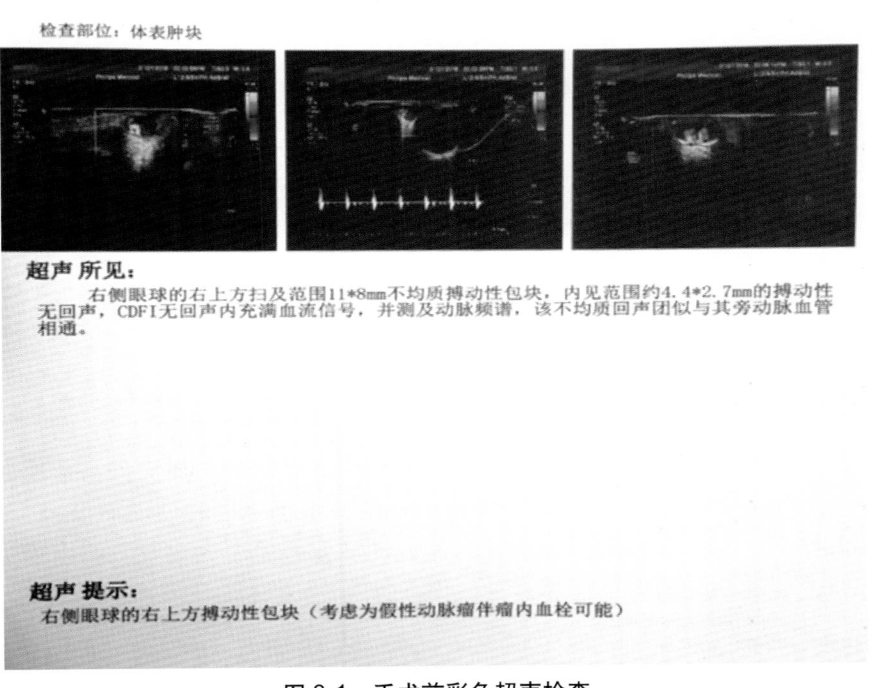

检查部位：体表肿块

超声所见：

右侧眼球的右上方扫及范围11*8mm不均质搏动性包块，内见范围约4.4*2.7mm的搏动性无回声，CDFI无回声内充满血流信号，并测及动脉频谱，该不均质回声团似与其旁动脉血管相通。

超声提示：

右侧眼球的右上方搏动性包块（考虑为假性动脉瘤伴瘤内血栓可能）

图 3-1　手术前彩色超声检查

二、诊疗经过

手术前见图 3-2。2% 利多卡因局麻下，沿重睑线切开 1cm 长切开，钝性分离眼轮匝肌，进入眶隔，见褐色包块，大小 2cm × 2cm × 2cm，有包膜。肿物与周围组织界限清楚，质地硬，表面光滑，可见膨胀性的波动，见图 3-3。表面破损后出血显波动性，血量较大，出血后不见肿物缩小。沿包膜分离后找到相连的小动脉进行结扎。完整切除瘤体。仔细止血后见无活动性出血，周围组织无异常。缝合皮肤。

病理诊断：符合假性动脉瘤。术后 1 个月效果良好，见图 3-4。

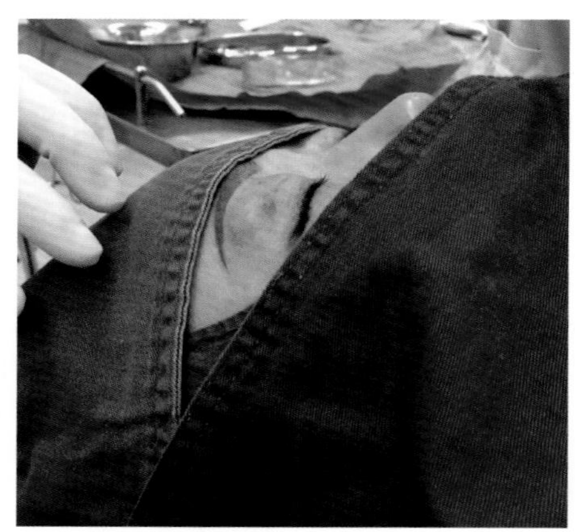

图 3-2　术前

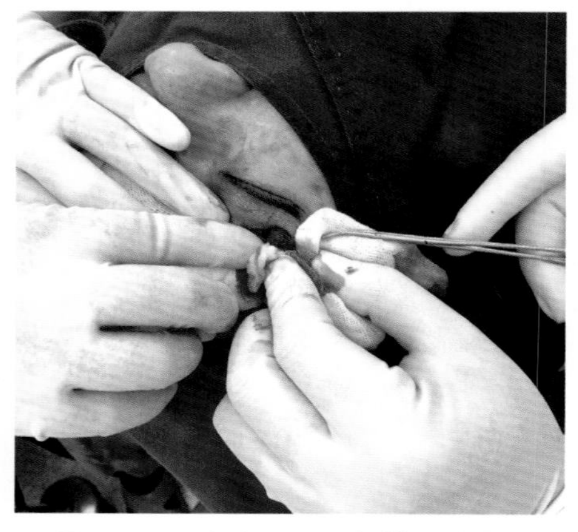

图 3-3　手术中，暴露假性动脉瘤

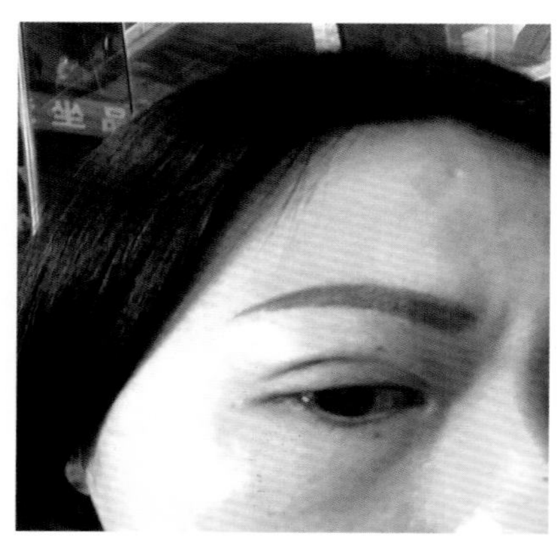

图 3-4　术后 1 个月

三、临床讨论

假性动脉瘤多是由创伤等因素造成动脉壁全层或部分破裂，血液外溢形成血肿，血肿周边逐渐机化形成纤维组织被膜，由于动脉血不断冲击机化血肿使动脉破口与血肿相通，血液冲击使其扩张，导致假性动脉瘤形成。假性动脉瘤多见于大血管。而由于重睑手术造成的眶隔部位的假性动脉瘤未见报道。

四、专家点评

重睑手术时去除眶隔脂肪是美容外科常见的手术，如果止血不好的话，眶隔疏松的组织很容易出血且难以压迫止血。大多经及时处理后效果良好。本例由于医师的疏忽造成患者 1 个月后才就诊，以致形成了假性动脉瘤。虽然眶隔部位动脉细小，但由于眶隔部位去除脂肪后，特别疏松而且有眶隔限制了血液的扩散，构成了形成假性动脉瘤的条件。

主要参考文献

[1] 箄波，宋海萍 . 创伤性假性动脉瘤的临床研究 [J]. 安徽医学，2010, 31(3):222-224.

[2] 余泽，马廉亭，杨铭，等 . 创伤性颈动脉假性血管瘤的病因及诊治探讨 [J]. 中华创伤杂志，2005, 21(6):401-403.

病例 4　眼周皮肤缺损修复术

一、基本资料

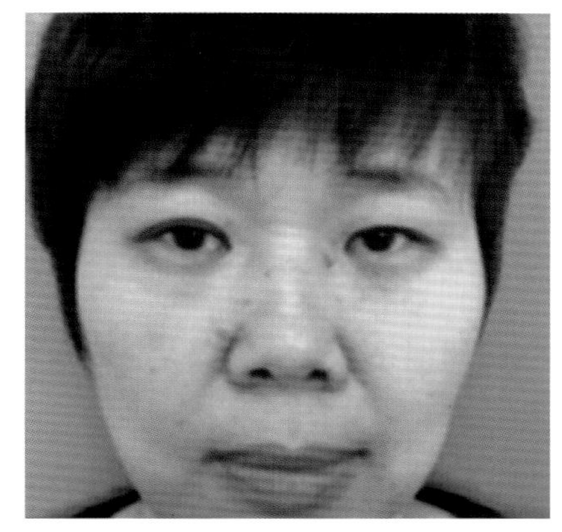
图 4-1　术前

患者女，35 岁，发现左侧内眦肿物 10 余年，破溃伴结痂，瘙痒 3 个月。查体：患者左侧内眦旁可见大小约 5mm × 8mm 肿物，距离内眦约 8mm，肿物褐色，突出于皮表，表面可见结痂，周围皮肤质地正常，余未见明显异常（图 4-1）。进一步完善各项辅助检查，如血尿常规、凝血功能、血型、血糖等生化指标，肝炎、艾滋病、梅毒等传染性疾病标志物检测，心电图及胸部 X 线检查均无异常。入院诊断为：内眦肿物（图 4-1）。

二、诊疗经过

鉴于患者内眦肿物形成时间较长，且近期有破溃、结痂等病史，高度怀疑可能发生性质改变，因此术中完整切除肿物送术中冷冻病理，回报提示为“基底细胞癌”。根据基底细胞癌治疗原则，以 5mm 为半径向四周扩大切除范围，深至轮匝肌，显露内眦韧带，术中送检安全缘及深方内眦韧带表面组织，病理回报为未见癌，形成皮肤缺损约 1.5cm × 2cm（图 4-2）。术中注意保护泪道和泪囊，于鼻面沟和上睑各设计一枚风筝皮瓣，滑行推动，沿鼻面沟及下睑内眦处皮肤纹理延长切口，完整覆盖创面，调整内眦形态后见外形良好，内眦形态无明显变化（图 4-3）。术后皮瓣血供良好，7d 拆线，术后 1 个月复查，瘢痕恢复可，内眦形态良好（图 4-4），继续随诊观察病情变化。

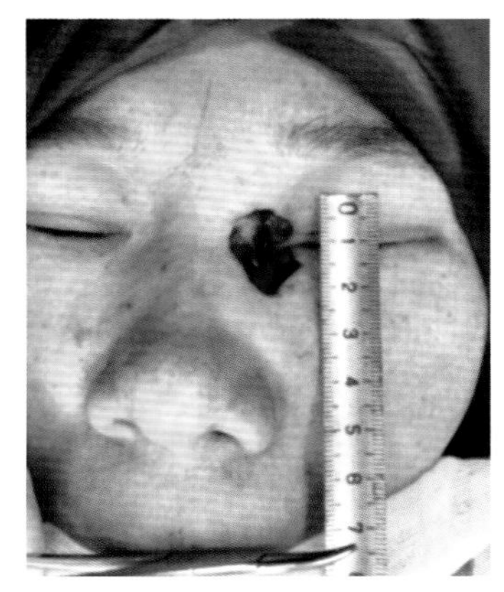
图 4-2　术中缺损

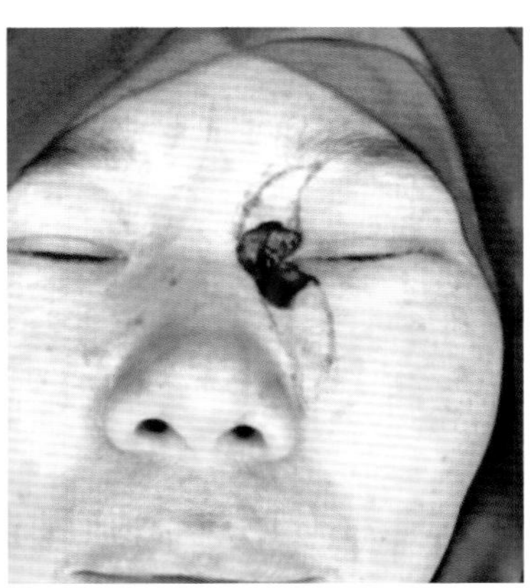
图 4-3　皮瓣设计

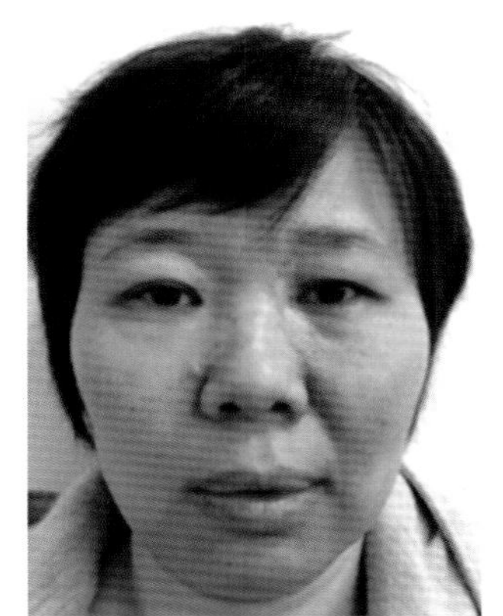
图 4-4　术后 1 个月

三、临床讨论

1．眼周皮肤缺损　最常见于肿瘤切除术后，眼睑及其周围皮肤是皮肤肿瘤等皮肤病好发部位，眼部常见皮肤病有各种良性色素病、脂溢性角化病、血管瘤及皮肤恶性肿瘤等。到目前为止，最常见的眼睑恶性肿瘤是基底细胞癌，占所有眼睑恶性肿瘤的 90% 以上，其他常见的包括鳞状细胞癌和皮脂腺癌。尽管基底细胞癌一般预后良好，但某些部位（例如内眦周边）的局部转移风险较高。眼周肿瘤治疗的主要方法是局部切除，因为手术通常是可治愈的，在组织病理学证实之后，外科医师可以决定通过莫氏显微外科手术或冷冻切片分析来解决该病症。莫氏手术在难以正确描述疾病的区域（例如内眦区域）或疾病范围较广的情况下具有明显的优势，但一般情况下用冷冻切片分析很好地描述切缘的边缘是完全足够的。除肿瘤外，外伤也可能造成眼周皮肤缺损，常见为眼睑撕脱伤伴随眼球损伤和眶壁骨折，诊疗的首要任务是保护眼球功能，对于皮肤的损伤可以参考肿瘤切除后缺损的修复方法。

2. 眼周缺损的特点　眼睑及周围皮肤菲薄、皮下脂肪少、皮肤游离缓冲有限，易造成皮肤软组织缺损，眼及周边组织如上下睑、泪器、睫毛、眉毛等功能和形态各异，应当根据其特色分别制订修复方案。

（1）眼睑按其解剖特点可分为 3 层：外层是富有弹性的皮肤，中间是支撑结构的睑板，内层为滑润的结膜，修复过程中必须对各个层次分别进行修复。

（2）内外眦应当有适当的角度，其韧带的损伤可能造成内外眦圆钝，失去美态。

（3）睫毛具有美观和保护的双重功效，要尽量保留，并注意其走行方向，避免术后倒睫。

（4）泪器结构细微，容易被忽视，但在损伤中极易发生泪道断裂或后期瘢痕形成导致的泪小点堵塞，影响排泄功能。

（5）左右两眉位置、形态完全对称，这对颜面部整体美学方面具有重要意义，眉毛如有缺损或畸形，将失去生理功能，影响面部正常的表情活动，并有损于仪表和气质。

3. 眼周缺损的修复　针对眼周组织缺损，首先应当判断其缺损的组织类别和功能特点，分别采取不同方法手段进行修复。

（1）当眼睑缺损范围不超过全长度 1/3 时，可直接拉拢缝合，老年患者皮肤松弛缺损如达 1/3 以上仍可考虑直接缝合，当缺损超过 1/2 以上或上下睑同时有缺损者需结合邻近的皮瓣来修复。皮肤层的缺损可利用邻近皮肤滑行瓣、额颞部轴型岛状皮瓣或植皮来修复，自体软骨及硬腭黏膜均为睑板组织重建的来源，结膜层则多数依靠剩余结膜滑行或颊黏膜游离移植。上睑的全层缺损亦可通过下睑的睑板结膜瓣来修复，但由于上睑功能繁复，下睑周边可利用组织众多，一般不会利用上睑组织来修复下睑。

（2）当内外眦受损时应当首先重塑内外眦韧带，稳固眼部形态，若韧带受损严重，无法直接缝合，可利用内侧鼻骨或外侧眶缘作为铆定点，于骨壁打孔，通过钢丝或不可吸收缝线作为衔接来稳固内外眦位置。皮肤层的缺损可以采用病例中的滑动风筝皮瓣来修复，风筝皮瓣组织厚度灵活，移动幅度大且不容易形成“猫耳”，更适合于内眦狭窄区域。

（3）内眦区域受损同时需考虑泪道的完整性，术中应当进行泪道探查，若有断裂需重建泪道。

（4）全身皮肤有毛部位很难找到与睫毛长向、长短和密度完全一致的供区，随意移植可能出现倒睫，反而会给患者增加痛苦，常使用的区域为同侧眉中央部位，毛囊单位移植也是可选择的方法。

（5）眉缺损小于 1/3 的病例，可利用皮肤弹性，采用 V-Y 手术原则利用滑行皮瓣将眉向缺损端延伸以弥补缺损。若单侧眉全部缺损，而健侧眉又比较浓密，则可利用健侧眉下 1/2 直接带蒂或游离移植至患侧。利用头皮进行游离移植也是可选择的方式，通常利用同侧耳后顺发际线的头皮，在切取过程中手术刀应顺其方向略为倾斜避免损伤毛囊，或采取毛囊单位移植同样可以达到良好效果。

四、专家点评

眼周组织有维护眼部正常形态、保护眼球、防止异物和强光损伤眼球及避免角膜干燥等作用，因此当发生损伤或畸形时应当尽快修复。眼睑及周围皮肤是全身最薄和最柔软的皮肤，其皮下组织薄而疏松，无或有少量脂肪，其深方的肌肉管理眼睑开合，周边的眉毛、睫毛等结构也各具特色与功能，修复时存在一定的难度，尤其应当注意外形与功能的同期修复。先天性眼周组织缺损常见于面裂畸形，常伴有眦角、泪道、眉等畸形和眶骨缺损，后天性则大多由外伤或肿瘤切除引起，尤其是眼周恶性肿瘤切除术后，往往形成大面积缺损，涉及多个解剖结构，难以修复。

该病例肿物位于内眦，治疗时首先应当严格遵循皮肤肿瘤的治疗原则，进行扩大切除，尤其在内眦周边的孔隙样结构是恶性肿瘤局部扩散的高风险区域，幸运的是该病例发现较早，病损并未影响内眦外形和泪道结构，对上、下睑的形态也未造成明显损毁。在修复中需重塑内眦形态结构的完整性和对称性，病例中采取双侧“风筝皮瓣”进行修复，充分利用了上、下睑皮下组织疏松，易于滑动的特点，在修复缺损的同时没有造成眼部的继发畸形，并且其瘢痕隐藏于眼周正常生理凹陷之中，修复效果良好。该病例若进一步发展，缺损进一步扩大，可能影响深方内眦韧带及内眦的正常结构，上、下睑结构同时发生缺损，则可以考虑邻近轴型皮瓣，例如滑车上动脉岛状皮瓣，进行修复。

主要参考文献

[1] 王炜．中国整形外科学 [M]. 杭州：浙江科学技术出版社，2019.

[2] Özay Özkaya Mutlu, Onur Egemen, Ahmet Dilber, et al. Aesthetic Unit-Based Reconstruction of Periorbital Defects[J]. Craniofac Surg, 2016 Mar, 27(2):429-432.

[3] Santoru Nagata. Plastic Surgery: Indications and Practice[M]. USA: Saunders, 2008.

病例 5　Stahl 耳廓畸形

一、基本资料

患者男，15 岁。主诉：右侧耳廓畸形影响外观 15 年。患者出生后即发现右侧耳廓上部向外上方突起，影响外观，随年龄增长，畸形明显，耳廓下半部形态尚可，外耳道存在，听力无明显影响，左耳外观正常，现为求改善右侧耳廓外观来我院门诊就诊。门诊拟“先天性右耳廓畸形”收治入院，病程患者一般状况良好，生命体征平稳，精神心理状态稳定，既往无其他基础疾病。

专科检查（图 5-1）：右侧对耳轮上部向外上方突起，突起部分耳软骨向前凸，耳舟及对耳轮上脚消失，突起部位耳轮不卷曲。右耳廓上缘较左侧低，右耳耳轮、耳垂、耳轮脚、对耳轮下脚、三角窝、耳甲、耳屏、对耳屏存在，耳舟变浅，听力正常。左侧耳廓正常。

入院后完善各项辅助检查，入院诊断：先天性右耳廓畸形。

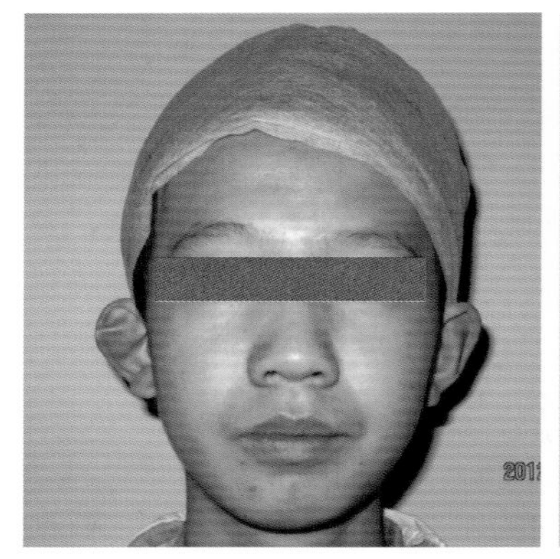
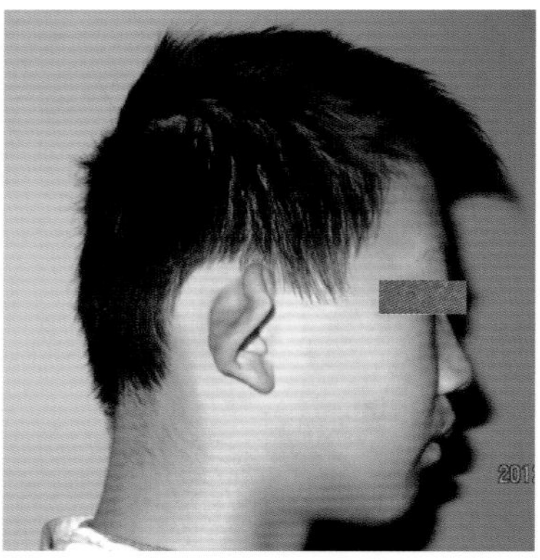
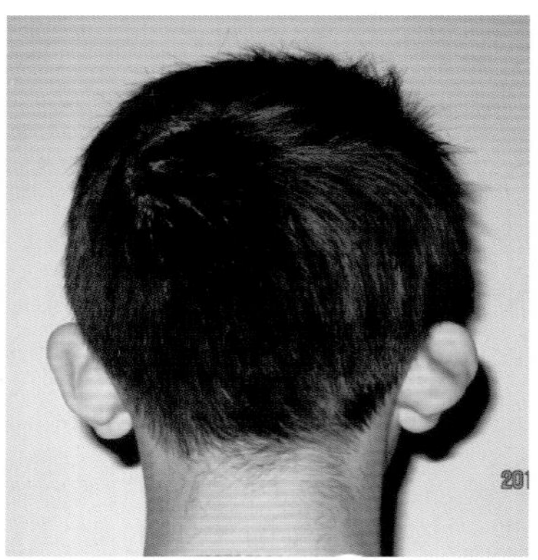
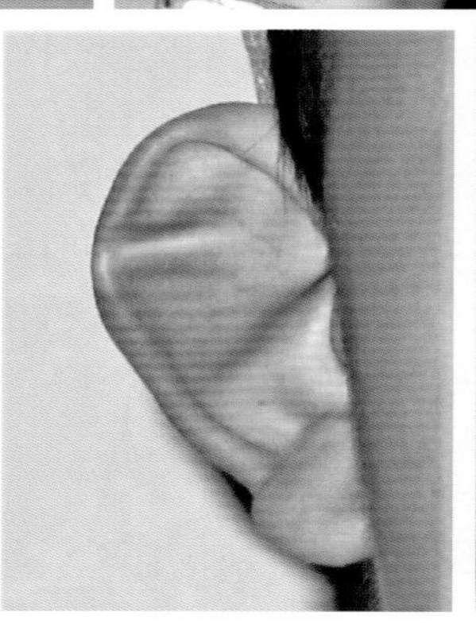
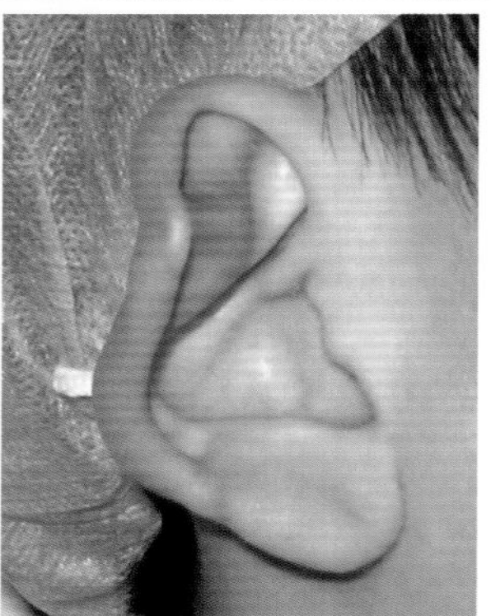

图 5-1　患者入院时右侧耳廓第 3 耳轮脚畸形

二、诊疗经过

入院后完善相关术前检查，未见明显手术禁忌证。结合患者情况，制订手术方案如下：右耳廓畸形矫正术。手术及治疗简要过程如下。

耳廓畸形矫正术。美兰标记右耳廓后手术切口，沿标记线切开，在皮下及软骨膜充分分离畸形耳软骨，使前凸部分游离；中间离断前凸部分软骨，5-0 薇乔折叠缝合，调整至外观与左侧相近；间断缝合耳廓切口，凡士林纱条两根置于耳舟耳轮固定耳外形，无菌敷料包扎固定（图 5-2）。手术顺利，麻醉满意，术后患者安返病房。

患者术后常规予以抗菌、消炎等治疗，术后按时换药，右耳伤口外观未见红肿，无渗血，外形满意（图 5-2）。

三、临床讨论

1. Stahl 耳畸形　是一种较为罕见的先天性耳廓畸形，因 Stahl 最早报道而得名。Stahl 耳畸形发生的具体机制尚未明确。Ferraro 等认为导致耳畸形的原因与遗传和家族因素密不

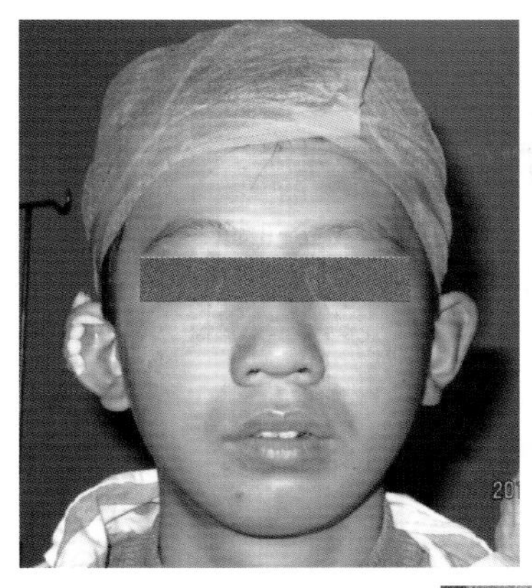
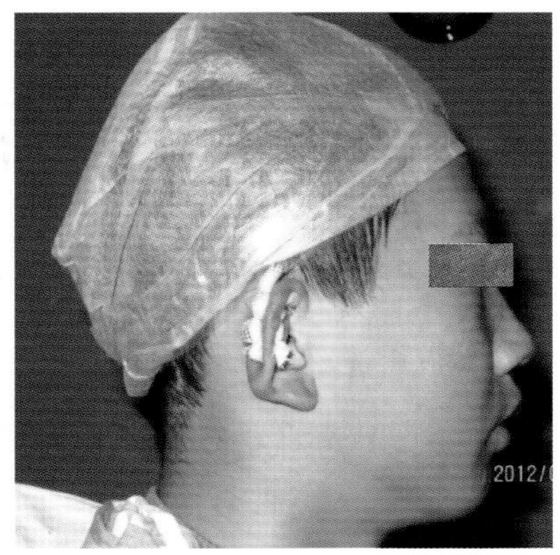
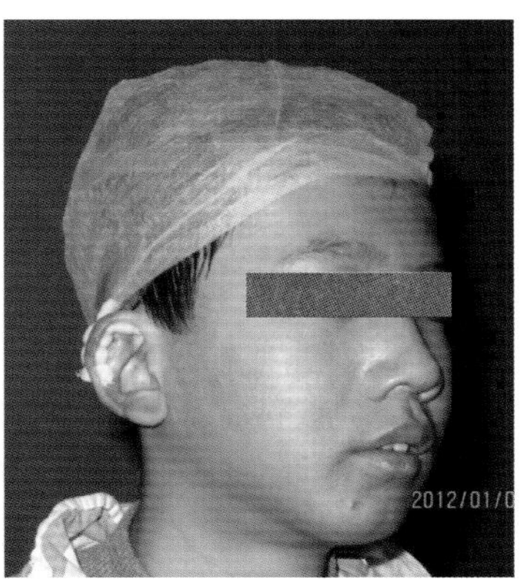
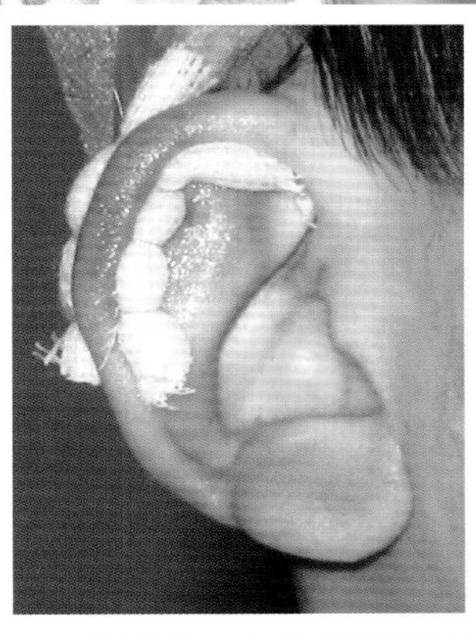
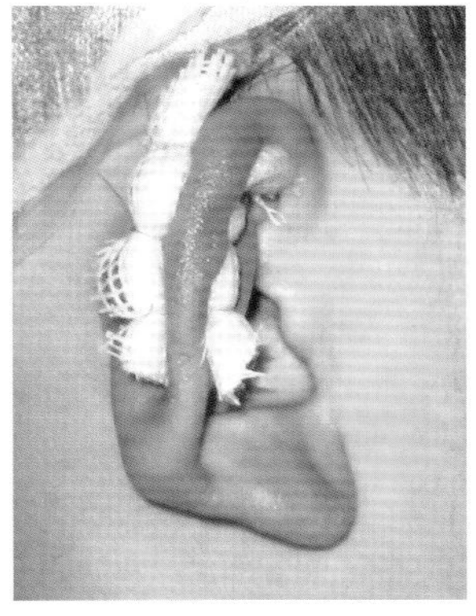

图 5-2　患者术后即可右侧耳廓外观改善

可分，在同卵双胎中其发生率高达 75%。Yamada 和 Fukuda 提出 Stahl 耳畸形是由于胚胎细胞凋亡缺失所致的假说。然而近期研究认为，耳廓肌肉（耳内肌、耳外肌）对于耳软骨的发育形成有着一定的作用，当这些肌肉异常走行于耳软骨中时，会产生异常的肌肉运动向量，从而对耳形态的形成有着进一步的影响。Yotsuyanagi 等认为，Stahl 耳畸形与胚胎形成第 3 个月时耳内肌的发育不全有关，主要畸形为耳横肌与耳斜肌的异常插入及延长。Gleizal 和 Bachelet 发现，耳横肌上端发育异常仍可保留较为正常的耳轮，而耳横肌发育不全则会导致耳轮平坦。因而最新研究表明，Stahl 耳畸形最新对耳轮及耳舟部畸形可能是由于以上耳内肌异常牵拉所造成。

Stahl 耳的外观特征主要为：①第 3 对耳轮脚，对耳轮至耳轮边缘异常的软骨折叠。②平坦的耳轮，伴有对耳轮上脚发育不全的未完全卷曲的耳轮缘。③宽大的舟状窝畸形（图 5-1）。Stahl 耳畸形更常见于单侧耳廓，但相关文献的报道中有 20% 的患者有双侧耳廓畸形。Stahl 耳畸形在全球被认为是较为罕见的疾病之一，在亚洲地区尤其是日本的发病率明显高于其他地区。随着 Stahl 耳畸形逐渐被人们所认识及熟知，其治疗越来越受到整形外科医师的关注。

2. *Stahl 耳畸形的手术治疗*　主要目的是在组织损伤尽可能少的情况下构建接近正常的耳廓外形、理想的对耳轮脚和舟状窝。

（1）软骨切开法：将耳廓软骨全层切开，采用彻底切除异常软骨、改变软骨位置或调整应力方向等方法，去除异常对耳轮脚，同时重建正常耳廓形态。此方法可以彻底破坏软骨的固有弹性，降低术后复发率，但可能造成术后耳廓形态不自然，增加了术者操作难度和耳廓新的损伤。为了消除异常的对耳轮脚，最直接的方法是沿耳轮缘楔形切除异常软骨，对切口进行水平褥式缝合，形成完整的耳轮与耳舟。但此方法缩减了本来相对较小的耳廓，也在耳轮缘留下较明显的瘢痕。为了避免这一问题，Aki 等在耳舟内侧圆形切除异常的对耳轮脚，将其翻转形成凹面向上的软骨后，原位缝合在缺损处，这种方法不仅能够消除异常的对耳轮脚，同时利用异常软骨翻转后形成的凹面对耳舟进行塑形。El Kollali 尝试在患侧对耳轮脚畸形不明显的情况下，以第 3 对耳轮脚为轴线采用 Z 成形术，在垂直方向上延长了耳廓的长度，同时利用第 3 对耳轮脚，在不减少耳廓垂直高度的基础上修复对耳轮上脚；当患侧 Stahl 耳畸形较为严重时，采集软骨膜覆盖在 2 个三角瓣固定后的残余创面上，既维持耳廓外观，又能够保证耳廓结构的稳定性。Kaplan 和 Hudson 将切除的异常对耳轮脚软骨修剪后贴附移植于舟状窝，从外观上重建对耳轮上脚，这种方法利用异常部位的组织重建耳廓结构，同时使用耳轮缘切口，避免了在对耳轮上产生明显的瘢痕。而 Al-Qattan 和 Hashem 切取异常的对耳轮脚软骨，将其用于重建耳轮缘，同时采集耳甲腔软骨用以修补对耳轮处缺损。

（2）软骨塑形法：主要是通过对软骨表面划痕，对软骨进行重塑，适用于较薄或柔韧性佳的软骨。该法基于 Gibson 的软骨释放原理，在软骨表面进行破坏性操作可以破坏其表面应力平衡，使耳廓软骨向表面被破坏侧弯曲，但其远期效果还存在一定争议。仅靠软骨自身应力难以维持形态，Mustare 首先提出了耳软骨褥式缝合技术，在软骨后侧进行褥式缝合，包括软骨全层及前面的软骨膜。通常在临床上将划痕法与缝合相结合对耳软骨进行重塑，优点是简单并且形态自然，但由于未对软骨进行全层的切开，并没有完全破坏软骨的固有弹性，因此术后存在较高的复发率。Furukawa 等早期在第 3 对耳轮脚背面进行划痕操作后，使用水平褥式缝合的方式，获得了较为自然的耳舟及耳轮，这种方法打破了以往不切除异常软骨就无法获得较好外形的观点，但未解决异常的对耳轮脚的问题。 Tsujiguchi 等对软骨塑形法进行了改进，通过耳后入路，在第 3 对耳轮脚背侧进行分离，形成长方形软骨瓣，在软骨瓣表面划痕后向耳轮缘推进形成耳轮及耳舟，这种方法能够消除异常对耳轮脚，但是没有重塑对耳轮上脚。Nakayama 和 Soeda 将第 3 对耳轮脚完全松解，采用塑形法重建对耳轮上脚。此方法利用外力弯曲耳轮缘后，结合颞骨骨膜进行固定，维持耳轮的完整性和平滑感，但手术创伤较大。Ogawa 和 Hyakusoku 在第 3 对耳轮脚通过划痕法操作，消除弹性软骨固有的张力，进一步切取耳甲腔软骨移植于划痕软骨的背侧面，代替夹板的作用增强其抗变形的能力，同时折叠皮肤软骨瓣用来形成耳轮缘。Liu 等、赵延勇等对这项技术进一步改良，将第 3 对耳轮脚划痕，并折叠软骨瓣形成对耳轮上脚，既避免了切取耳甲腔软骨，又同样起到夹板支撑的效果。

四、专家点评

Stahl 耳畸形作为较为罕见的耳廓畸形，其治疗是一项富有挑战性的工作，不仅需要精湛的技术，同时也需要丰富的临床经验。对于出生后发现畸形的患儿提倡早期佩戴模具，利用新生儿软骨良好的可塑性和延展性矫正畸形。Stahl 耳畸形的手术治疗主要分为软骨切开和划痕软骨重塑法，其各有利弊，目前尚无统一的术式。如何能够在消除异常对耳轮脚的情况下尽可能地重建对耳轮上脚，恢复正常的耳舟形态，并且减少瘢痕，仍是未来 Stahl 耳畸形理想的修复方法和发展趋势。

主要参考文献

[1] 赵延勇，潘博，蒋海越，等．软骨划痕及折叠法联合应用矫正 Stahl 耳畸形 [J]. 中国美容医学，2011, 20(2):206-208.

[2] Ferraro GA, Perrotta A, Rossano F, D' Andrea F. Stahl syndrome in clinical practice[J]. Aesthetic Plast Surg, 2006 May-Jun, 30(3):348-349.

[3] Yamada A, Fukuda O. Evaluation of Stahl's ear, third crus of antihelix[J]. Ann Plast Surg, 1980 Jun, 4(6):511-515.

[4] Yotsuyanagi T, Nihei Y, Shinmyo Y, et al. Stahl's ear caused by an abnormal intrinsic auricular muscle[J]. Plast Reconstr Surg, 1999 Jan, 103(1):171-174.

[5] Yotsuyanagi T, Yamauchi M, Yamashita K, et al. Abnormality of Auricular Muscles in Congenital Auricular Deformities[J]. Plast Reconstr Surg, 2015 Jul, 136(1):78e-88e.

[6] Gleizal A, Bachelet JT. Aetiology, pathogenesis, and specific management of Stahl's ear: role of the transverse muscle insertion[J]. Br J Oral Maxillofac Surg, 2013 Dec, 51(8):e230-e233.

[7] Nakajima T, Yoshimura Y, Kami T. Surgical and conservative repair of Stahl's ear[J]. Aesthetic Plast Surg, 1984, 8(2):101-107.

[8] Tatlidede S, Gönen E, Baş L. Bilateral Stahl' s ear: a rarely seen anomaly[J]. Plast Reconstr Surg, 2005 Jan, 115(1):345-346.

[9] Aki FE, Kaimoto CL, Katayama ML, et al. Correction of Stahl's Ear[J]. Aesthetic Plast Surg, 2000 Sep-Oct, 24(5):382-385.

[10] El Kollali R. Posterior Z-plasty and J-Y antihelixplasty for correction of Stahl's ear deformity[J]. J Plast Reconstr Aesthet Surg, 2009 Nov, 62(11):1418-1423.

[11] Kaplan HM, Hudson DA. A novel surgical method of repair for Stahl's ear: a case report and review of current treatment modalities[J]. Plast Reconstr Surg, 1999 Feb, 103(2):566-569.

[12] Al-Qattan MM, Hashem FK. An alternative approach for correction of Stahl's ear[J]. Ann Plast Surg, 2004 Jan, 52(1):105-108.

[13] Furukawa M, Mizutani Z, Hamada T. A simple operative procedure for the treatment of Stahl's ear[J]. Br J Plast Surg, 1985 Oct, 38(4):544-545.

[14] Tsujiguchi K, Tajima S, Tanaka Y, Hira M. A new method for correction of Stahl's ear[J]. Ann Plast Surg, 1992 Apr, 28(4):373-376.

[15] Nakayama Y, Soeda S. Surgical treatment of Stahl's ear using the periosteal string[J]. Plast Reconstr Surg, 1986 Feb, 77(2):222-226.

[16] Ogawa R, Hyakusoku H. Crucial incision method for Stahl's ear reconstruction[J]. J Plast Reconstr Aesthet Surg, 2007, 60(8):961-963.

[17] Liu L, Pan B, Lin L, et al. A new method to correct Stahl's ear[J]. J Plast Reconstr Aesthet Surg, 2011 Jan, 64(1):48-52.

病例 6　Nagata 法耳再造术

一、基本资料

患者男，22 岁。主诉：左耳被锐器割伤 6 个月。患者 6 个月前，在操场上被翻倒的足球门砸伤，左耳被球门上的锐器切掉。在当地医院进行清创缝合手术，伤口闭合但遗留耳廓缺失，耳部瘢痕。为改善耳廓外形来院就诊。患者一般状态良好，生命体征平稳，精神心理状态稳定，专科查体可见：患者左耳廓缺失，仅保留部分耳甲腔、外耳道、耳屏和屏间切迹。耳垂几乎缺失。耳轮、对耳轮、对耳轮上下脚、舟状窝、三角窝、耳甲艇等结构缺失。进一步完善各项辅助检查，如血尿常规、凝血功能、血型、血糖等生化指标，肝炎、艾滋病、梅毒等传染性疾病标志物检测，心电图及胸部 X 线检查均无异常。入院诊断为：左耳外伤性耳廓缺损畸形。

二、诊疗经过

本例患者无须鉴别诊断，明确诊断为：外伤性耳廓缺损畸形（图 6-1A）。制订分期手术方案如下：Ⅰ期肋软骨切取耳廓再造术——切取右侧第 6 ～ 8 肋软骨，按照右侧耳廓的大小进行再造耳支架的雕刻，将耳支架埋置于患者左侧耳后的皮下组织。Ⅱ期耳再造术——将Ⅰ期再造耳在耳后方掀起，放入支撑软骨，掀起耳后筋膜瓣，植皮。手术及治疗简要过程如下。

（一）Ⅰ期耳再造术

按照患者右侧耳廓的大小，用 X 线片制作一个耳廓的二维模型，大小略小于正常耳廓，因为术后耳软骨支架表面还有皮肤覆盖，再造耳要加上皮肤的厚度。制作耳模型时要包括耳轮、耳轮脚、对耳轮及上脚和下脚、三角窝、舟状窝、耳屏、对耳屏，耳甲腔、耳甲艇等亚结构（图 6-1B）。

沿着右侧肋骨缘第 6 ～ 8 肋切开皮肤，逐层切开皮下脂肪、前锯肌、肋软骨膜。用剥离子在软骨膜深面进行剥离。在剥离第 8 肋软骨时要注意不要损坏肋软骨的尖端，尽量长地切取这根肋软骨以便做出耳轮优美的外形。在剥离第 6、7 肋软骨（包含融合区）时剥离层次紧贴肋软骨（图 6-1C）。

按照预先制作的耳片模型，在第 6、7 肋软骨上画出耳支架的底板。在耳周和三角窝处用软骨雕刻刀削去一层软骨，厚度 3.0 ～ 4.0mm。将对耳轮上下脚的边缘再削去一点使其与底盘的边缘平缓衔接。取第 8 肋软骨削去一部分，形成一个薄片，作为耳轮的制作材料。取剩余的软骨制作成长约 3.0cm，宽 3.0 ～ 4.0mm 的软骨条，用钢丝固定在对耳轮处以加高对耳轮及其上脚。将第 8 肋软骨雕刻的软骨条用直径 0.2mm 的结扎钢丝固定在底板软骨上。所有固定的钢丝结都打在软骨底板的深面，防止钢丝外露（图 6-1D）。

在伤耳的上方和下方耳后皮肤上各切开一个切口。上方长约 3.0cm。下方约 1.0cm。用剪刀进行皮下剥离，形成放置耳支架的囊袋。止血后将雕刻好的耳软骨支架按照顺时针旋转方向从上方切口放入皮肤囊袋。放置负压引流管，引流管外端接 100ml 的引流球

(图 6-1C)。

缝合胸部切口。在雕刻完成耳廓支架后，要准备一块软骨片留作Ⅱ期的支撑支架。软骨片长约 2.0cm，宽约 1.5cm，厚约 2.0mm。在胸部切口的皮下层进行分离腔隙。将这块软骨放置在皮下的腔隙内。将剩余软骨回植于胸部伤口内，缝合软骨膜，放置引流管，引流管接 200ml 的负压引流球。逐层缝合深筋膜、皮下组织的皮肤。

耳部切口 7d 拆线，胸部切口 10d 拆线。头部的负压引流要放置 5d，胸部的负压引流，超过 48h。24h 引流量小于 20ml，可以拔除引流管。Ⅱ期耳再造要间隔 3 个月以上。

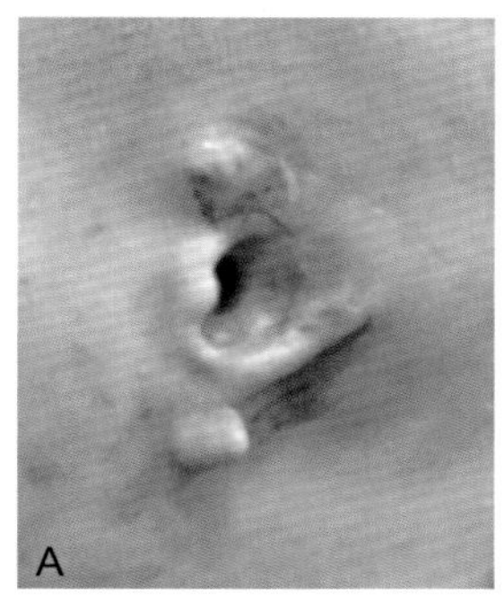
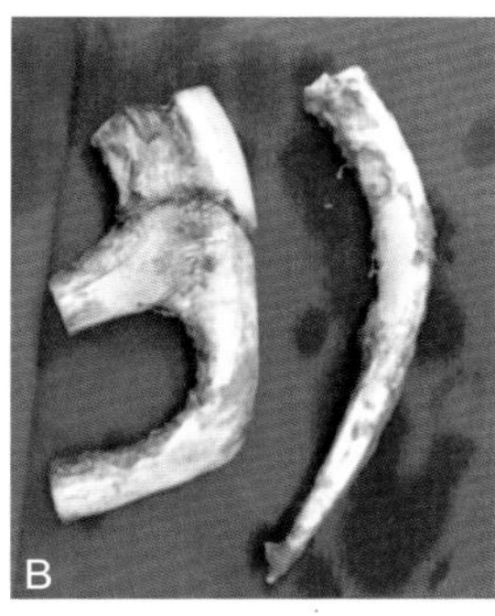
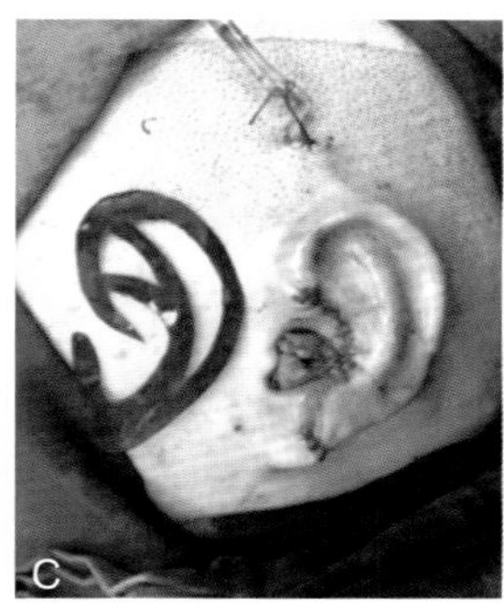
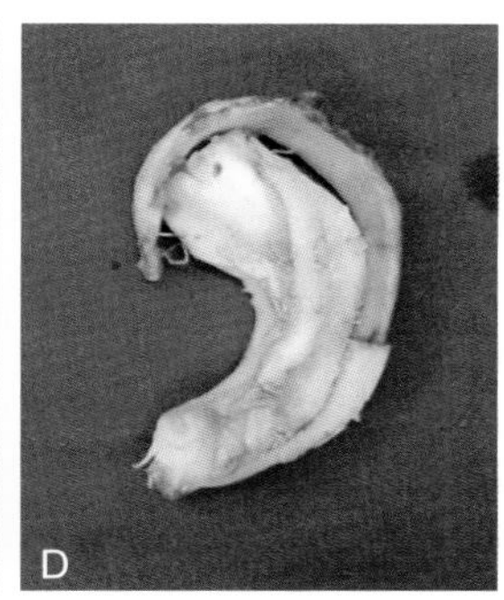

图 6-1　Ⅰ期耳再造过程

A. 耳廓外伤性缺失 6 个月；B. 切取肋软骨；C.Ⅰ期术后即刻；D. 耳软骨支架雕刻

（二）Ⅱ期耳再造术

在耳后方，耳支架的边缘 5.0mm 切开皮肤，将耳支架向前方掀起。随后掀起耳后筋膜瓣（图 6-2A）。形成长约 6.0cm，宽约 3.0cm 的耳后筋膜瓣。切除胸部瘢痕，在此切口内取出Ⅰ期手术预留的耳软骨。进行雕刻修整，将这块软骨放到耳廓支架的后方，用耳后筋膜瓣包裹支撑软骨。

在左侧腹股沟切取长约 8.0cm，宽约 4.0cm 的全层皮肤（图 6-2B），将皮片修整成全厚皮片后缝合到耳后的筋膜瓣表面，边缘留长线打包。在皮片表面放置凡士林纱布，纱布上放干棉球，用先前留置的长线打包加压固定皮片。供皮区拉拢缝合。

12d 后拆除打包，皮片成活，3 个月后再造耳廓形态自然（图 6-2C）。

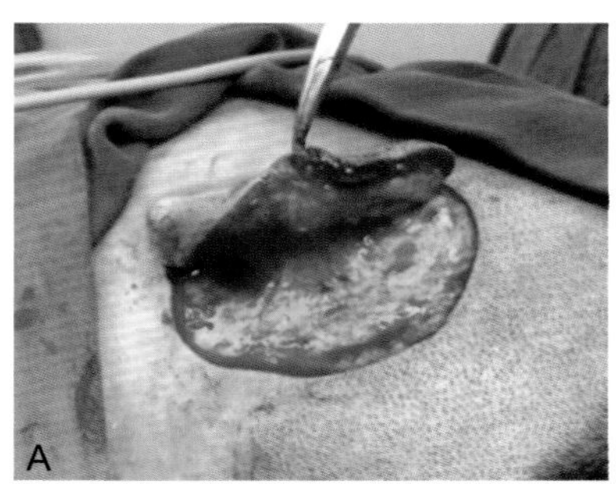
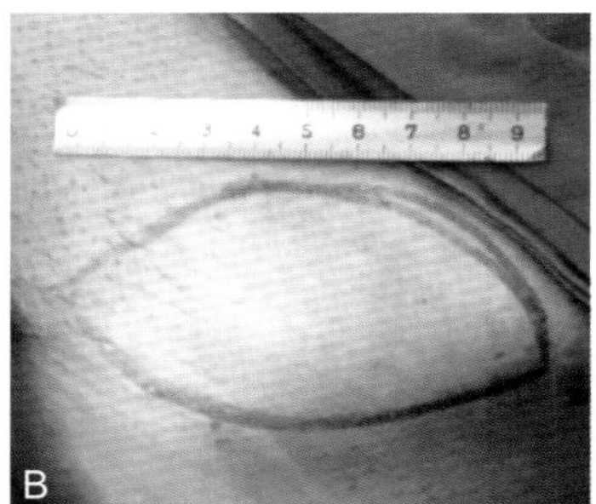
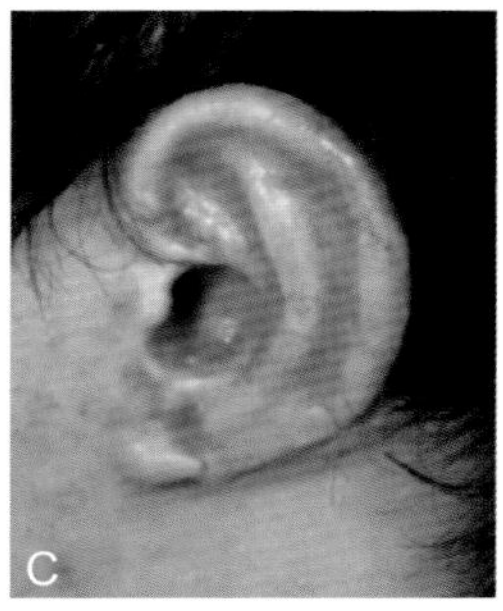

图 6-2　Ⅱ期耳再造过程

A. Ⅱ期手术向前掀起耳支架；B. 在腹股沟处切取全厚皮；C. Ⅱ期耳再造术后

三、临床讨论

1. *外伤性耳廓缺损的手术适应证* 耳廓突出于头部的两侧，因此容易受到外伤的损害。常见的损伤原因有切割伤、撕裂伤、车祸伤、挤压伤、咬伤等。根据损伤的大小可以采用缝合回植、复合组织移植、耳软骨回植筋膜覆盖植皮等。较大的耳廓缺损多采用全耳再造术。在行耳再造时要考虑软骨表面的皮肤覆盖。一般首选耳后乳突区皮肤，因为耳后区皮肤的厚薄、质地、颜色与耳廓最相近。如果乳突区瘢痕严重，可以选择颈部或上臂皮管，或颞浅筋膜包裹软骨支架后植皮。对于耳廓 1/3 的缺损可以利用耳廓复合组织滑动修复。对于外伤后耳廓大部分或全部缺损，通过局部皮瓣转移无法获得满意的手术结果，常需要进行全耳再造术。并且根据耳后残留皮肤的量决定是否采用扩张器扩张皮肤还是直接将肋软骨假体放入耳后皮下的直埋法。对于耳后瘢痕缺乏正常皮肤的患者也可采用前臂皮肤下预置软骨支架，然后行吻合血管的前臂复合组织游离移植耳再造术。本例患者为锐器切割伤，保留了外耳道，耳后的皮肤也较为完整，没有过多的瘢痕组织。因此采用 Nagata 法进行耳再造。

2. *耳廓缺损耳再造的手术要点及注意事项* 肋软骨是耳再造材料选取的金标准。通常肋软骨拟切取对侧的第 6、7、8 根肋软骨。选取这 3 根肋软骨出于如下考虑：

（1）第 8 肋软骨从肋骨与肋软骨交界处开始一直到肋软骨的尖端长约 10.0cm，而且是逐渐变细，呈弧形。这样的特点决定这根肋软骨经过雕刻后很适合做再造耳的耳轮缘。

（2）第 6、7 肋软骨之间有一块广泛的融合，适合做耳支架的底板，便于在上方雕刻出对耳轮及其上下脚等结构。

（3）第 7 肋软骨有一个弧形结构，其大小非常类似于耳甲腔的形状。在切取肋软骨的时候，术者习惯于切取对侧的肋软骨。这样切取的肋软骨有一个向前的突度，更适合体现对耳轮。肋软骨切取过程中注意保护肋软骨膜，这样可以将雕刻后剩余的肋软骨切碎放在软骨膜内。肋软骨膜的包裹有利于残留肋软骨的再生。

术中要注意彻底止血，防止出血形成血肿。血肿形成后会影响到耳廓的形态，也容易诱发感染。先用 1 ∶ 200 000 的肾上腺素盐水进行皮下注射，便于手术切开过程中的止血。肋间的动脉位于肋骨下方的小凹槽内，损伤血管以后血管回缩不易寻找，加之这里邻近心脏，血压高，出血量较大。要注意保护好胸膜。肋软骨的内侧面紧邻胸膜。一旦刺破胸膜容易引发气胸。因此术前要交代好有气胸的风险，术中注意谨慎操作。切记动作不要粗暴。一旦出现气胸按照以下方式处理。当出现气胸时会有气鸣的声音，有时伴有气泡。一般气胸的口比较小，可用手捏住。然后找一个软的橡胶管插入胸腔。用 4 号丝线连续缝合关闭胸膜破口。缝到最后一针时，让麻醉师正压通气（鼓肺），将胸腔内的残气挤出，拔除橡皮管。缝合漏口，继续正压通气，看看是否有漏气。对于大面积的胸膜撕脱在让麻醉师保持肺通气、氧饱和度的同时，请胸外科医师会诊，行闭式引流。

耳再造手术后处理：

（1）Ⅰ期术后再造耳通过引流管接负压吸引，好处是可减少血肿的发生。另外让皮肤与软骨支架贴合有利于再造耳的塑型，通常负压引流要放置 5d。

（2）Ⅰ期耳支架不包扎，伤口外涂红霉素眼膏。好处是防止外包扎敷料损伤耳廓皮肤，红霉素有利于防止伤口漏气，确保负压。

（3）术后患者睡觉时采用健侧卧位，防止压迫再造耳，一来防止损伤皮肤，二来防止颅耳角过小。

Ⅱ期耳再造的注意事项：①保持耳后筋膜瓣的完整性，确保筋膜瓣的血供；②植皮打包时张力不可过大，要保证筋膜瓣的血供。术后 12d 拆除耳后的打包区域的缝线和棉花。

四、专家点评

耳再造术已经有多年的历史，在国内以扩张器法为主，又根据采用扩张法后耳后是否植皮分为“全包”法和“半包”法。国外采用非扩张法进行耳再造的较多，国际上以日本的 Nagata 教授为代表的，国内张如鸿教授较早采用这种方法进行了耳再造。

耳再造是一项非常复杂的工作，涉及很多整形外科技术的综合应用，如肋软骨切取术、软骨雕刻技术、皮瓣剥离技术、筋膜瓣剥离技术、植皮术、皮瓣转移术等。本例患者采用的是 Nagata 耳再造技术，不需要进行皮肤扩张，节省了注水的时间，减少了扩张器的并发症。该术式很适合于异地的学生患者。Ⅰ期手术以后患者可以上课，两次手术均可以安排在寒暑假进行。但对于处于青春发育期的患者，有的耳后皮肤过紧，皮肤过厚，尤其容易瘢痕增生的患者，还是建议预先进行耳后皮肤扩张，这样得到的皮肤较薄，扩张后容纳软骨支架的腔隙也大，故再造耳形状更加逼真。

主要参考文献

[1]　郭澍 . 整形外科临床诊疗病例精解 [M]. 北京：科学技术文献出版社 , 2019.

[2]　黄威 , 时杰 , 刘晓燕 , 等 . 扩张器法与乳突区局部皮瓣法耳再造的临床体会 [J]. 中国美容整形外科杂志 , 2011, 22(2):75-77.

[3]　黄威 , 孙强 , 徐冰 . 持续滴注法治疗再造耳感染 [J]. 中国美容整形外科杂志 , 2020, 31(4):209-211.

[4]　张涤生 . 临床病例会诊与点评：整形外科分册 [M]. 北京：人民军医出版社 , 2010.

[5]　张如鸿 , 章庆国 . 外耳修复再造学 [M]. 杭州：浙江科学技术出版社 , 2014.

病例 7　额部扩张皮瓣部分鼻再造

一、基本资料

患者男，17 岁。主诉：犬咬伤致鼻缺损畸形 10 余年。患者 10 余年前遭犬咬伤鼻部致部分鼻组织缺损，面部多处软组织挫裂伤，经当地医院清创、换药、植皮治疗后创面封闭，但残留鼻缺损畸形，为进一步治疗鼻畸形来诊。患者一般状态良好，生命体征平稳，精神心理状态稳定。专科查体可见左鼻翼、软三角区全层缺损，部分侧鼻及鼻尖缺损，左侧部分鼻中隔黏膜外露，鼻部残余组织表面可见植皮后外观、瘢痕组织及色素沉着。余鼻部结构发育可，通气畅。进一步完善各项辅助检查，如血尿常规、凝血功能、血型、血糖等生化指标，肝炎、艾滋病、梅毒等传染性疾病标志物检测，心电图及胸部 X 线检查均无异常。入院诊断为：外伤性鼻缺损畸形。

二、诊疗经过

本例患者无须鉴别诊断，明确诊断为：外伤性鼻缺损畸形。结合患者为青少年、全层鼻缺损范围＞ 2 个鼻亚单位、面颊部皮肤紧致等特点（图 7-1，图 7-2），制订分期手术方案如下：Ⅰ期额部扩张器置入术；Ⅱ期部分鼻再造术——额部扩张旁正中轴型皮瓣（带蒂形成皮管）转移修复鼻外层皮肤缺损、鼻部残留组织瓣转修复鼻腔衬里、自体肋软骨移植鼻支架；Ⅲ期额部皮管断蒂、眉畸形修复。手术及治疗简要过程如下。

Ⅰ期扩张器置入术。采用发际缘切口，于额肌深层置入规格为100ml的柱形扩张器1枚，分离腔隙时注意保护滑车上动脉。术前用多普勒探测标记左侧滑车上动脉的走行位置，术中在距离左眉头动脉穿出点外 1.5cm 处开始分离制备扩张器置入腔隙，扩张器注水壶外置减少穿刺或壶压迫引起的脱发等畸形（图 7-1）。经过 3 个月的缓慢扩张注水量达 145ml 后保持 1 个月。

Ⅱ期部分鼻再造术。①皮瓣设计及切取：以左侧滑车上动脉为蒂，向左上方扩张器处设计额部旁正中轴型皮瓣，蒂部宽约 2.0cm，蒂部长度设计以血管穿出点至鼻尖长度为基础再增加 20% ～ 30% 的原则。保留足够长蒂部后，以健侧鼻翼大小形态为参考，在扩张器远端设计皮岛（图 7-3），切取皮瓣的层次为额肌深面，注意在蒂部保护血管蒂穿出点附近的额肌袖，然后将轴型皮瓣经左侧旋转至鼻缺损处，使皮岛无张力覆盖鼻缺损区（图 7-3 ～图 7-5）。②鼻腔衬里及支架：设计以残存鼻翼缘为蒂的瘢痕瓣为再造鼻衬里，在鼻瘢痕上缘切开，沿浅筋膜层向下分离瘢痕瓣，注意分离到瘢痕瓣蒂部时勿切透、以避免损伤瘢痕瓣血供。于胸部切取部分第 6 肋软骨，长约 3.0cm，根据健侧鼻翼软骨形态将肋软骨雕刻成鼻翼支架所需的半拱形，长宽厚约 2.8cm × 0.6cm × 0.4cm。将软骨支架一端缝合固定于左侧鼻翼基底的骨膜上，另一端缝合固定于鼻尖健侧的大翼软骨（图 7-3）。③组装重建及术后处理：用瘢痕瓣衬里、额部岛状皮瓣包裹覆盖软骨支架，调整形态并将皮瓣接缝置于重建的新鼻翼缘内约 2.0mm 隐蔽处。蒂部对位拉拢缝合形成皮管，注意观察血供、皮瓣颜色无苍白紫黑。额部供区直接拉拢缝合，供区及受区分别放置 1 枚胶片膜引流条（图 7-6）。术后鼻腔内佩戴硅胶通气支架，给予抗炎促微循环治疗 7d，皮瓣完全成活，10d 拆线。出院后嘱患者做皮管夹闭功能训练。

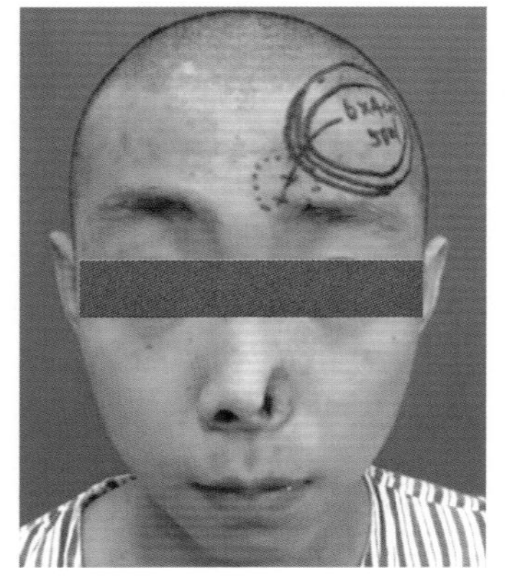

图 7-1　Ⅰ期扩张器置入术前

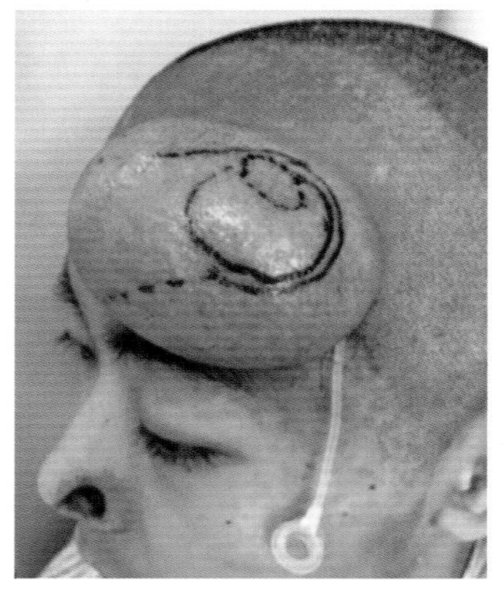

图 7-2　Ⅱ期额部扩张皮瓣设计

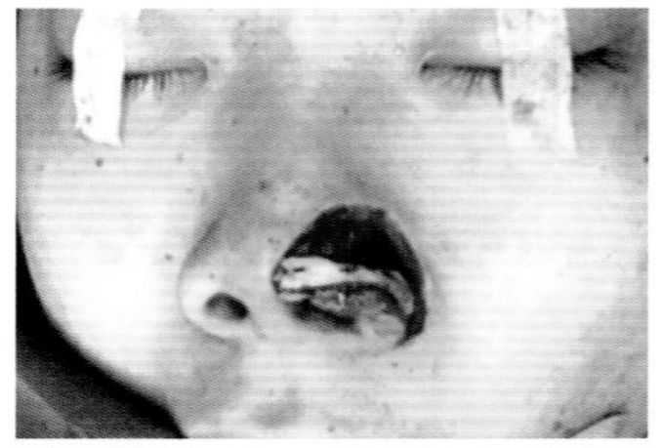

图 7-3　Ⅱ期衬里翻转及肋软骨支架植入

6 周后行Ⅲ期断蒂术。局部麻醉下将皮瓣断蒂，眉头复位，注意眉头位置的对称性和局部臃肿组织的修整，将再造鼻上半部分皮瓣适当修薄后对位缝合（图 7-7）。术后 3 个月佩戴鼻内通气硅胶支架，随访鼻形态及结构见图 7-8。

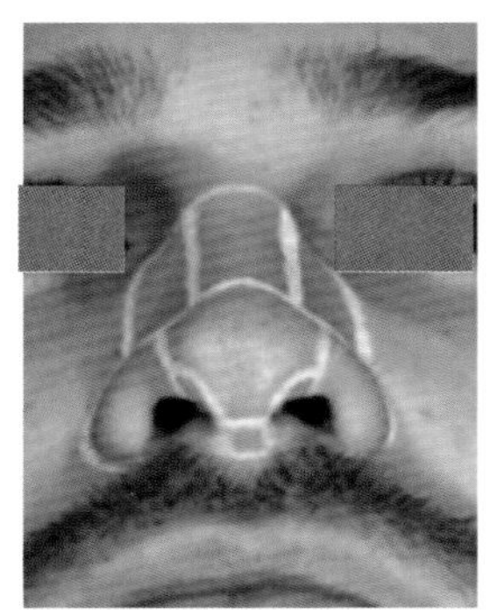
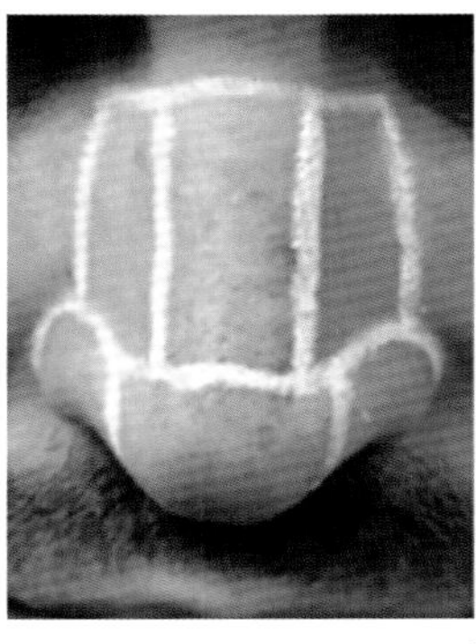
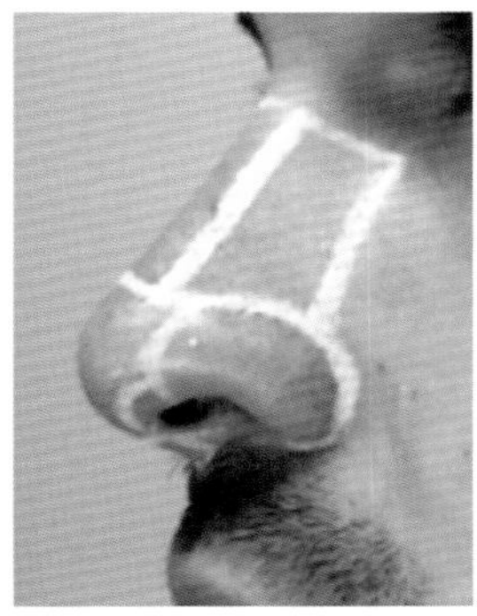
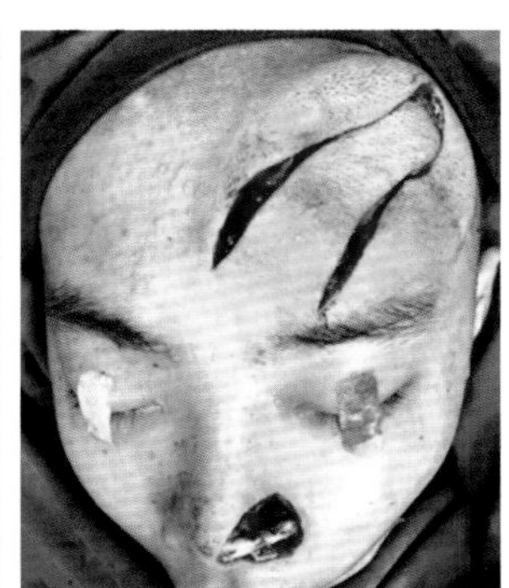

图 7-4　Ⅱ期扩张皮瓣切取

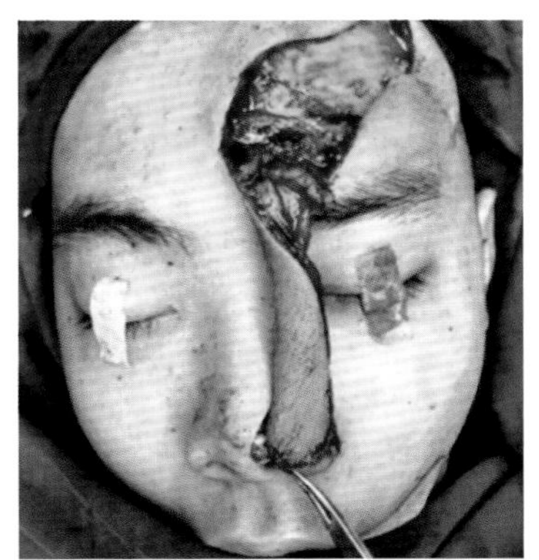

图 7-5　Ⅱ期带蒂皮瓣转移

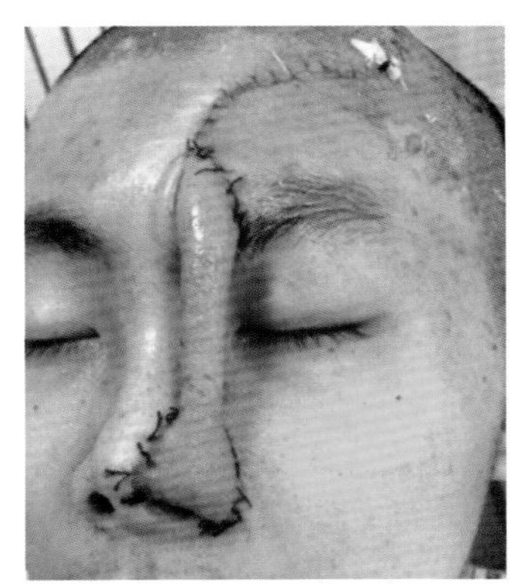

图 7-6　Ⅱ期术后第 1 天

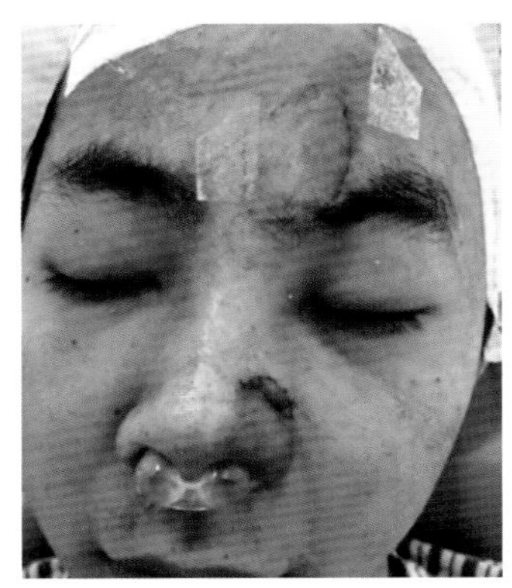

图 7-7　Ⅲ期断蒂术后第 1 天

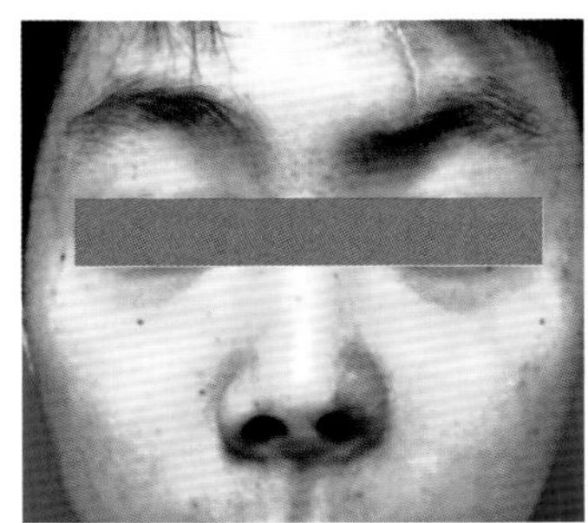
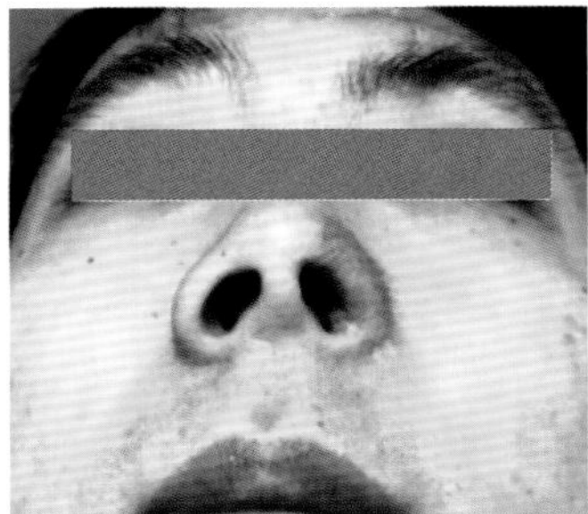
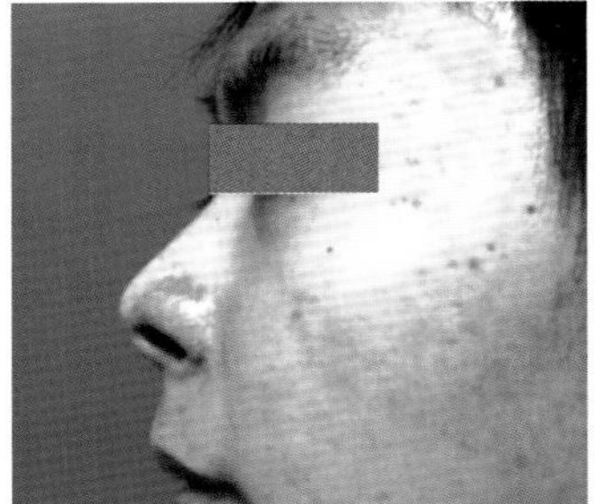

图 7-8　部分鼻再造术后 3 个月正、侧、斜位

三、临床讨论

1. 常规额部皮瓣鼻再造　鼻部较大的缺损（范围≥ 2 个鼻亚单位）或全层缺损（皮肤、软骨和黏膜衬里）应选择皮瓣修复。额部皮瓣因质地色泽与鼻的皮肤颜色更为接近，成为鼻再造地首选供区。其缺点是供区遗留较大瘢痕，而软组织扩张器的应用，可以使供区较大的植皮创面变成线性瘢痕，且扩张皮瓣组织薄，减少了再造鼻的臃肿程度。随着对额部

皮瓣血液供应的研究不断深入，额部皮瓣在鼻再造中的手术方法一直在不断改进。常规额部皮瓣的鼻再造,其血供来源主要分 3 种：①以滑车上血管为蒂的额部岛状皮瓣鼻再造（大多数学者的选择）；②以颞浅血管为蒂的“镰刀状皮瓣”鼻再造；③以眶上血管为蒂的额部皮瓣鼻再造等。当然，还有以内眦血管和鼻背血管为供养的额部皮瓣，或以枕血管为蒂的额部皮瓣。

2. *额部扩张皮瓣鼻再造*　病例患者发际线较低，采用额部皮瓣扩张的方法，不但供区可以 I 期关闭，而且能避免设计皮岛时进入发际线内，造成皮瓣远端带有毛发（当然也可以通过激光脱毛解决该问题）。也可将扩张器放在额侧部位，用额斜皮瓣修复再造。有学者担心扩张皮瓣术后收缩导致的再造鼻远期变形，因此建议 I 期先用额部皮瓣鼻再造，供区植皮，Ⅱ期行扩张器修复额部畸形。而从我们的经验看，采用扩张皮瓣鼻再造的方法是值得推广的。理论上，当恒压持续扩张后获得的“额外”皮肤，多是生物学的增殖即细胞有丝分裂增加，而非机械性的弹性伸展，因此不会很快回缩。我们的经验是扩张持续时间超过 3 个月，Ⅱ期术前设计皮瓣时预留 20% ～ 30% 的扩张皮瓣回缩量，那么术后由于皮瓣收缩及引起的远期鼻再造畸形是较少见的。但过度扩张后的皮瓣远端血管受损伤，血供反而会减少，皮瓣转移时易出现血供障碍，这是在手术时需要我们注意的。

3. *鼻支架的选择与塑形*　鼻支架材料有自体软骨、人工合成材料等。临床上以自体肋软骨最为多见。有学者报道了采用耳软骨或鼻中隔软骨支架进行部分鼻再造，我们也曾探索尝试，但多数耳软骨再造鼻术后的形态及鼻翼支撑强度等效果不及肋软骨支架，因为支撑力较强的肋软骨支架能有效对抗扩张皮瓣收缩、皮瓣重量压迫等，避免远期再造鼻形态功能发生改变。在肋软骨的雕刻拼接细节上，可以选择经典的片状软骨拼接，也可以依据肋软骨本身的弧度设计拱形支架而获得更持久的支撑力，减少支架变形的风险。同时注意患者的年龄及肋软骨骨化程度，有条件的单位应在术前行肋骨 3D-CT 检查，判断患者的肋软骨骨化程度，辅助支架材料的选择。

4. *衬里的修复*　行软骨架植入的同时，一定要有良好的衬里组织覆盖，否则易致植入支架暴露后感染。衬里可由鼻中隔黏膜、鼻背骨膜、鼻唇沟皮瓣或残余的鼻背瘢痕组织翻转而成，应起到覆盖鼻腔创面、帮助支撑鼻部结构的作用。有文献报道应用额部皮瓣对折翻转形成衬里。对于扩张法鼻再造的病例、我们的经验是谨慎应用翻转皮瓣做衬里，由于衬里所对应的皮瓣已位于轴型皮瓣末端，对折翻转后的动脉供血及静脉回流均受到极大影响，容易出现皮瓣危象。

5. *血管危象*　包括动脉性和静脉性危象 2 种。动脉性血管危象表现为皮瓣温度低、颜色苍白，静脉性血管危象表现为皮温高、颜色暗紫，在临床上静脉问题更为常见。虽然缺乏根本性的治疗手段，但术后早期及时观察发现并积极处理能较好地挽救静脉危象，具体方法包括：拆除部分缝线、充分引流并及时排出深方血肿、适度加压包扎促进皮瓣与受区基底组织贴合、术后 72h 内短间隔多次换药进行针刺放血按摩疗法（每 4 ～ 6 小时一次，用 25 ～ 29G 细针头针刺紫青处，由皮瓣近心端向远心端按摩，排出皮瓣内淤滞的积血）及局部应用低分子肝素溶液等。对于动脉供血不足造成的皮瓣远端部分坏死，术前要对皮瓣血供进行准确判断，术中保护好滑车上动脉及其分支，以避免出现皮瓣供血动脉的损伤。在术后 24h 以内，高压氧能通过高的压力保证氧能扩散到组织边缘，增强皮瓣边缘组织的活力。

四、专家点评

鼻再造（nasal reconstruction）是整形外科历史最为悠久、技术较为成熟的手术。额部皮瓣具有质地好、颜色与鼻部皮肤色泽接近等优点，成为鼻再造的首选供区。额部正中皮瓣主要用来修复小的鼻缺损，当患者发际高时可采用较大的额部正中皮瓣修复较大的鼻缺损。额部旁正中皮瓣可以通过延长切口到眶下缘来获得额外的皮瓣长度来实现鼻尖的修复。额部超薄皮瓣或额部肌皮双瓣法鼻再造利用一侧滑车上动脉和对侧滑车上动脉的交通支为蒂，皮瓣斜行于一侧额部，适用于额部较窄的患者。组织扩张技术与额部皮瓣的联合应用，将全鼻再造术提高到了一个新的水平，额部只遗留线状瘢痕。对于坚决不接受在额部留下任何痕迹或额瓣血管已遭破坏的患者，可采用上臂皮管行全鼻再造。对于单纯鼻翼缺损范围不超过 1.0cm × 1.5cm 的患者，可选择耳廓全层复合组织游离移植（不吻合血管），复合组织移植的最远点与有正常血供创面的接触一般不超过 0.5cm，游离组织瓣的离体时间不超过 20 ～ 30min。游离移植组织面积越大，成活率越低，术后出现组织萎缩、色素沉着等问题。对于面颊部软组织较丰润松弛的成年患者，当单纯鼻翼缺损范围在 2.0 ～ 2.5cm，供区拉拢对位缝合不引起明显的畸形时，可选择鼻唇沟皮瓣修复皮肤缺损或衬里缺损。近年有报道通过显微外科利用逆行颞浅血管为蒂的耳廓复合组织游离移植，最大可切取 7.0cm × 2.5cm 的耳廓组织，修复较大范围鼻缺损。

本例鼻缺损患者为青少年，全层鼻缺损范围＞ 2 个鼻亚单位（缺损范围较大，不适于应用耳廓全层复合组织游离移植）、面颊部皮肤紧致（为避免供区继发畸形，不适于应用鼻唇沟皮瓣）、额头较窄，因此采用额部扩张旁正中轴型皮瓣（带蒂形成皮管）转移修复鼻外层皮肤缺损、鼻部残留瘢痕组织瓣转修复鼻腔衬里、自体肋软骨移植鼻支架部分鼻再造术，获得了比较满意的修复效果，同时额部供区只遗留了线状瘢痕。为防止扩张皮瓣回缩导致术后再造鼻变形，通过缓慢扩张法（扩张超过 3 个月，维持 1 个月），Ⅱ期术前设计皮瓣时预留 20% ～ 30% 的扩张皮瓣回缩量，强有力的鼻软骨支架等方法，有效地防止了扩张皮瓣的回缩。综上所述，从我们的经验看，额部扩张皮瓣部分鼻再造术值得推广。

主要参考文献

[1] 王炜 . 中国整形外科学 [M]. 杭州：浙江科学技术出版社 , 2019.

[2] 王炜 . 鼻整形美容外科学 [M]. 杭州：浙江科学技术出版社 , 2011.

[3] 于晓波 , 赵延勇 , 蒋海越 , 等 . 额部扩张皮瓣法半鼻再造术修复部分鼻缺损 [J]. 中国美容医学 , 2011, 20(9):1327-1329.

[4] Fernandes JR, Pribaz JJ, Lim AA, et al. Nasal Reconstruction: Current Overview[J]. Ann Plast Surg, 2018, 81(6S Suppl 1): S30-S34.

[5] Spataro E, Branham GH. Principles of Nasal Reconstruction[J]. Facial Plast Surg, 2017, 33(1):9-16.

病例 8　先天性唇裂修复

一、基本资料

患儿女性，9 个月。主诉：发现双唇存在裂隙 9 个月。患儿出生时即被发现双侧唇部存在裂隙，无法吸吮，饮水自鼻腔溢出。患儿一般状态良好，生命体征平稳。专科查体：患者双侧上唇各存在一条裂隙，较宽，自红唇缘直至鼻底，无鼻槛结构，双侧鼻翼向外侧移位，鼻翼扁平塌陷，鼻小柱短缩，鼻尖与前唇瓣粘连（图 8-1）。上腭部存在两条裂隙，直至牙槽。患儿诊断明确：完全性双侧唇裂伴有完全性腭裂。

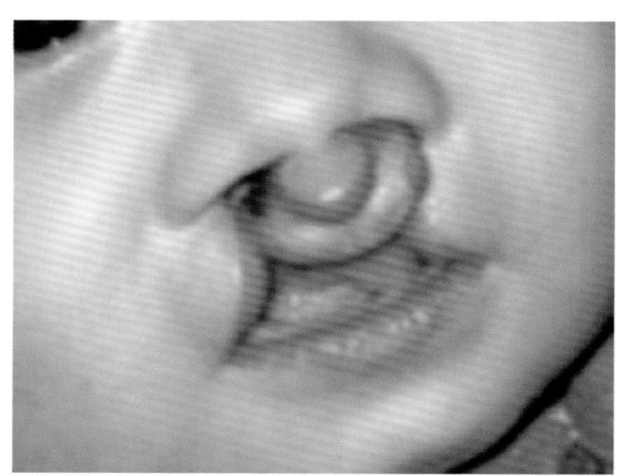

图 8-1　患儿女性，9 个月，完全性双侧唇裂

二、诊疗经过

本例患儿术前诊断明确，无须鉴别诊断。积极完善患儿术前检查及术前准备，于全身麻醉下行“完全性双侧唇裂鼻唇畸形同期修复术”，手术及治疗简要过程如下。

手术设计及简要手术过程（图 8-2）：前唇瓣整体用于再造人中。人中嵴长度与前唇瓣长度相同，但若前唇瓣过长，需适度修整，控制其长度在 6.0 ～ 7.0mm。人中瓣上极（即鼻唇交界处）宽度为 3.0 ～ 4.0mm，人中瓣下极（即两侧唇峰间距）宽度为 4.0 ～ 5.0mm。人中瓣两侧设计去除表皮皮瓣，用于与侧方推进皮瓣重叠（位于侧方皮瓣下方）以形成人中嵴。近鼻小柱基底处两侧形成蒂在鼻小柱根部的三角瓣，用以形成鼻槛。在侧方唇瓣定位两侧唇峰点，向上至鼻底画线，保留足够的两侧唇红瓣用以再造唇珠。在鼻翼与唇交界处标出横切口线，沿鼻翼缘标出切口线，在充分分离鼻翼软骨的基础上，将两侧外展。低垂的鼻翼软骨外侧脚向上，在中线位置缝合，并以埋没导引的方式将双侧鼻翼软骨膝部和鼻翼中部缝合固定或者向上方缝合至侧鼻软骨。

术后患儿恢复良好，7d 后拆线出院。术后随访 3 年，效果满意，唇部外形对称，瘢痕不明显，鼻孔对称，鼻部无明显畸形（图 8-3）。随访期限内未行 Ⅱ 期手术。

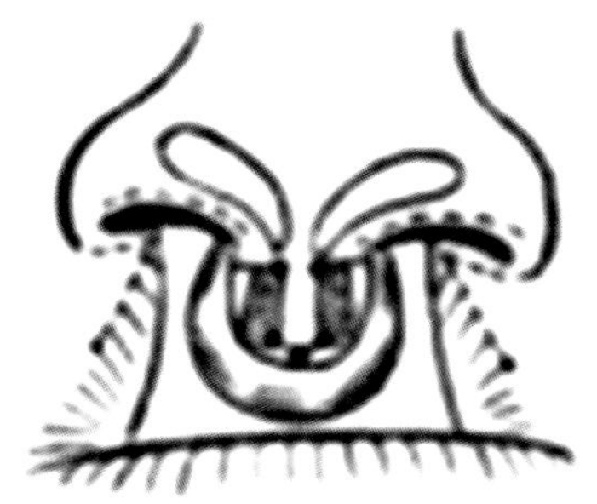
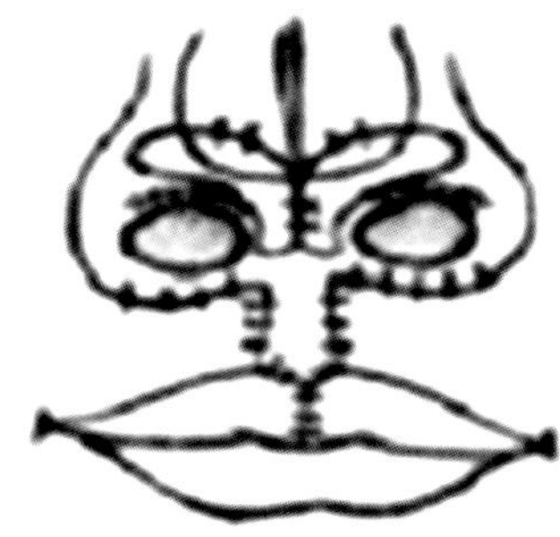

图 8-2　手术定点设计及创口关闭

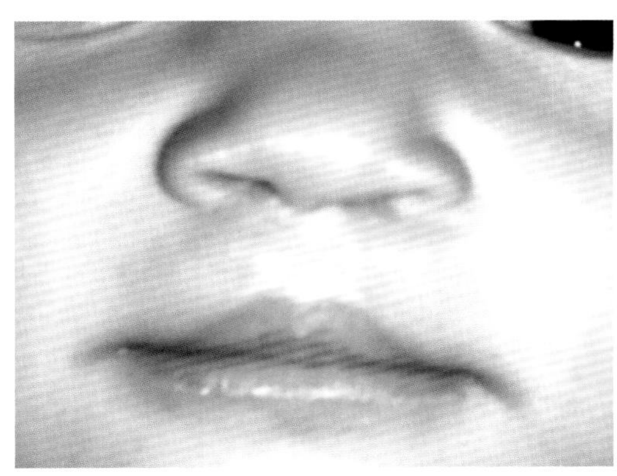

图 8-3　患儿双侧唇裂鼻唇畸形同期修复术后 3 年

三、临床讨论

双侧唇裂目前在临床上并没有标准的手术方法，尽管很多学者都根据自己的临床经验及理论基础提出了修复方法，但每一种手术方法都具有一定的局限性，且并不都能获得理想的术后效果。

是否同期进行鼻唇畸形的修复，仍然是存有争议的，很多学者认为过早的修复双侧唇裂鼻畸形可能会破坏鼻部的发育中心，因此提倡Ⅱ期进行手术修复，但目前大量的临床资料及试验证明Ⅰ期鼻畸形整复术并不会破坏鼻部的发育中心，同时又能够早期纠正鼻畸形，以免其在错误的解剖位置继续发育，我们应用改良 Mulliken 手术进行大翼软骨的游离，纠正扁平塌陷的鼻翼，延长鼻小柱，缩小鼻幅并成形鼻槛。尽管有学者认为此种方法存在其弊端，延长鼻小柱不足，但对于亚裔人鼻部解剖特点来说，只要配合术后合理的支持治疗（如佩戴鼻模矫正器等）通常能够达到较好的效果，通过长期的临床观察发现远期术后继发畸形的发生率及严重程度要远远低于未进行Ⅰ期鼻畸形整复术的患者。

关于是否充分利用前唇瓣的组织存在由来已久的争论，有学者认为前唇瓣组织较少，即便应用也存在组织量不足的问题，术后可能出现新的畸形。但是从胚胎学的角度来讲，前唇瓣本身就是上唇的重要组成部分，尽管在某些患儿中，前唇瓣看似短小，但是在手术过程中通过充分的松解与游离，往往能够获得足够的用以形成人中正中部分的组织量，因此应当合理利用前唇瓣。设计人中的宽度时，应充分考虑患儿的种族，在亚裔人群中，前唇瓣上极、下极的宽度应略宽于高加索人群。

尽管前唇瓣组织应该得到充分利用，但由于其红唇颜色与双侧红唇组织的不匹配，并不适合用于再造红唇组织，中央部的红唇组织应由两侧的红唇组织再造并成形唇珠，并需要保证足够的组织厚度。有学者认为此种方法可能存在较大的组织张力，但在临床实践中我们发现只要充分彻底地游离双侧唇瓣的口轮匝肌以重建口轮匝肌肌肉环，范围最远可达鼻唇沟，其张力是非常小的。

早期有学者认为在存在前颌骨前突的患者中，应当早期进行截骨后退，这种方法通过大量的临床研究被证明是错误的。犁骨是上颌骨的发育中心，离断或破坏犁骨在很大程度上可能导致上颌骨的发育不足。非手术的方法及双侧唇裂修复术后上唇对于前颌骨适度的限制作用完全可以达到前颌骨后退的目的。事实上，即使手术中不离断犁骨，手术本身对上颌骨的影响本就是存在争议的，但大多数学者认为手术无疑会对上颌骨造成影响，如上唇组织过紧造成对上颌骨的压力，限制其发育等，但大量的临床资料证明即使不进行手术修复的患者，其本身上颌骨的发育也是存在不足的，而不应该因此不进行唇裂修复手术。只是应当强调在手术过程中要操作轻柔，尽量减少手术的创伤，降低上唇张力，减少对上颌骨的压力作用，降低对上颌骨的损伤。

对于双侧唇裂患者术后的长期随访及发育指导是十分重要的，因为随着患儿的生长发育，其鼻唇部、上颌骨、牙槽骨都可能在不同时期出现不同程度的畸形，需要早期的干预和矫正，使其接近正常的形态和功能。对于同时伴有腭裂的双侧唇裂患儿，由于其更加复杂的特性，对于手术的技术要求更高，并应有一定程度的改良，术后的随访及指导应更加严格。

四、专家点评

双侧唇裂鼻唇畸形的修复一直是困扰整形外科医师的难题，其修复的困难程度远远大于单侧唇裂，而修复效果又往往不如单侧唇裂的术后效果。双唇裂术后畸形通常是较为严重和明显的，涉及红唇畸形（正中口哨畸形、唇珠缺如、唇部运动畸形）、白唇畸形（弓背曲线不连续、人中不显）、鼻畸形（鼻翼扁平塌陷、鼻尖塌陷、鼻小柱缩短、鼻孔形态不佳等）甚至出现牙颌畸形。而这种术后畸形往往由于组织量的不足或明显的瘢痕形成又是极难修复的。因此，为追求良好的术后远期效果，需要在首次手术时能够尽量纠正所存在的畸形，并配合术后的序列治疗。参考 Mulliken 法，并结合亚裔人的特点，为患儿进行完全性双唇裂鼻唇畸形的同期修复是非常有临床应用前景的。

主要参考文献

[1] 邱蔚六 . 口腔颌面外科学 [M]. 6 版 . 北京：人民卫生出版社 , 2011:405-430.

[2] 邱蔚六 . 口腔颌面外科理论与实践 [M]. 北京：人民卫生出版社 , 2000.

[3] 宋儒耀 , 柳春明 . 唇裂与腭裂的修复 [M]. 4 版 . 北京：人民卫生出版社 , 2003:395-471.

[4] 王炜 . 整形外科学 [M]. 杭州：浙江科学技术出版社 , 1999.

[5] 中华医学会 . 临床技术操作规范：整形外科分册 [M]. 北京：人民军医出版社 , 2003:74-75.

[6] Crockett DJ, Goudy SL. Cleft Lip and Palate[J]. Facial Plast Surg Clin North Am, 2014, 22:573-586.

[7] Shaye D, Liu CC, Tollefson TT. Cleft Lip and Palate An Evidence-Based Review[J]. Facial Plast Surg Clin North Am, 2015, 23:357-372.

[8] Mulliken J. Bilateral cleft lip[J]. Clin Plast Surg, 2004, 31(2):209-220.

[9] Worley M, Patel K, Kilpatrick L. Cleft Lip and Palate[J]. Clin Perinatol, 2018, 45:661-678.

[10] Arosarena OA. Cleft Lip and Palate[J]. Otolaryngol Clin North Am, 2007, 40:27-60.

病例 9　颌面部骨创伤修复

一、基本资料

患者男，36 岁。主诉：外伤伤及头面部 4d。患者 4d 前因摔伤伤及头面部，当时无局部出血，无昏迷，于我院急诊就诊，未曾输血。曾行头颅脑 CT 回报：未见异常。无气管切口，颌面部 3D-CT 回报：左侧上颌窦壁骨折，左眶下缘受累，左侧颧弓骨折。现为求治疗面骨骨折来我院。患者一般状态良好，生命体征平稳，精神心理状态稳定。专科检查：面部轻微肿胀，以左为重。左侧颧点略低于右侧，颧骨颧弓处稍肿胀，伴压痛，眶下区感觉麻木。无清凉液体自鼻流出，未见嗅觉减退。口内咬合关系正常，无牙缺失，张口可容 2 指。眼睑无肿胀，眼球向四周活动自如，无复视，视力无减退。辅助检查：上、下颌骨平扫 3D-CT（64 排），诊断所见：左侧额骨眶缘、上颌窦前壁、上壁及后外侧壁可见骨质不连续，左眶下壁受累，左侧上颌窦积液，左侧颧弓骨质中断，局部少量积气，周围软组织肿胀。余双侧上下颌骨形态及密度未见异常改变，双侧颞下颌关节无特殊所见。诊断意见：左侧上颌窦壁骨折，左侧眶下缘受累，左侧颧弓骨折。颅脑 CT 平扫（64 排），诊断所见：颅骨骨板未见骨折征象。进一步完善各项辅助检查，如血尿常规、凝血功能、血型、血糖等生化指标，肝炎、艾滋病、梅毒等传染性疾病标志物检测，心电图及胸部 X 线检查均无异常。入院诊断为：左侧上颌骨颧骨复合体骨折。

二、诊疗经过

本例患者无须鉴别诊断，明确诊断为：左侧上颌骨颧骨复合体骨折。制订手术方案：左侧上颌骨颧骨复合体骨折切开复位坚固内固定术。手术及治疗简要过程如下。

患者仰卧，经鼻插管，全身麻醉平稳后，碘伏常规消毒铺巾。口腔内过氧化氢、生理盐水及稀释碘伏溶液交替冲洗口腔。取左侧上颌前庭沟处、左侧眶下缘、左颧弓、左眉弓注射止血水。切开皮肤及黏膜，钝性分离至骨面，分离显露骨折断端，去除肉芽组织，充分松解骨折片。见双侧颧点高度一致，骨折连续性关系恢复好，取 1 枚 4 孔 4 钉钛板固定左侧眉弓，1 枚 4 孔 4 钉钛板固定左侧眶下缘，1 枚 6 孔 5 钉钛板恢复左侧颧骨颧弓连续性，共计 4 板 17 枚钛钉。冲洗创腔，缝合骨膜及黏膜，眶下缘切口处留置胶皮膜引流条，消毒包扎。术后复查上下颌骨 3D-CT（图 9-1 ～图 9-4），7d 后拆线出院。

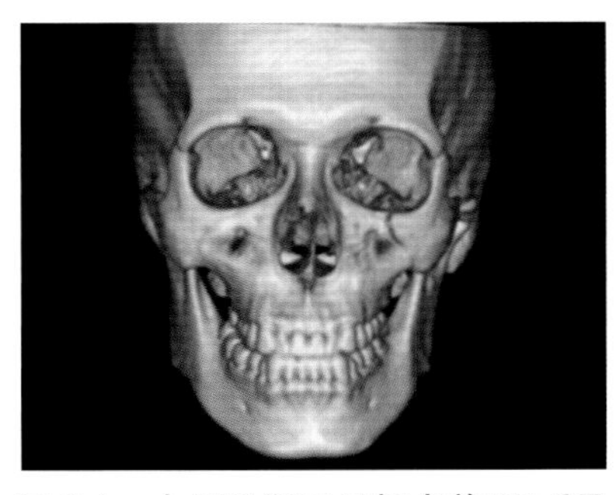
图 9-1　上颌骨颧骨骨折术前 3D-CT

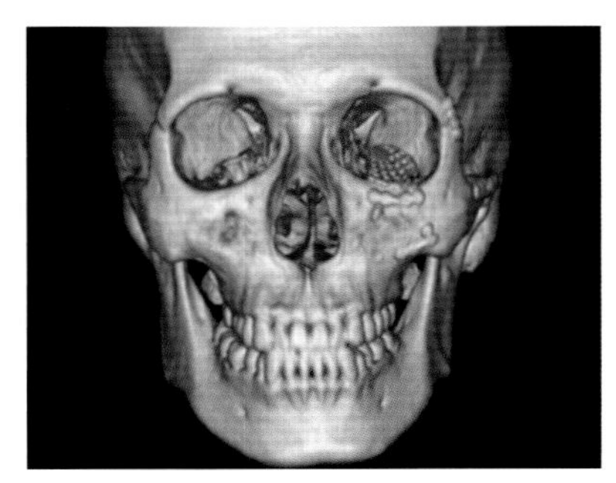
图 9-2　上颌骨颧骨骨折术后 3D-CT

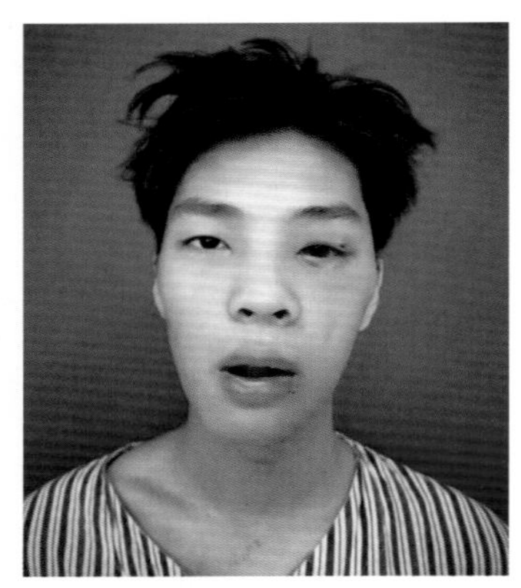

图 9-3　上颌骨颧骨骨折伤后 5d 患者正面观

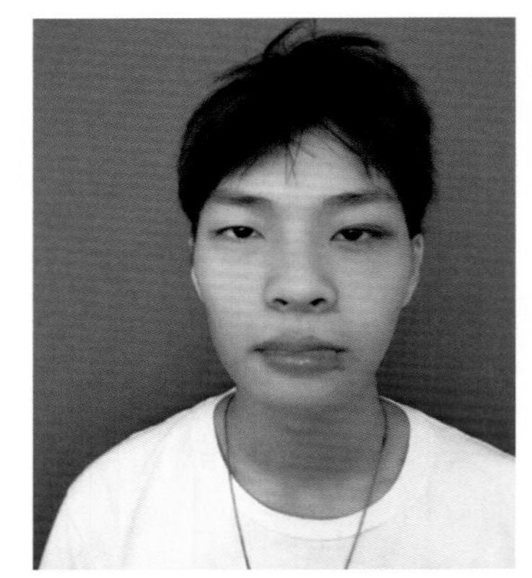

图 9-4　上颌骨颧骨骨折术后 1 周患者正面观

三、临床讨论

上颌骨骨折多为较大外力损伤或高处坠落伤所引起。常与邻近骨同时发生骨折，也可同时发生颅底骨折及颅脑损伤。其临床表现，除具有一般骨折创伤的共同症状如肿胀、疼痛、出血、瘀斑、移位、畸形等外。上颌骨是面部中心骨骼，结构较薄弱，内有大窦腔，附于颅底，呈支架结构，致伤后常伴发邻近结构和颅脑损伤。上颌骨血供丰富，愈合能力和抗感染能力强，应争取尽早复位与固定。其临床表现有：①骨折段移位；②咬合错乱；③口、鼻腔出血；④眶周淤血；⑤视觉障碍；⑥合并颅脑创伤。

颧骨颧弓通常是由于交通事故或斗殴引起的颧骨复合体与周围骨结合薄弱区的骨折，可单发或伴发其他部位骨折。颧骨颧弓骨折主要影响患者的面型和外貌，部分情况下可造成张口受限，影响口腔功能。颧骨与上颌骨、额骨、蝶骨和颞骨相关联，颧骨体本身很少发生骨折，骨折线常发生在周围薄弱骨，常形成以颧骨为中心的邻近骨骨折，因此在描述该区域骨折时，也有称为颧眶复合体骨折、颧上颌复合体骨折。颧骨参与眼眶底壁、上颌突及颞窝的形成，其最薄弱区位于颞骨的颧突处。损伤后，可同时发生上颌骨骨折，重者有颅脑损伤。伤后尽早复位，术后疗效佳。颧骨颧弓骨折的临床表现有：①颧面部塌陷畸形；②张口受限；③复视；④神经症状；⑤瘀斑。

（一）上颌骨骨折的治疗

1. 早期处理　对上颌骨骨折的伤员应特别注意有无颅脑、胸及腹腔等处合并伤，有严重合并伤的伤员，以处理合并伤为主。对上颌骨的创伤可先做简单应急处理，以减轻症状，稳定骨折片，待后期复位治疗。应用抗生素控制感染。上颌骨骨折时由于骨折段向下后方移位，将软腭压于舌根部，使口腔、咽腔缩小，同时鼻腔黏膜肿胀、出血，鼻道受阻，都可引起呼吸困难，应特别注意对窒息的防治。

2. 复位与固定　上颌骨骨折的专科治疗措施是复位与固定。治疗原则是使错位的骨折段复位，并获得上、下颌牙的原有咬合关系。牵引固定 3 ～ 4 周。

（1）复位方法

①手法复位：在新鲜的单纯性骨折的早期，借助于上颌骨复位钳，易于将错位的上颌骨回复到正常位置。手法复位方法简单，一般在局部麻醉下即可进行，简单的骨折，也可不用麻醉。

②牵引复位：骨折后时间稍长，骨折处已有部分纤维性愈合，或骨折段被挤压至一侧或嵌入性内陷，或造成腭部分裂，向外侧移位，用手法复位不能完全回复到原有位置，或一时无法用手法复位时，则可采用牵引复位。

③手术复位：如骨折段移位时间较长，骨折处已发生纤维愈合或骨性愈合，用上述两种方法都难以复位时，则需采用手术复位，即重新切开错位愈合的部位，造成再次骨折，而后用合适器械撬动、推、拉，使骨折段回复到正常解剖位置，尽量做到解剖复位。

（2）固定方法：上颌骨骨折的固定方法有几种类型，原则上是利用没有受伤的颅骨、面骨固定上颌骨骨折段，同时做颌间固定，以恢复咬合关系。固定方法较多，常用的有以下几种。

①颌间牵引固定及颅颌固定：于上下牙列上安置有挂钩的牙弓夹板，使骨折段复位后按需要的方向和力量在上下颌之间挂若干橡皮圈进行固定，并以颅颌弹性绷带或颏兜将上下颌骨一起固定于颅骨上。上颌骨骨折一般固定 3 周左右。

②切开复位坚强内固定：在开放性上颌骨骨折、上颌骨无牙可做固定、上颌骨多发及粉碎性骨折或骨折处已发生纤维性愈合的病例，均可采用切开复位，复位后以微型或小型钛板行坚强内周定。

（二）颧骨骨折的治疗

1. *非手术治疗*　颧骨、颧弓骨折后如仅有轻度移位，畸形不明显，无张口受限及复视等功能障碍者，可不行手术治疗。凡有张口受限者均应做复位手术。虽无功能障碍而有显著畸形者也可考虑进行手术复位。

2. *手术治疗*　颧骨和颧弓骨折的治疗主要是手术复位。颧骨和颧弓骨折后，凡有功能障碍者，都应进行复位治疗。颧骨和颧弓骨折复位后，为防止骨折段再移位，应适当限制张口运动，避免碰撞，睡眠时应采用健侧卧位。

四、专家点评

颧上颌骨部位由于骨质较薄弱，在外力作用下容易造成骨折，且其血供丰富、邻近重要组织器官如腮腺、眼、鼻、脑等，容易发生出血和副损伤，在诊疗时当首先关注患者整体状况。该病例为较常见的典型颧上颌骨复合体骨折，结合成熟的坚固内固定技术，对骨折部位进行了精准的解剖复位，手术效果良好。现代颌骨手术结合数字化技术和术中导航技术，对颌骨复位有更精确的指导，尤其对于颧点高度和对称性的恢复方面，显著优于传统手术。

主要参考文献

[1] 孙世尧，刘雨，魏欣，等 . 自攻钛钉接骨板及颌间牵引钉在颌骨骨折中的临床应用 [J]. 口腔医学研究，2008(2): 134-138.

[2] 张善珏 . 坚固内固定与坚固内固定加颌间牵引治疗陈旧性下颌骨骨折的对比研究 [J]. 口腔医学研究，2008(1):114-115.

[3] Yu-Bo Fan, Ping Li, Li Zeng, et al. Effects of mechanical load on the degradation of poly(d, l -lactic acid) foam [J]. Polymer Degradation and Stability, 2008 (3): 677-683.

[4] Benjamin T. Busfield, Lesley J. Anderson. Sterile Pretibial Abscess After Anterior Cruciate Reconstruction From Bioabsorbable Interference Screws: A Report of 2 Cases [J]. Arthroscopy: The Journal of Arthroscopic and Related Surgery, 2007(8): 667-670.

病例 10　颌骨畸形矫正

一、基本资料

患者男，27 岁，主诉：下颌前突及偏斜 10 余年。患者幼年时下颌前突及偏斜，逐渐加重，今为治疗来诊。患者一般状态良好，生命体征平稳，精神心理状态稳定。

专科查体：面部不对称，颏部左偏，颏前点左偏 2.0mm。眶耳平面约水平于地平面，面上、中、下分别为：61.0mm、60.0mm、71.0mm。鼻梁居中，上唇长 24.0mm，鼻唇角约 90.0°，侧面凹面型。静态露齿 3.0mm，微笑露龈 7.0mm。口内牙列上颌 8-8（18/28 垂直萌出）、下颌 7-7、前牙反覆盖 6.0mm，双侧第一磨牙远中关系。下牙列中线左偏 2.0mm。上颌牙列殆平面左高右低，相差 2.0mm（6-6）。张口度约 45.0mm，开口型正常，双侧颞颌关节未及弹响压痛（图 10-1、图 10-2）。术前正畸、模型外科已完成。进一步完善各项辅助检查，如血尿常规、凝血功能、血型、血糖等生化指标，肝炎、艾滋病、梅毒等传染性疾病标志物检测，心电图及胸部 X 线检查均无异常。

入院诊断为：偏突颌畸形。

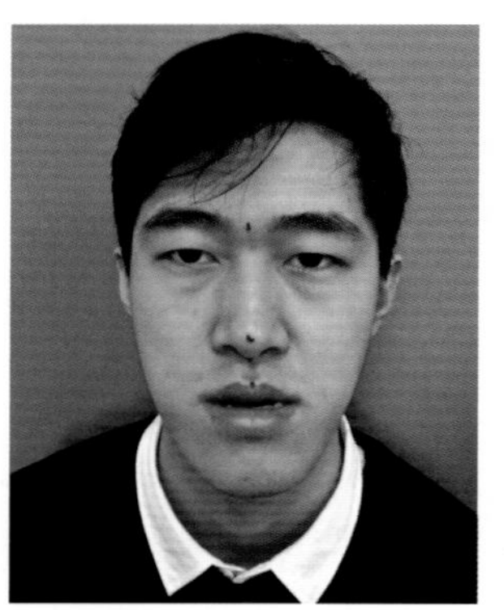

图 10-1　患者正面观

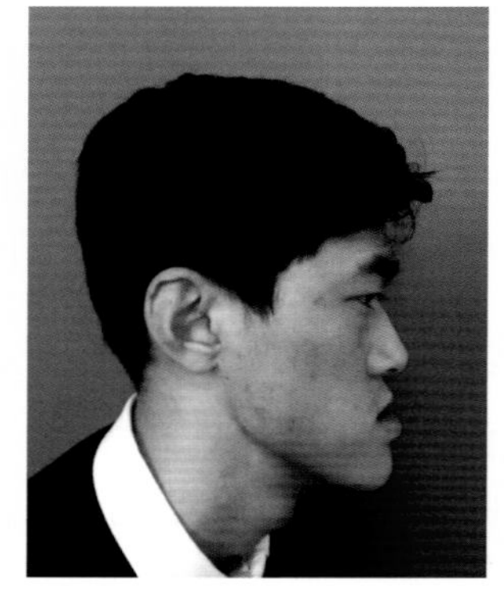

图 10-2　患者侧面观

二、诊疗经过

本例患者无须鉴别诊断，明确诊断为：偏突颌畸形。

积极完善患者术前检查及术前准备，于全身麻醉下行“双下颌矢状劈开术 + 上颌 LeFort I 截骨术 +18、28 拔除术”。手术及治疗简要过程如下（图 10-3、图 10-4）。

全身麻醉，经鼻插管，控制性降压（平均动脉压 60mmHg）。拔除 18/28，从一侧第一磨牙至另一侧的第一磨牙距附着龈约 5mm 全层切开黏膜、黏膜下层及骨膜，显露前鼻棘、上颌骨前壁及侧壁，向后潜行分离至上颌结节，沿犁状孔下缘上约 1.0cm 分别向两侧向后设计标准 Lefort I 型截骨线达翼突上颌缝处。用往复锯按截骨线行 Lefort I 型水平截骨。应用 8mm 骨凿分别凿开双侧犁状孔外侧缘及于双侧上颌结节处凿开上颌骨与翼突之连接。剪断前鼻嵴，凿断鼻中隔。向下折断下降上颌骨并充分松解骨块，戴中间颌板，行上下颌颌间结扎，4 块 4 孔 L 型钛板固定。

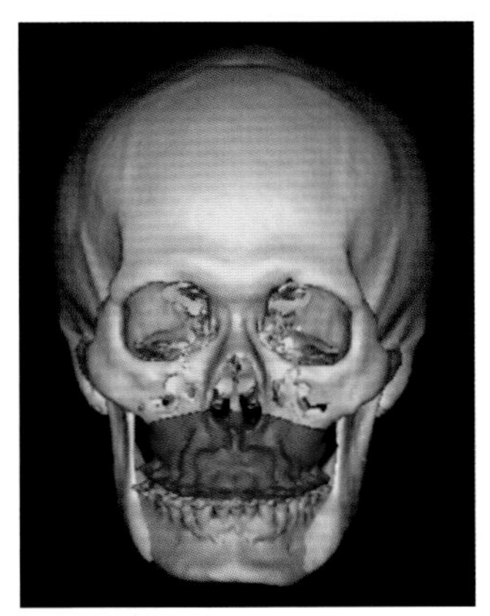

图 10-3　三维数字化手术设计正面观

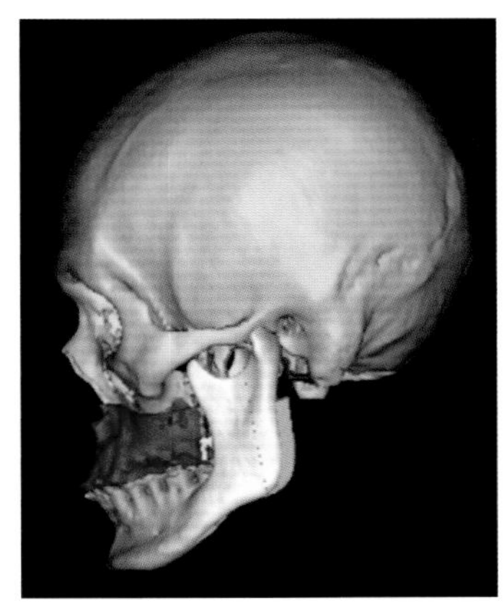

图 10-4　三维数字化手术设计侧面观

于右侧翼下颌皱襞外侧 3.0 ～ 4.0mm 处切开黏骨膜，自骨膜下沿下颌支前缘向上分离至下颌冠突。在下颌孔平面以上于下颌支内侧骨膜下分离至完全显露下颌小舌，以往复锯于下颌小舌上方 2.0 ～ 3.0mm 处平行殆平面截骨，继续沿下颌骨外斜线切开黏骨膜至下颌第一磨牙处，应用往复锯沿下颌骨外斜线矢状截骨至下颌第一磨牙远中处。后以往复锯于下颌第一磨牙远中行垂直下颌骨下缘的截骨，截骨线与其上方截骨线交汇。以骨凿撑开下颌支的内外侧骨板。修整内外侧骨板之间的骨早接触点，以同样的方法进行左侧下颌支矢状劈开术。双侧的下颌支外侧骨板充分游离后，戴相应的颌板行上下颌颌间结扎，锯除多余骨段。使用直四孔钛板进行骨块固定。打开颌间结扎，检查殆关系。彻底冲洗后，关闭创口，双侧下颌升支内侧留置负压引流管。

术毕，手术持续约 4h，术中出血 800ml，补液 3000ml，自体血回输 400ml，尿量 1500ml，术后入 ICU。术后恢复良好。随访效果满意，无明显突颌畸形，咬合关系正常（图 10-5、图 10-6）。

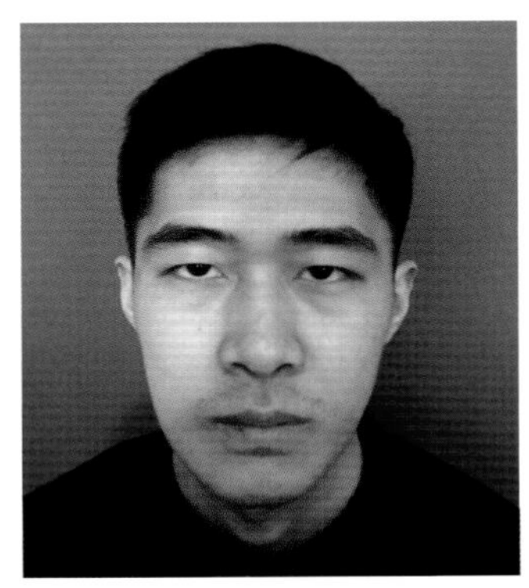

图 10-5　患者术后 3 个月正面观

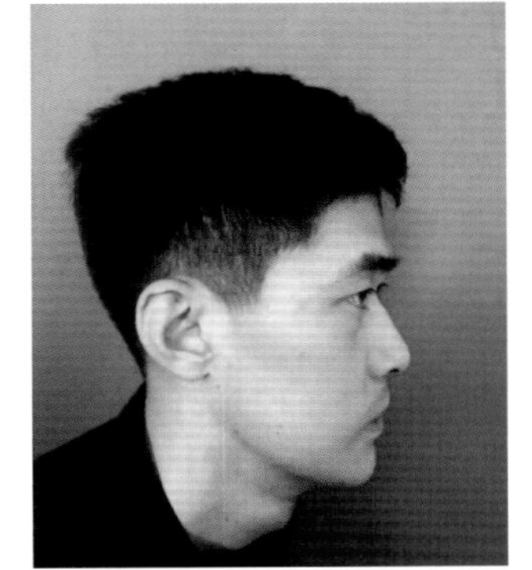

图 10-6　患者术后 3 个月侧面观

三、临床讨论

偏颌畸形是指以上下颌前后及侧方关系不调，牙中线不一致，颏部偏斜为主要临床特征的一类复杂畸形，是颌骨畸形中极为常见的一类。它常造成患者双侧颜面不对称及颌关系紊乱，严重影响患者容貌、咀嚼、发音功能，给患者生理及心理造成巨大的压力。引起偏颌畸形的原因比较复杂，目前仍没有统一肯定的认识，但总结起来可分为先天性、获得性两大类。在先天性因素中，由于胚胎发育障碍造成一侧颅颌面骨骼三维空间发育不足，双侧发育不平衡，颌骨偏心性生长，从而导致偏颌畸形的发生并继发相邻结构形态的改变。后天发病可由创伤、感染、良性增生、骨肿瘤、软组织肿瘤压迫等原因引起，在这些因素中，创伤最为常见。儿童时期颏部的创伤，造成发育期的髁颈骨折，可影响髁状突的发育中心造成偏颌畸形的发生。婴幼儿时期血源性全身感染（败血症，脓毒血症），上、下颌骨骨髓炎等造成骨发育障碍或单侧关节强直也可引起下颌偏斜。其他如髁状突良性增生肥大，髁突软骨瘤，周围软组织压迫等疾病也可引起偏颌畸形。该类畸形不仅涉及下颌骨，而且可以涉及单侧多个面骨及颅骨。畸形随患者的生长发育而逐渐明显，在青春期快速生长发育阶段，畸形发展迅速，出现明显的牙颌面不对称。部分患者伴有患侧关节区疼痛，整个面部表现为不协调的扭曲状。头颅定位 X 线片可见患者下颌骨一侧较另外一侧明显肥大，前突，两侧合平面不平衡。患侧颏部向健侧偏斜，患侧下颌垂直高度大于健侧，整个颌骨结构呈现严重的不对称扭曲状。锝 ^{99m} 扫描检查可见患侧的髁状突区域出现明显的核素浓聚，青春期患者其肥大的下颌骨体部核素浓聚程度亦高于对侧。

治疗原则及方案：

1. 大多数患者可待其生长发育完成后实施手术矫治。治疗目标是争取功能与容貌俱佳。

2. 术前采用正畸治疗调整患者倾斜的牙轴方向，排齐牙列，调整上下颌牙弓形态，使之协调。

3. X 线投影测量分析重点为㿴平面偏斜的程度，颏中点偏斜的量，面中下 1/3 比例。侧位头颅 X 线片重点测量面中下 1/3 各结构比例关系、唇齿关系、唇颏突度等。下颌曲面体层片进行下颌骨两侧对比分析测量等。制作咬合石膏模型，以明确诊断，并拟订治疗计划。

4. 全部治疗方案必须征得患者及家属的同意与配合。

5. 上颌 LeFort I 型截骨矫正偏斜的合平面及偏斜的上颌中线，建立协调的唇齿关系。

6. 下颌矢状劈开截骨术，适应上颌新位置并建立良好的咬合关系，术中注意保护下牙槽血管神经。

7. 有心理障碍者需在术前进行心理测试和治疗。

8. 术后正畸调整咬合关系。

四、专家点评

偏突颌畸形的治疗归纳起来可分为 6 种基本术式：上颌骨 Lefort I 型截骨、下颌升支截骨、下颌体部截骨、颏部截骨、局部植骨、软组织充填。结合不同症状、畸形程度来选择不同的手术术式组合。该病例应用：

1. Lefort I 型截骨整体旋转以矫正偏斜的颌平面及上颌骨继发的畸形。

2. 下颌升支矢状劈开截骨摆正偏斜的下颌骨，纠正切牙中线的偏离，但偏颌畸形修整只能改善畸形并无法完全纠正畸形，通过正颌方式手术时仍需要通过局部修整来进一步改善小的局部畸形，例如通过颏部成形术用来矫正颏部偏斜。

3. 植骨或假体置入术以满足对称的需要。

4. 软组织的充填矫正软组织发育不良畸形等。随着数字化技术的迅猛发展和与医学的高度融合，正颌外科领域的数字化进程取得了长足发展，借助于三维重建、CAM/CAM、三维打印等技术进行术前规划与引导术中操作，使手术更加精准高效。

主要参考文献

[1] 胡静. 正颌外科学 [M]. 北京：人民卫生出版社, 2010.

[2] 商洪涛, 史雨林, 白石柱, 等. 骨性Ⅲ类面形患者数字化正颌外科治疗 [J]. 中国美容整形外科杂志, 2016(12): 713-716.

[3] 王美青. 口腔解剖生理学 [M]. 7 版. 北京：人民卫生出版社, 2012.

[4] Shaheen E, Coopman R, Jacobs R, et al. Optimized 3D virtually planned intermediate splints for bimaxillary orthognathic surgery:A clinical validation study in 20 patients[J]. Journal of Cranio-Maxillofacial Surgery, 2018, 46(9):1441-1447.

[5] Solaberrieta E, Garmendia A, Minguez R, et al. Virtual facebow technique[J]. J Prosthet Dent, 2015, 114(6):751-755.

[6] Stokbro K, Aagaard E, Torkov P, et al. Virtual planning in orthognathic surgery[J]. International Journal of Oral and Maxillofacial Surgery, 2014, 43(8):957-965.

病例 11　鼻眶筛恶性肿瘤切除术后修复术

一、基本资料

患者男，78 岁。主诉：左鼻背皮肤癌术后 6 年、原位发现肿物伴破溃 6 个月。患者 6 年前于外院行左鼻背肿物切除术，术后病理回报为“基底细胞癌”，行局部放射治疗，6 个月前于原手术部位发现一新生肿物，约小米粒大小并逐渐增大至绿豆粒大小，局部伴破溃，患者为进一步诊治来我院。患者一般状态良好，生命体征平稳，精神心理状态稳定，专科查体左鼻背处可见一枚大小约 0.5cm × 0.5cm 肿物，色褐黑，表面破溃结痂，鼻腔内未见病灶，鼻通气及嗅觉正常，周围组织未见明显异常。进一步完善各项辅助检查，如血尿常规、凝血功能、血型、血糖等生化指标，肝炎、艾滋病、梅毒等传染性疾病标志物检测，心电图及胸部 X 线检查均无异常。入院诊断为：鼻背皮肤肿物（基底细胞癌可能性大）。

二、诊疗经过

鉴别诊断：鳞状细胞癌（SCC）、恶性黑色素瘤（CMM）。其中 SCC 常呈现为结节、菜花或乳头状，易发生区域淋巴结转移；CMM 恶性程度最高，尤以下肢、会阴部最为好发，血行转移较早。本例根据病史高度怀疑原位肿物为复发性基底细胞癌（basal cell carcinoma，BCC），因此迅速为其进行了手术治疗，术中冷冻病理确诊为 BCC，按 BCC 治疗原则，进行肿物周边 0.5cm 皮肤的扩大切除，深方深至肌肉，并同时进行冷冻安全缘检查“无残留”后利用局部皮瓣进行修复。

术后 6 个月，患者再次发现术区局部靠鼻孔侧有肿物形成，经过病理诊断再次证实为 BCC，而后 5 年间多次复发，于我院多次治疗，前后多达 7 次手术，最长间隔 1 年，最短仅 3 个月则再次发现复发病灶，新发病灶从最初的鼻背跳跃至眼角、鼻翼甚至上颌前庭沟，并发生眶内容物侵袭及牙槽骨侵袭的表现，考虑患者多次复发，每次治疗均相比指南建议切除范围再进一步扩大并行术中冷冻病理安全缘检查，数年间分别进行了鼻翼及鼻前庭切除、眶内容物摘除、筛窦部分根治等手术。患者最近一次即 2 年前于内眦部发现新生肿物，肿物由深面向外侧生长，颅脑 CT（图 11-1）提示浸润左眼眶内容物，术中于眶内容物多方位取材，回报均为 BCC，经与病理科、眼科术中多学科会诊后行眶内容物摘除术，同时我们对眶壁骨质进行了适当磨除并烧灼鼻泪管，由于眶内侧壁骨膜组织送检仍提示肿瘤细胞残留，因此我们联合耳鼻喉科同期行筛窦部分根治术（图 11-2），残余创面利用对侧滑车上动脉供应的超长额部皮瓣进行修复（图 11-3），将皮瓣远端卷曲填塞眼眶内空洞，额部继发创面植皮治疗，术后 3 个月行皮瓣断蒂，局部修整，现为皮瓣修整术后 2 年，暂时未有复发（图 11-4，图 11-5）。

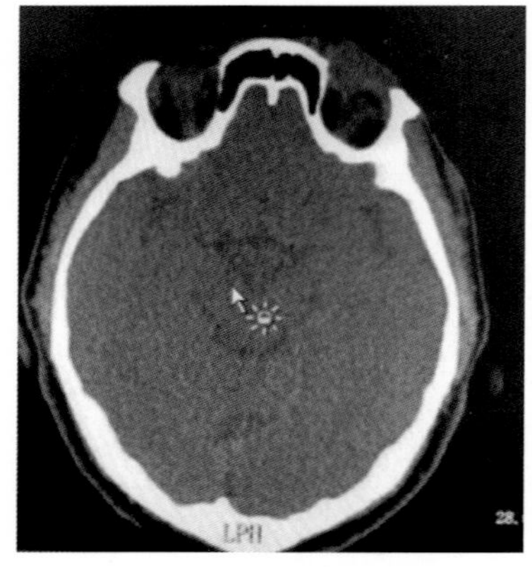

图 11-1　颅脑 CT 提示眶内容物受侵

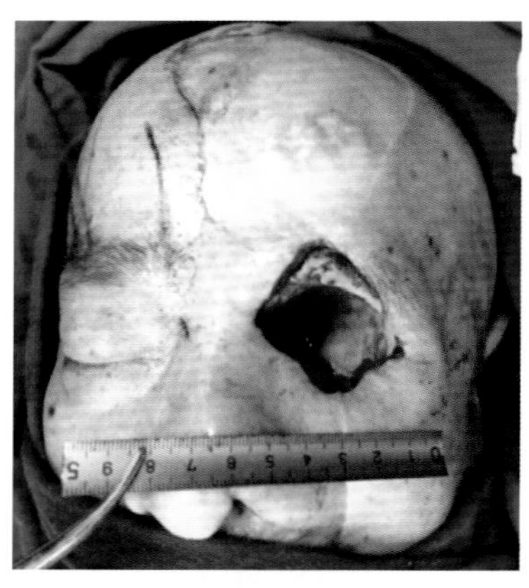

图 11-2　眶内容物摘除及筛窦部分根

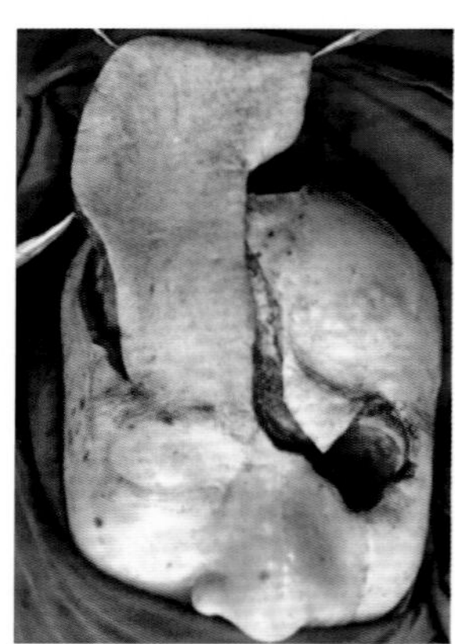

图 11-3　额部皮瓣修复

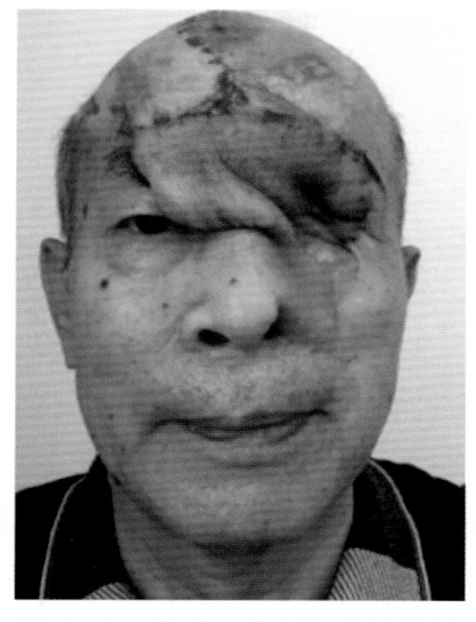

图 11-4　术后 3 个月行皮瓣修整

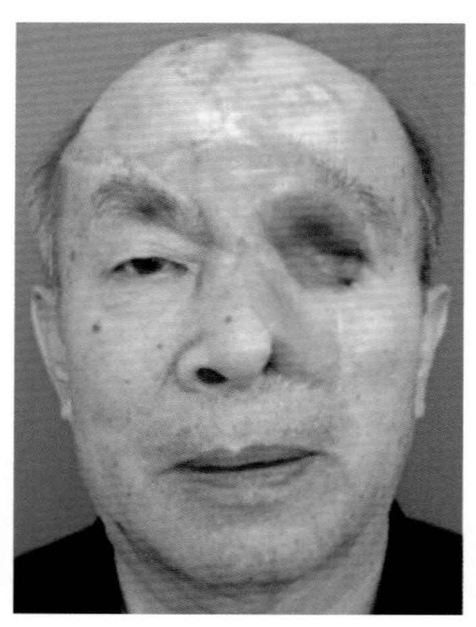

图 11-5　皮瓣修整术后 1 年

三、临床讨论

1. *常见的皮肤恶性肿瘤有*　基底细胞癌（BCC）、鳞状细胞癌（SCC）、恶性黑色素瘤（CMM）、Peget 病、隆突性纤维肉瘤等。其中 BCC 最为常见，好发于头面颈部等暴露部位，生长缓慢，恶性度较低；其次为 SCC，常呈现为结节、菜花或乳头状，易发生区域淋巴结转移；CMM 恶性程度最高，尤以下肢、会阴部最为好发，血行转移较早。各类皮肤肿瘤确诊方式为切除后病理活检，为避免在切除过程中造成肿瘤细胞随血行播散并提高阳性率，对于临床高度疑似恶性的孤立肿瘤在活检时应完整切取送检，有条件的医疗机构可进行术中冷冻病理检查，以避免患者重复手术。根据 NCCN 临床指南建议，对于全身状况符合手术条件的患者，恶性皮肤肿瘤的治疗首选扩大切除，切除的金标准应为 Mohs 手术，对于无条件行 Mohs 手术者可按 BCC 0.5cm，SCC 1.0cm 作为手术安全缘，CMM 行区域淋巴结活检并根据病理检查病灶厚度决定临床分期后行 1 ～ 2cm 的扩大切除，切除后根据淋巴转移情况和分期情况进行适度放射治疗或配合全身化疗，其中包括细胞毒性药物、免疫治疗、靶向治疗等。该病例患者在外院接受首次治疗时进行了病灶的单纯切除，在术后病理确诊为 BCC 后未及早进行局部扩大切除，而是选择了单纯放疗，也可能是该患者后期疾病反复复发并伴有高度侵袭性的原因之一。

2. *鼻眶筛部位皮肤恶性肿瘤的特点*　根据 NCCN 指南，颜面部 mask 区域的皮肤恶性肿瘤属高危型，尤其伴有破溃和切除病史的更应高度重视。鼻眶筛区域涉及多个重要器官结构，以及眼裂、泪道、鼻腔、上颌窦、筛窦等多个孔隙样结构，病灶易发生隐匿性侵袭和跳跃性转移，并潜伏于孔隙内，致使切除难度激增，而又由于面部器官结构对外观影响较大，修复难度很高，导致医师在病灶切除时束手束脚，而未能严格做到根治性切除，这是该区域皮肤恶性肿瘤复发率高的根本原因。本病例患者皮肤肿瘤呈侵袭浸润性生长，深入眶内容物，经多科室联合会诊讨论，只有对肿瘤进行根治性切除才能避免其进一步侵袭，一旦肿瘤破坏眶壁进入窦腔则将失去切除的机会，因此共同决定行眶内容物摘除。

3. *切除范围的界定*　肿瘤切除范围的金标准为 Mohs 手术，但现今绝大部分医院仅能做到术中安全缘病理检查，而安全缘病理取材点无法涵盖所有区域，可能造成肿瘤切除不彻底，因此足够的扩大范围就显得尤为重要。相比于皮肤的扩大切除，深方组织的扩大往往更容易让人忽视，尤其在鼻眶筛区域，孔隙甚多，对于眼裂、泪道、鼻腔等部位应当特殊关注，避免遗漏。针对恶性肿瘤，应当常规检测其区域淋巴结的情况，尤其是多次复发或恶性程度较高的肿瘤，即使淋巴结无阳性表现，也应适度考虑区域淋巴结的清扫术。

4. *鼻眶筛区域的修复*　该区域涉及多个重要结构，修复时应当根据缺损范围、深度和组织类型进行综合考量。

（1）当切除面积较小、未发生某结构的损毁性缺损时，应当尽可能选用邻近组织瓣对之进行结构重建，以保证组织质地类似，同期修复外观和功能，例如睑板结膜瓣修复上睑缺损、鼻唇沟皮瓣修复鼻部缺损等。

（2）当缺损范围较大，邻近皮瓣无法满足修复需求，则应当考虑邻近的轴型皮瓣进行修复，例如滑车上血管蒂额部皮瓣、颞浅动脉皮瓣等血供丰富，可携带较大面积的皮肤及一定厚度的软组织，特别是颞浅动脉为轴的颞浅筋膜瓣不仅可以修复创面，还能对创腔起到填塞的作用。

（3）当缺损范围广且伴有较深腔隙，甚至是形成骨组织缺损时，则应当考虑游离复合组织瓣进行综合性修复，例如游离股前外侧皮瓣、游离腓骨肌皮瓣等。

四、专家点评

鼻眶筛区域（nasoethmoid orbital）毗邻眼、鼻、额窦、筛窦、鼻窦、上颌窦等面部重要结构，解剖复杂，神经血管丰富，不仅在面容外观上对患者有较大影响，更涉及视物、呼吸、发音、闻嗅等多项生理功能，对患者的生活非常重要。皮肤恶性肿瘤，尤其是 BCC 一类，恶性程度偏低、全身转移概率较小、扩大切除后根治率很高，常让医师们放松警惕，当病灶涉及鼻眶筛这一特殊区域时，其修复的难度之高更让医师治疗时偏向保守，这才导致了这一区域皮肤恶性肿瘤发生发展的特殊性。

“在治疗时一定要遵从根治性切除这一首要原则”这是该病例提醒我们最重要的一点，尤其在初诊病例诊治时更要重视，早发现早治疗适用于所有疾病，尽可能避免复发及损毁性手术的发生。该病例也为鼻眶筛这一特殊部位的肿瘤切除术后修复提供了良好思路，“小缺损重外形，中缺损保功能，大缺损护安全”，面部器官结构功能复杂，但可用的修复“原料”也相对丰富，鼻唇沟皮瓣、额部皮瓣、颞浅动脉筋膜瓣与皮瓣等邻近皮瓣都可以选择，但在修复过程中要注意鼻孔、眼睑的“三明治”全层结构，以及泪道、泪腺等结构器官的重建与保护。

该病例为复发病例，一方面初次手术切除不彻底导致肿瘤残留甚至随局部循环发生邻位种植，但更重要的是，通过该病例我们发现，某些病理类型的 BCC 侵袭性非常强，即使在遵照指南进行根治性切除的情况下，同样可能发生进一步转移。但令我们稍宽慰的是，这类肿瘤即便多次复发，也极少出现远位转移，极少危及生命。随着医疗的发展，我们的诊疗手段不断进步，但疾病发展到如此程度是我们医者不忍看到的，该特殊病例为我们所有人敲响了警钟，肿瘤的治疗一定要建立在遵从原则的基础之上，同时传统观念中的低度恶性肿瘤同样可能出现高度侵袭性的病理类型，我们应当提高警惕。

主要参考文献

[1] NCCN 临床实践指南：皮肤基底细胞癌 (2020. V1).

[2] 王炜 . 中国整形外科学 [M]. 杭州：浙江科学技术出版社 , 2019.

[3] Santoru Nagata. Plastic Surgery: Indications and Practice[M]. USA: Saunders, 2008.

病例 12　下颌缘双蒂皮瓣联合几何形破裂线修复面颊部严重犬咬伤

一、基本资料

患者女，23 岁，左面部犬咬伤后 1h 入院。左面颊部创面外形不规则，边缘呈锯齿状，基底凹凸不平创面面积为 10.0cm × 7.0cm，深度为 0.8cm，局部污染。

二、诊疗经过

入院后彻底清创，止血后安装 VSD，并生理盐水持续灌洗。1d 后拆除 VSD 行创面修复，于面颊缺损内上方及外下方创缘分别设计几何形破裂线（geometric broken line，GBL），于缺损外下方设计并切取双蒂皮瓣，大小为 13cm × 11cm，向内上方推进修复创面（图 12-1）。供区直接拉拢缝合。术后继续交替负压抽吸 3d。常规肌内注射狂犬疫苗及狂犬病患者免疫球蛋白、破伤风抗毒素、头孢第二代抗生素及奥硝唑抗感染治疗。术后皮瓣顺利成活，创面及供区切口均 I 期愈合（图 12-2）。患者获随访 20 个月，面部外形满意，无明显瘢痕，狂犬病无发作。

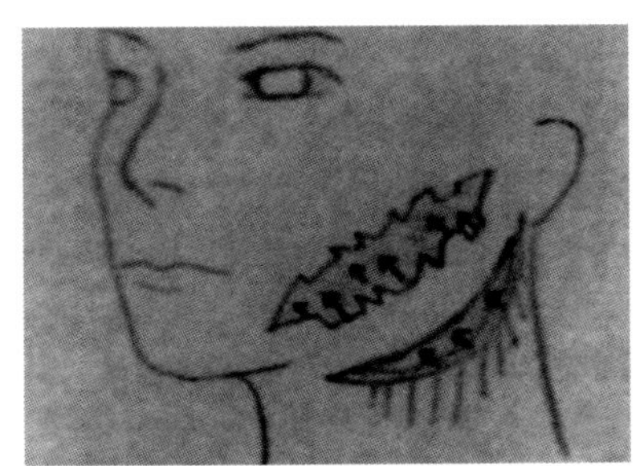

图 12-1 手术设计示意图

箭头示双蒂皮瓣推进方向，不规则锯齿状线为 GBL

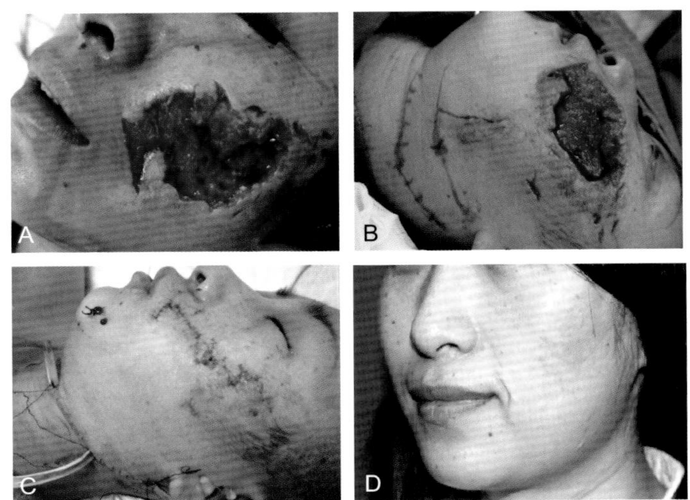

图 12-2 典型病例

A. 术前创面；B. 术中 GBL 及双蒂皮瓣设计；C. 术后 3d；D. 术后 18 个月

三、临床讨论

严重犬咬伤创面皮肤和皮下组织撕裂严重，创缘极度不规则，针对传统双蒂皮瓣修复后遗留瘢痕挛缩的问题，我们对双蒂皮瓣边及缺损的创缘进行了优化设计，将参差不齐的创缘修整为以矩形和直角为主的 GBL，中间可根据具体情况加入少量三角形皮瓣，对应缝合。根据人的视觉原理，短于 1.5 cm 的瘢痕容易被肉眼忽略；而且人的视觉是基于物体表面的亮度和色度对比度来实现的，周围环境对人眼的识别有很大影响。将直线瘢痕改为短小、曲折相连的瘢痕，缩短了瘢痕长度，同时因瘢痕方向、角度不同，不在同一反射面上，对光线反差小，从而达到改善视觉效果的目的。当瘢痕呈线形或环形时，面部表情肌运动对组织的牵拉方向一致，同一方向力量使瘢痕较明显；而将瘢痕改为曲折状后，表情肌运动时，肌肉牵拉方向与皮肤牵拉方向不同，也达到了使瘢痕不明显的效果。本组随访结果显示，双蒂皮瓣术后瘢痕无明显挛缩，并能较好地融入弧形面部轮廓面，从而获得满意的修复效果。

四、专家点评

采用下颌缘双蒂皮瓣联合创缘 GBL 设计修复需注意以下事项：

1. 因颈部皮肤解剖特点及活动性，术后无法加压包扎止血，易形成血肿，因此术中需严格止血，皮瓣下放置引流条。本组术中应用 VSD 辅助引流，并压迫止血，同时起到了固定及塑形作用；而且，为保证快速、高效地去除创面可能残存病毒、细菌及毒素，确保一期手术的安全性，修复术后继续 VSD 治疗 3d。

2. 设计 GBL 时，矩形和直角边长度一般为 1.0 ～ 1.5cm，如太短不利于瘢痕方向的调整，易发生瘢痕挛缩，达不到美容目的；但亦不可过长，以免造成新的瘢痕。

主要参考文献

[1] 鲁开化，马显杰，郭树忠，等. 面部瘢痕晚期美容修复的原则、方法与技术 [J]. 中国美容医学，2006, 15(3):255-258.

[2] 余道江，赵天兰，Anne MORICE, 等. 下颌缘双蒂皮瓣联合创缘几何形破裂线设计一期修复面颊部严重犬咬伤 [J]. 中国修复重建外科杂志，2016, 30(8):926-929.

[3] 张玉能. 形式美的基本特点 [J]. 益阳师专学报，2001, 22(2):1-3.

病例 13　穿支皮瓣修复面部肿瘤切除后缺损

一、基本资料

患者女，85 岁，右面部鳞状细胞癌。检查：肿块位于右侧面颊部，拟切除范围约 8.0cm × 9.0cm。

二、诊疗经过

术前应用便携式超声多普勒血流探测仪在角动脉穿支体区、面横动脉穿支体区、面动脉穿支体区探测到 6 条自由式穿支血管。距肿瘤边缘 2.0cm 完整切除肿瘤及周围组织，切缘、基底快速病理阴性，以自由式穿支血管为蒂，设计 2 个面颊部穿支皮瓣，大小为 9.0cm × 4.5cm 和 9.0cm × 4.0cm，穿支血管蒂约 0.4cm，长度约 0.6cm，形成以穿支血管为基础的 V-Y 推进皮瓣，2 个自由式穿支皮瓣组合后修复面颊部创面，供区直接拉拢缝合，术后皮瓣全部成活，外形满意（图 13-1）。常规放疗。随访 2 年，肿瘤无复发。

三、临床讨论

在自由式穿支皮瓣设计理念指导下，结合面部美容单位，仅仅依据术前创面周围穿支血管多普勒的探测信号，不再关注多普勒辨识出的穿支血管的上级源血管，而只关注于供区组织的质地、厚度、美学亚单位形状等指标，从而避免传统的面部解剖学标志及解剖变异限制，更“自由”地设计以穿支血管为蒂的各种类型、各种形状的皮瓣，完成面部肿瘤扩大切除后的创面修复。

四、专家点评

该型皮瓣是一种安全、可靠、多形的皮瓣，既可在皮瓣的选择方面提供更大的自由度，又可取得更好的美容效果。但如何获得更大、更安全的穿支皮瓣，如何精准量化自由式穿支所能携带的皮瓣面积的极限值，需进一步研究。

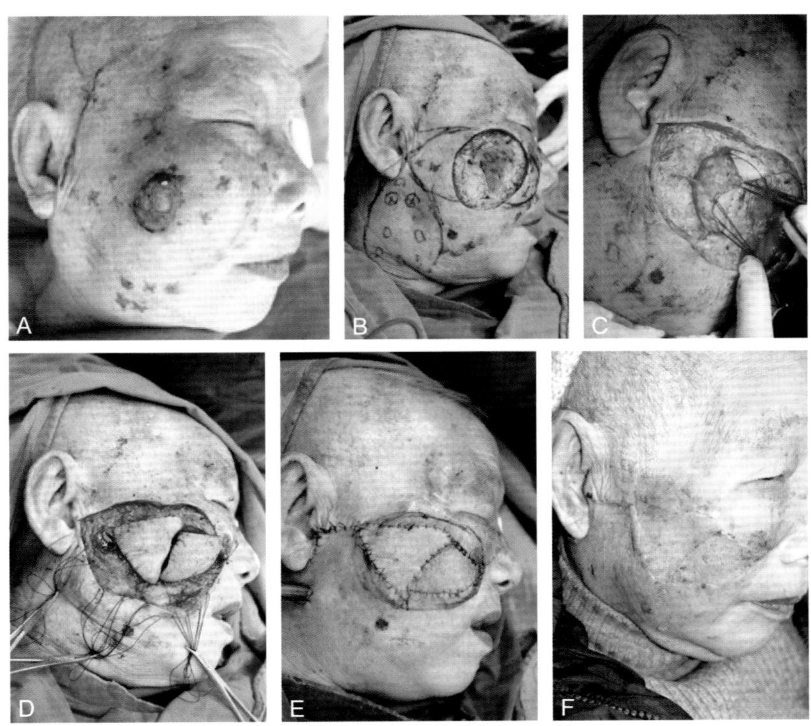

图 13-1　病例 13 诊疗经过

A. 右面部鳞癌及周围穿支血管测定；B. 右面部穿支皮瓣预设计；C. 穿支皮瓣的切取；D. 穿支皮瓣的转移与组合；E. 术后即刻；F. 术后 10d

主要参考文献

余道江，曹世坤，蔡卫超，等．基于美容单位的自由式穿支皮瓣在面部肿瘤切除后缺损修复中的应用 [J]. 中华整形外科杂志，2019(11):1096-1101.

病例 14　穿支皮瓣修复鼻背部肿瘤切除后缺损

一、基本资料

患者男，54 岁，鼻背部基底细胞癌。肿块位于鼻背部，拟切除范围 2.5cm × 3.0cm。

二、诊疗经过

术前应用便携式超声多普勒在角动脉穿支体区、面横动脉穿支体区、动脉穿支体区探测到 6 条穿支；距肿瘤边缘 0.5cm 完整切除肿瘤及周围组织，快速病理检查阴性，以自由式穿支为蒂，设计 2 个以穿支为基础鼻唇沟皮瓣，大小 3.0cm × 1.5cm 及 3.0cm × 1.4cm，穿支蒂 0.4cm，长 0.6cm，左侧以穿支为蒂螺旋桨皮瓣，右侧以穿支为基础的 V-Y 推进皮瓣，两个自由式穿支皮瓣组合后修复鼻部创面，供区直接拉拢缝合，术后皮瓣全部成活（图 14-1）。常规放疗。随访 1 年，肿瘤无复发。

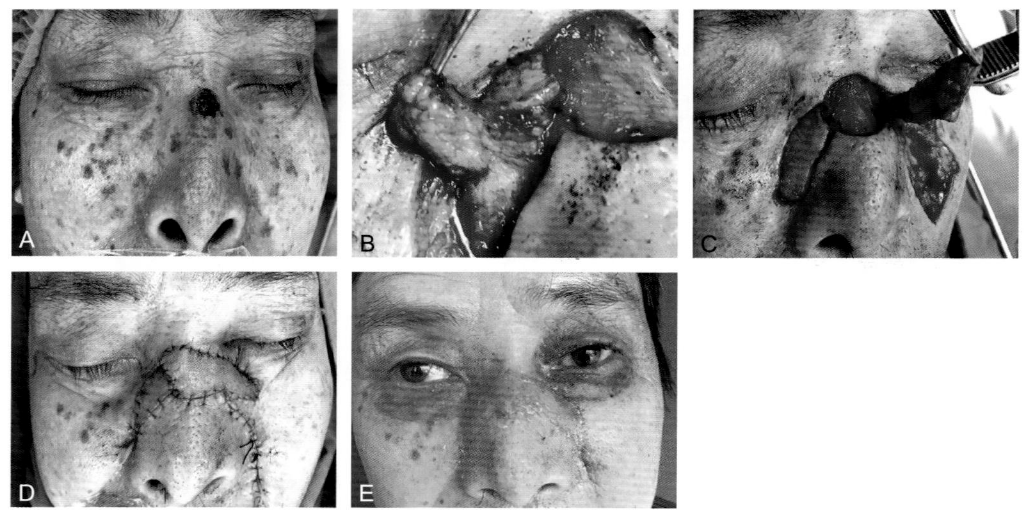

图 14-1　病例 14 诊疗经过

A. 鼻背部基底细胞癌；B. 右侧自由式穿支皮瓣及穿支血管；C. 左侧自由式穿支皮瓣及蒂部；D. 自由式穿支皮瓣组合修复鼻部缺损即刻；E. 术后 7d，效果较好

三、临床讨论

自由式穿支皮瓣的应用体会：穿支皮瓣具有供区损伤小、血供可靠等优点。但穿支存在解剖变异的缺点成为制约穿支皮瓣应用推广的重要因素。若能通过术前检查，确定穿支位置，选择管径粗、流速快的穿支，对合理设计皮瓣、准确切取皮瓣、减少供区损伤及缩短手术时间均有重要意义。随着超声多普勒穿支检测技术发展，单个小穿支术前定位成为可能，我们术前应用 Smartdop45 型多普勒，当探头与穿支成 60° 时，血流频率与探头发出的超声波频率差异产生明显多普勒信号，经接收器识别，进一步转换为规律的高调回声信号，用记号笔标记流速超过 2.5cm/s 皮肤穿支点，优选出信号强的穿支，仅以此穿支作为皮瓣的血供。由于 Smartdop 45 型多普勒敏感性很高，当鼻、面皮下脂肪层较薄时，能够捕捉到直径 2cm 区域内所有的血流信号，无法加以区别，会造成较高假阳性结果。我们用 3 个方向重复检测同一个信号点方法，选择均获得良好流速记录者。再结合面部血管走向。综合判断，以减少假阳性率，术中所标记穿支基本上都能得到验证。

四、专家点评

我们在自由式穿支皮瓣设计理念指导下，结合鼻美容亚单位，依据术前多普勒探测穿支位置，穿支血流超声波回声强度，设计以穿支为蒂的 V-Y 推进皮瓣、旋转皮瓣、螺旋桨皮瓣等多种形式皮瓣，单独或组合修复鼻肿瘤切除后创面，兼顾美观需求，取得较好疗效。但如何获得更大、更安全穿支皮瓣，如何精准量化自由式穿支所携带的皮瓣面积，需要进一步研究。

主要参考文献

余道江，赵天兰，孙卫，等. 自由式穿支皮瓣在鼻肿瘤切除后缺损修复中的应用 [J]. 中华医学美学美容杂志，2018, 24(04):223-226.

病例 15　狭长窄蒂皮瓣修复老年皮肤癌

一、基本资料

患者男，75 岁，左颞部渐增大肿块 7 个月伴反复溃烂 2 个月，病理诊断为鳞癌。

二、诊疗经过

全身麻醉后，距肿瘤边缘 2.0cm，切开皮肤、皮下组织，自浅筋膜层完整切除肿瘤，形成左颞部 4.0cm × 5.0cm 皮肤缺损，术中冷冻快速病理检查，创缘及基底无癌细胞累及。沿颌缘颏下逆向设计法设计狭长窄蒂皮瓣修复，蒂部位于耳前，沿颌缘走向颏下，皮瓣面积约 4.5cm × 5.5cm，蒂部约 6.0cm × 0.8cm，先切开皮瓣下缘的皮肤、皮下组织至深筋膜，后切开皮瓣后缘及前缘，提起皮瓣的远端，沿深筋膜向上分离皮瓣，最后切开皮瓣的上缘，皮瓣游离至蒂部时，切开耳前皮肤筋膜蒂至腮腺浅筋膜下，使整个皮瓣和蒂部完全游离，转移至缺损区，分层缝合，供区上下切缘皮下潜行松解，直接拉拢缝合，皮瓣及供区皮下放置压脉带剪开形成的引流条 2 个，手术区皮肤 75% 乙醇脱碘后，皮瓣及供区安装 VSD，0.5h、300mmHg 负压与 3h、130mmHg 负压交替抽吸，主动吸引出皮瓣下腔隙及皮瓣内淤滞的血液，及时改建或重建皮瓣微循环，3d 拆除 VSD，拔出引流条，皮瓣成活良好，术后 7d 拆线，伤口愈合良好，随访 5 个月，肿瘤无复发，皮瓣厚度、弹性、色泽良好，外形满意（图 15-1）。

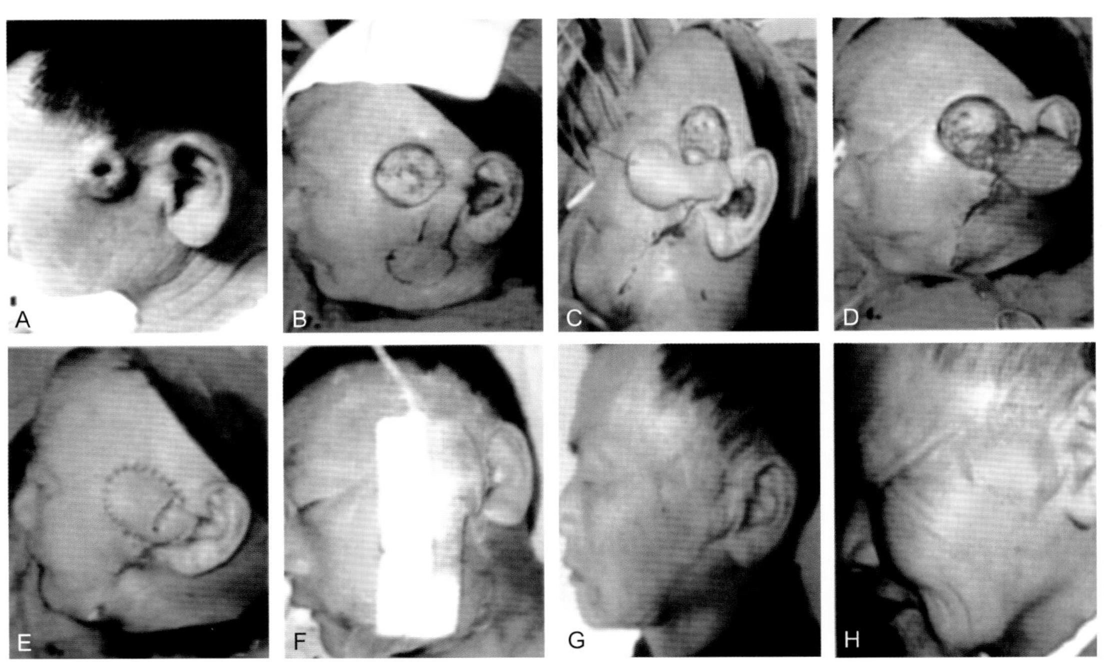

图 15-1　病例 15 诊疗经过

A. 颞部病变术前；B. 扩大切除后皮肤缺损及狭长窄蒂皮瓣设计；C. 狭长窄蒂皮瓣外侧面淤血情况；D. 狭长窄蒂皮瓣内侧面淤血情况；E. 狭长窄蒂皮瓣已转移至颞部，供区直接缝合；F. 狭长窄蒂皮瓣及供区安装 VSD；G. 术后 3 个月；H. 术后 6 个月

三、临床讨论

此皮瓣有以下优点：

1. 从血流动力学及高凝状态的改变方面，阻断了皮瓣血液循环系统形成血栓的条件。

2. 减少了对动脉血流的影响，避免了静脉性淤血。

3. 营养了流经部位的缺血缺氧组织（通过具有物质交换作用的乳头下微静脉网），通过非生理性的循环暂时维持较低水平的血供（类似于静脉皮瓣，但微动脉与微静脉内的血液均流经缺血缺氧组织后，通过负压装置吸出体外），提供低流量的血流，从而维持了组织的成活。

4. 待以后与受区建立了新的血液循环，再逐渐取代这种非生理性的血液循环。

5. 封闭负压引流装置固定于皮瓣上方，有利于消灭皮瓣下方的无效腔，使得皮瓣与基底紧密贴附，两层结构之间迅速建立血液循环。

四、专家点评

狭长窄蒂皮瓣操作简单，使用方便。但静脉回流障碍是影响其在临床上推广的重要原因之一。我们在淤血的狭长窄蒂皮瓣上安装 VSD，利用其负压抽吸原理早期多方向暂时性重建淤血皮瓣的侧支循环，使淤滞的静脉血尽快流出淤血皮瓣。减轻静脉危象，利于皮瓣成活。

主要参考文献

余道江，赵天兰，徐又佳，等．负压封闭引流技术在狭长窄蒂皮瓣中的应用 [J]. 中华整形外科杂志，2013(01):62-64.

病例 16　游离皮瓣修复额部巨大动静脉血管瘤一例

一、基本资料

患者男，44 岁。主诉：额部暗红色新生物逐渐增大 35 年余。患者 35 年前额部摔伤后发现额部隆起一直径 1cm 的暗紫色圆形肿块，有疼痛，无红肿、破溃、渗液，无瘙痒等不适，后肿块逐渐增大，24 年前在当地医院行包块切除术，术后恢复 1 年后复发，逐年增大，无破溃、疼痛，现为求进一步诊治就诊。患者一般状态良好，生命体征平稳，精神心理状态稳定，既往无基础疾病。

专科查体（图 16-1A、B）：可见额部暗红色新生物，大小约 10cm × 20cm × 3cm，隆起于皮肤表面，色暗红，表面凹凸不平，包块中可见一横行瘢痕，切口愈合可，边界尚清，触之柔软，松手后回弹，无红肿破溃，压之有波动，未褪色。听诊有血管杂音。进一步完善各项辅助检查，如血尿常规、凝血功能、血型、血糖等生化指标、肝炎、艾滋病、梅毒等传染性疾病标志物检测、头颅 CT + 动静脉血管造影、心电图及胸部 X 线检查均无异常。

入院诊断为：动静脉血管瘤（额部）。

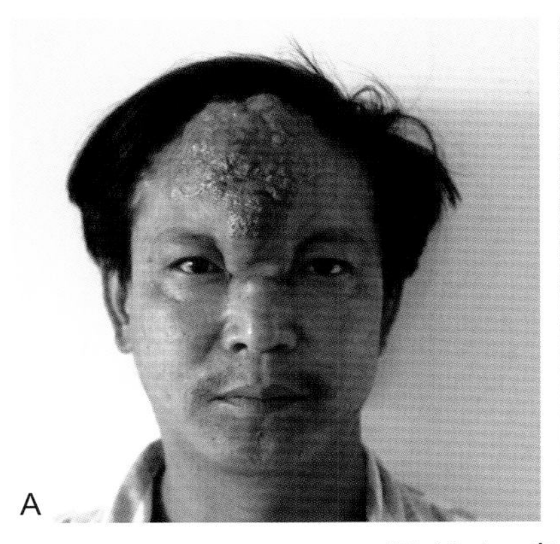

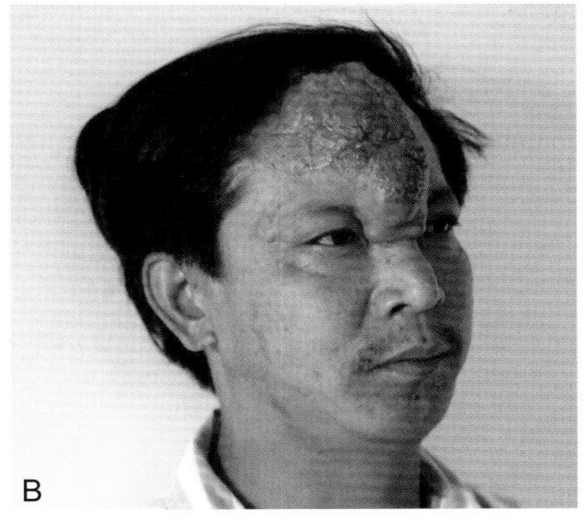

图 16-1　患者头部血管瘤

A. 正位图；B. 侧位图

二、诊疗经过

入院后头颅 CT + 血管造影结果（图 16-2）：①自额部至鼻骨前方皮下占位，考虑血管瘤可能，病灶内及两侧顶部皮下多发纡曲扩张血管影子，与颈外侧动脉想通。②两侧上颌窦炎，左侧上颌窦黏膜下囊肿可能。③头颅 CTA+CTV，颅内未见明显异常。

本例患者鉴别诊断：①脂肪瘤：此病肿块生长缓慢，好发于躯干及四肢，质软，触诊呈囊性，无压痛，与周围组织分界清，需病理确诊。②色素痣：多呈褐色、灰色或黑色，一般直径＜ 0.6cm 的斑疹、丘疹、结节，多为圆形，边界清楚，边缘规则，色泽均匀，需病理确诊，头颅 CT 明确诊断为：动静脉血管瘤（额部）。结合患者为中年男子、额部血管瘤大小约 10 cm × 20cm，制订手术方案如下：皮肤及皮下血管瘤切除术 + 游离皮瓣移植术 + 游离皮肤移植术。手术及治疗简要过程如下。

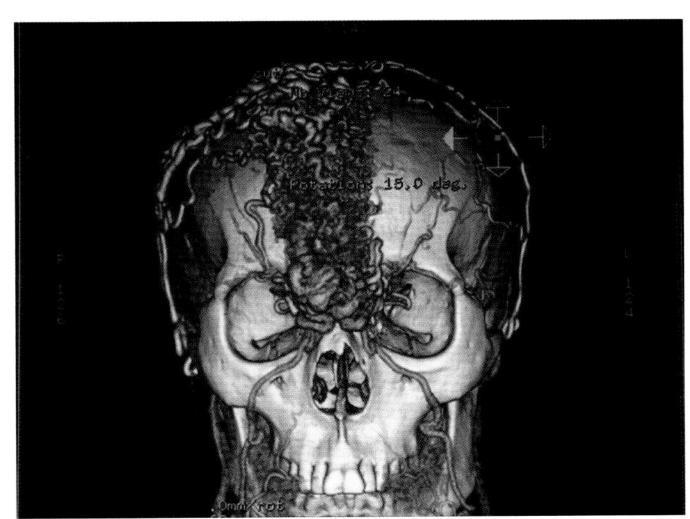

图 16-2　患者头颅 CT 血管造影显示血管走行分布

1. *皮肤及皮下血管瘤切除术*　于额部血管瘤侵犯区域周围亚甲蓝标记切除范围，沿标记线皮下注射含肾上腺素生理盐水，围绕切口标记线予 3-0 丝线间断缝合皮肤及皮下以阻断血供，在右侧颞部切开找到颞浅动静脉，暂予以切断结扎，后于额部血管瘤底端（鼻根、内眦）切开皮肤、见血管纡曲成团，小心分离结扎、断离，向上逐步切开皮肤、皮下，超声刀于切口下方凝断畸形血管，沿血管瘤底面向头部剥离，渐掀起整个瘤体，完整切除剥离血管瘤，血管瘤侵犯骨膜，给予同时剥除（图 16-3），创面彻底止血，生理盐水纱布暂时覆盖。

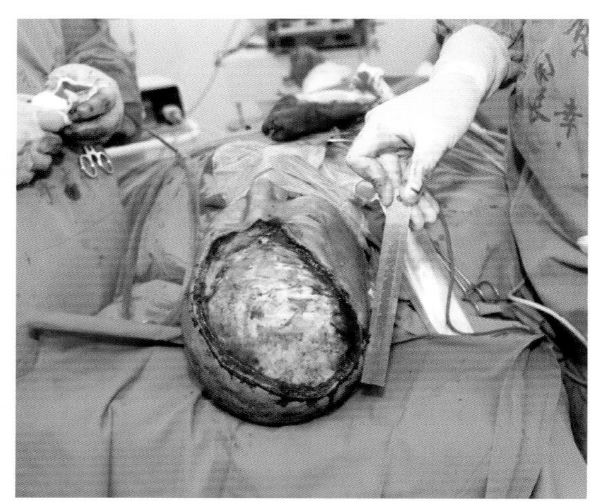

图 16-3　额部血管瘤切除后缺损

2. *游离皮瓣移植术*　在右股前外侧设计适合头部缺损区域大小皮瓣（图 16-4A），在皮瓣内侧先切开皮肤、皮下脂肪后向外掀起，寻找皮瓣基底部一较粗穿支动脉，紧贴动脉可见 2 支伴随静脉，向其深部分离出动静脉血管蒂（图 16-4B），完全切下皮瓣及血管蒂（图 16-4C），右股部供区暂时无菌敷料覆盖。将皮瓣置于头部缺损创面，周边与头皮用钉皮钉先固定，罂粟碱溶液冲洗血管蒂断端后，在显微镜下将蒂部动静脉与右侧颞浅动静脉吻合（图 16-4D），见皮瓣蒂动脉搏动良好，吻合无渗漏，皮瓣血供良好，无明显青紫肿胀，缝合皮瓣边缘，皮瓣下放置半管引流，予以适当加压包扎。

游离皮肤移植（自体）。在左侧股部取刃厚皮拉网植于右侧股部供瓣区缩缝后创面，右侧创面下放置负压引流管 1 根，左侧供区给予无菌敷料加压包扎。

患者术后第 2 天，半管引流少量淡红色血性液体，拔出半管引流。第 4 天查房打开敷料发现：皮瓣外观肿胀明显，色青紫，切缘淡血性渗出。急诊行血管游离移植血管探查术、动静脉吻合、大隐静脉切取术。手术及治疗简要过程如下。

3. *血管游离移植血管探查术、动静脉吻合、大隐静脉切取术*　在皮瓣右侧蒂部周围拆除缝线，掀起皮瓣，暴露蒂部，见皮瓣下有少量积血，予以清除，蒂部动脉皮瓣端搏动减弱，2 支静脉吻合口上下可见血栓，断开蒂部动脉吻合，静脉吻合处部分切除（血栓段），蒂部给予温生理盐水湿敷，动脉皮瓣端注入肝素水、尿激酶冲洗，湿敷 20min 后观察静脉皮瓣端有出血，将动脉端修建后吻合，蒂部 2 支静脉、其中 1 支可直接吻合，另 1 支，因切除血栓段后，长度过短无法吻合，在右小腿下段切取大隐静脉约 6cm、做桥式吻合，右小腿大隐静脉残端缝扎，切口缝合包扎。观察吻合后蒂部血管搏动可，无渗漏，皮瓣色泽红润，张力减少，缝合皮瓣，放置半管引流 3 根于瓣下。敷料适当加压包扎。

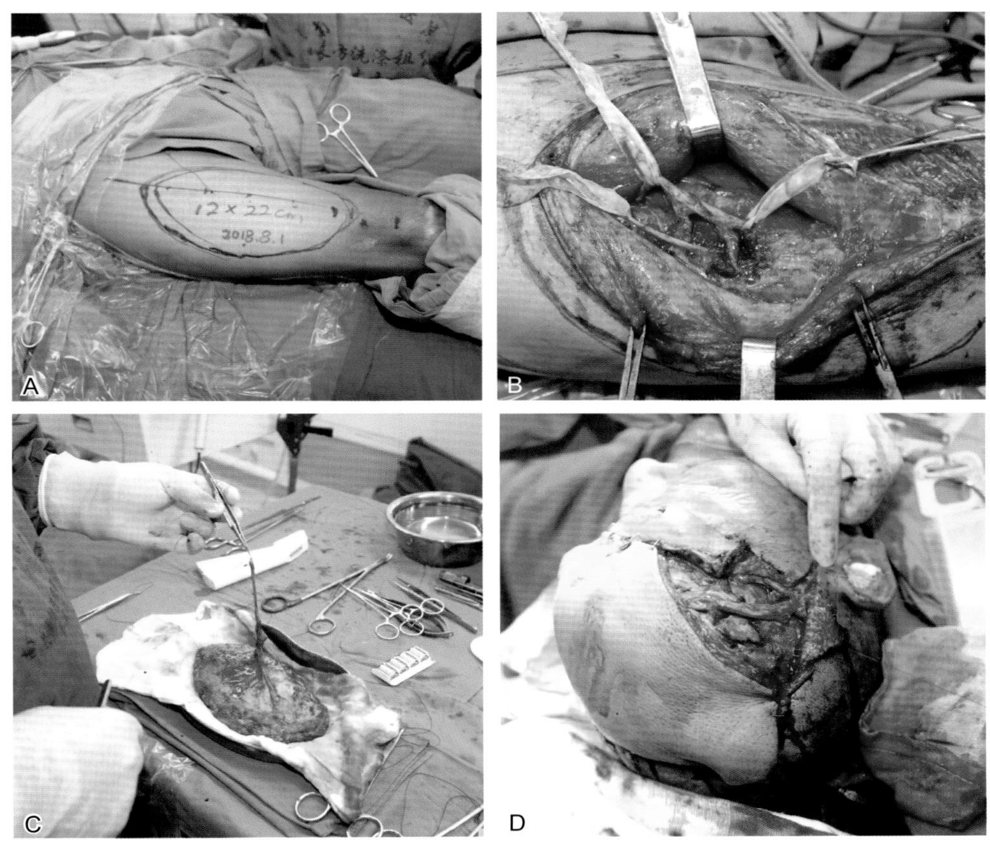

图 16-4　游离皮瓣移植术

A. 股外侧皮瓣设计；B. 旋股外侧降支穿支皮瓣血管蒂分离；C. 旋股外侧降支穿支游离皮瓣血管蒂；D. 游离血管蒂与颞浅动静脉吻合

患者术后对症治疗，皮瓣成活良好（图 16-5），右股部皮瓣供区、做股部取皮区及右小腿切口愈合良好。

术后病理：皮肤及皮下组织、表皮未见明显异常，真皮和皮下组织内多见增生扩张蒂厚壁血管伴周围毛细血管增生，结合临床符合动静脉畸形。

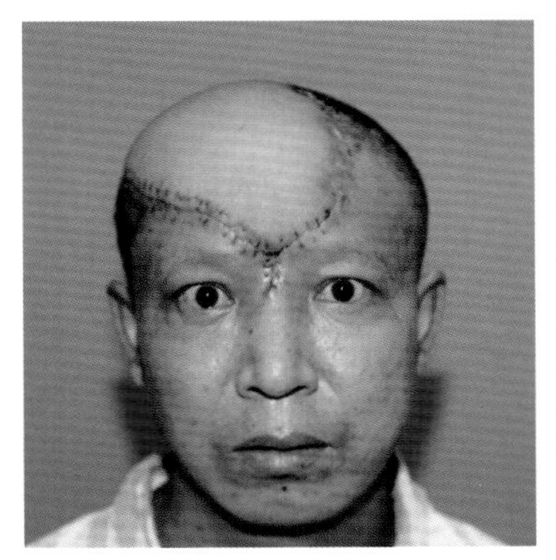

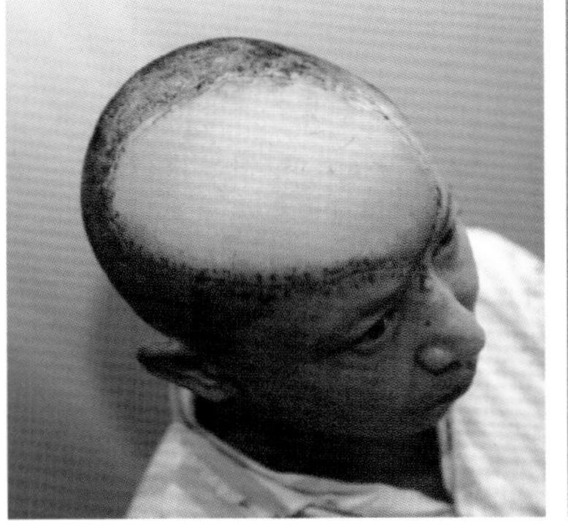

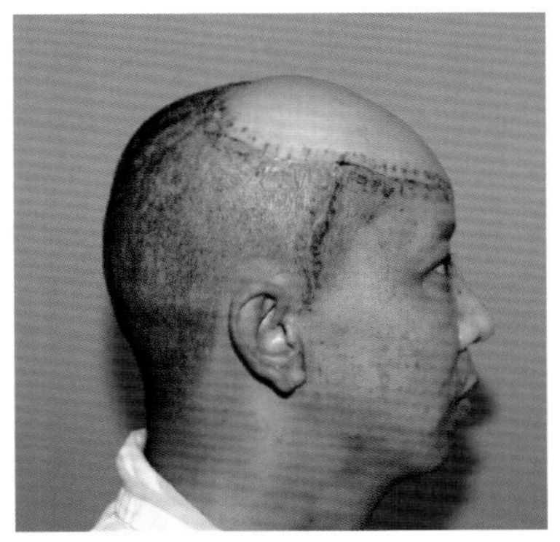

图 16-5　患者术后第 3 个月恢复皮瓣外观图

三、临床讨论

1. *动静脉血管瘤*　又称蔓状血管瘤，血流动力学异常是动静脉畸形扩张大主要因素，性质是高流量先天动静脉畸形。动静脉畸形是发育异常的团块状血管，不成熟的动静脉之间没有毛细血管而直接交通。畸形血管团内血流阻力小压力大，血管多增粗、扭曲。典型特征是念珠状或索状弯曲迂回大粗大而带搏动的血管，皮温高于正常皮肤，触诊持续性震颤，听诊闻及连续性吹风样杂音。局限性病灶主要通过切除后缝合、植皮或皮瓣转移修复。对于广泛性病灶，单纯结扎其滋养动脉反而会导致继发性血管扩张，造成的后果更为凶险。广泛性病灶合理的方案应为术前血管造影，同时配合栓塞治疗，不但可以减轻症状，还有助于减少术中出血。

2. *股前外侧穿支皮瓣*　此类皮瓣供血为旋股外侧动脉，旋股外侧动脉由股动脉或股深动脉发出，发出后分为升支、横支、降支。因降支动脉最粗、最长，降支穿支皮瓣应用较为广泛，主要因为降支动脉发出的穿支动脉数量解剖部位较为恒定，血管变异率小，穿支血管直径＞ 0.5mm 较多，并且其为肢体的非主要动脉，切取后对供区血运影响较小。大部分穿支位于大腿中部 1/3 处，并且肌间隔穿支约占 1/5，这便为寻找血管蒂提供了较为明确地定位。旋股外侧动脉降支第一穿支在髂髌中点附近，第二穿支穿出阔筋膜位于第一穿支远侧邻近，以第一穿支为皮瓣设计的轴心点，第一和第二穿支连线为皮瓣设计的轴线。

3. *皮瓣术后检测与血液循环危象处理*　临床上最常用的观察指标包括皮瓣皮肤颜色、温度、肿胀程度等，移植组织皮温应在 33 ～ 35℃，皮肤颜色应红润，并且正常情况下移植组织会有一定程度的轻微肿胀。但这些主观指标需建立在观察医师丰富但临床经验基础上，否则当颜色、温度明显改变时，皮瓣的抢救已错过最佳时机，因此客观准确的观察指标十分必要。客观测定方法从皮瓣的代谢情况，血流变化情况等评判皮瓣血液循环好坏，包括：①经皮氧分压测定；②经皮下 pH 测定；③多普勒超声血流测定等。但目前仍亟待一种安全、敏感、可靠、便捷可重复但辅助检查手段作为临床主要检测方法。皮瓣术后血液循环危象分为动脉危象和静脉危象。动脉危象原因有动脉栓塞、痉挛；静脉危象原因有静脉狭窄、受压或血栓。对于皮瓣血管痉挛与血栓形成的鉴别影响术后治疗处理方式。血管痉挛多见于术中，也可见于术后 48h 后，处理方法一般为抗凝解痉，严格密切观察；而静脉血栓形成常发生于术后 24h 内，应及时探查，早期手术探查处理。

4. *皮瓣移植后皮瓣下血肿*　术后皮瓣下血肿的主要原因有：①凝血机制问题；②术中止血不彻底；③静脉回流相对不足。当发现皮瓣下血肿时，应及早拆线清除皮瓣下血肿，必要时行手术探查吻合血管流通情况，放置半管引流条或负压引流。特别是在术后前 4d，静脉、淋巴回流尚未建立新侧支循环时，有必要及时处理，避免皮瓣血液循环障碍导致皮瓣坏死。

四、专家点评

额部动静脉瘤是一类罕见、凶险的高流速血管畸形，具有一定的出血倾向，严重者可危及生命。整形外科对于此类疾病的治疗，在保留颜面部功能及美观的基础上，达到治愈病变的目标。大腿前外侧皮瓣已被证明是一种用于整形和重建手术中可靠而多功能的皮瓣。

大腿前外侧皮瓣的广泛应用发展是由于其通用性和供体部位低并发症率。随着相关血管解剖知识的增加，对现有解剖变异也有了足够的认识。

保证游离组织瓣移植成功的重要因素包括：①避免影响皮瓣成活的危险因素：吸烟、饮酒和放射治疗等；②保证吻合的血管口径足够大；③吻合静脉保证组织瓣正常静脉回流；④手术分组开展，尽可能缩短手术时间；⑤术后密切监测游离组织瓣颜色、质地和肿胀程度，一旦有可疑的血管危象立即手术，决不能等待观望而耽误抢救时机。随着显微外科的不断完善和发展，随着医师对患者术后外形、功能和生存治疗要求的不断提高，越来越多可靠的用于重建与修复的皮瓣不断被探索，游离皮瓣移植相关的研究将会更加多样与安全。

主要参考文献

[1] 范新东，郑连洲．头颈部血管瘤及血管畸形的诊断和介入治疗 [J]. 中国眼耳鼻喉科杂志，2012, 12(3):137-144, 152.

[2] 林晓曦．血管瘤和血管畸形的研究进展、经验和展望 [J]. 中华整形外科杂志，2011, 27(3):161-165.

[3] 唐修俊，王达利，魏在荣，等．旋股外侧动脉降支皮瓣的个体化设计与供瓣区的生态保护 [J]. 中华整形外科杂志，2018, 34(7): 509-514.

[4] 王炜．整形外科学 [M]. 杭州：浙江科学技术出版社，2019.

[5] Lakhiani C, Lee MR, Saint-Cyr M. Vascular anatomy of the anterolateral thigh flap: a systematic review. Plast Reconstr Surg, 2012, 130(6):1254-1268.

[6] Song YG, Chen GZ, Song YL. The free thigh flap: a new free flap concept based on the septocutaneous artery[J]. Br J Plast Surg, 1984, 37(2):149-159.

病例 17　颈横动脉颈段皮支扩张皮瓣整复面部烧伤后瘢痕挛缩畸形

一、基本资料

患者男，27 岁。主诉：面部火焰烧伤后瘢痕形成并影响外观 26 年。患者 26 年前因火焰烧伤面部，当地医院治疗后好转，创面痊愈但遗留瘢痕。瘢痕随年龄增长增生明显，部分挛缩严重影响外观，左侧尤为明显，牵拉左侧口角、左眼及鼻部。患者一般状况良好，生命体征平稳，精神心理状态稳定，无既往基础疾病。

专科查体（图 17-1）：可见左面部大块片状瘢痕，部分挛缩，其表面皮肤凹凸不平，可见色素沉着；瘢痕牵拉鼻部、左眼，其鼻孔偏向患侧，左眼偏向外下，上睑运动不受限，左眼视力无明显，余未见明显异常。进一步完善各项辅助检查，如血尿常规、凝血功能、血型、血糖等生化指标、肝炎、艾滋病、梅毒等传染性疾病标志物检测、心电图及胸部 X 线检查均无异常。

入院诊断：面部烧伤后瘢痕挛缩畸形。

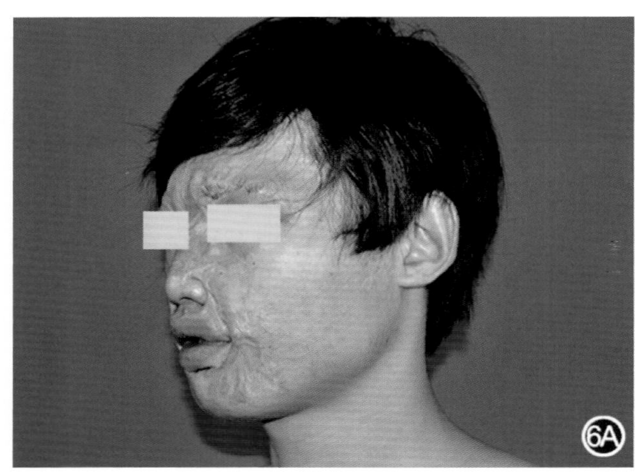

图 17-1　患者术前面部瘢痕挛缩

二、诊疗经过

入院后完善相关术前检查，未见明显手术禁忌证。结合患者双侧面部瘢痕挛缩情况、考虑分期手术治疗，I 期制订手术方案如下：右面部 + 左胸部扩张器埋植术。手术及治疗简要过程如下。

（一）右面部 + 左胸部扩张器埋植术

1. 全麻成功后，患者取右侧卧位，常规消毒铺巾，亚甲蓝标记切口及扩张范围，检查扩张器无明显渗漏后注水 200ml。

2. 常规术区局部注射止血水，于右面部沿瘢痕边缘取弧形切口长约 2.5cm，逐层切开皮肤皮下，锐性分离大小合适腔隙，埋植 80ml 长方形扩张器 1 枚，扩张壶放置于体表，再次检查扩张器无渗漏后注水 10ml，检查无明显活动性出血后丝线缝合固定导管。

3. 于左胸部外侧设计纵形切口，切开皮肤皮下，锐性分离找到颈横动脉体表分支，分离大小合适腔隙，埋植 350ml 长方形扩张器 1 枚，扩张壶放置于体表，再次检查扩张器无渗漏后注水 10ml，检查无明显活动性出血后丝线缝合固定导管。手术顺利，病情平稳后予以出院。

（二）胸部扩张器植入

患者 3 个月后再次入院，右面部见 4cm × 7cm 大小扩张器隆起皮面，内注水 218ml，皮肤颜色正常，左胸部见

11cm × 15cm 扩张器隆起皮面（图 17-2），内注水 960ml，皮肤颜色正常。

完善相关术前检查，制订 II 期手术方案：扩张器扩张皮瓣延迟术。手术及治疗简要过程如图 17-2。

（三）扩张器扩张皮瓣延迟术

全麻成功后，患者取右侧卧位，常规消毒铺巾。术中以亚甲蓝标记切口，切开皮肤，分离至浅筋膜层，观察皮瓣颜色正常，毛细血管反应良好，薇乔线缝合皮下筋膜层，普里灵线缝合切口，右面部扩张器注射生理盐水 20ml。手术顺利，病情平稳后予以出院。

患者胸部扩张器植入术后 4 个月再次入院，右面部见 6cm × 8cm 大小扩张器隆起皮面，内注水 278ml，皮肤颜色正常，左胸部见 13cm × 16cm 扩张器隆起皮面，内注水 1000ml，

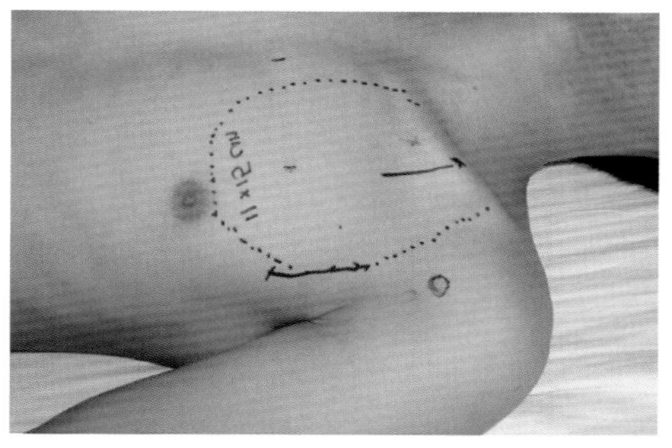
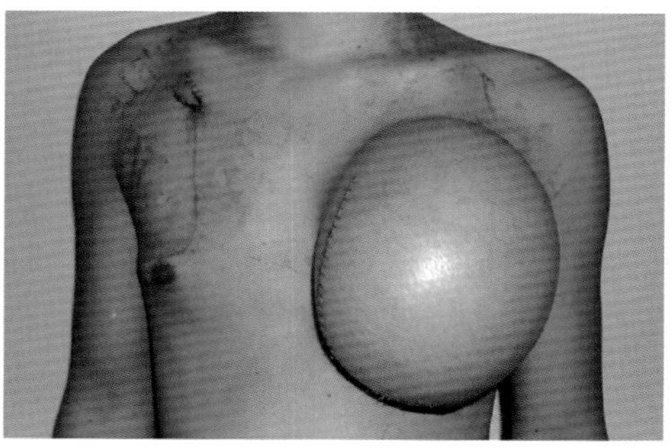

图 17-2　患者第二次扩张器植入，左侧面部挛缩修复准备

皮肤颜色正常。完善相关术前检查，制订Ⅲ期手术方案：瘢痕挛缩畸形松解术。

（四）瘢痕挛缩畸形松解术

患者仰卧位，常规消毒铺巾。亚甲蓝标记右面部瘢痕切除区域，沿标记线切除瘢痕，于扩张器边切开皮肤，取出扩张器及注水壶，剥离包膜后，将扩张皮瓣旋转覆盖创面，修整至外形满意后，用 5-0 薇乔线缝合皮下筋膜层，以 5-0 普里灵线缝合切口，外以凡士林纱布覆盖无菌纱布包扎。手术顺利，病情平稳后予以出院。

患者胸部扩张器植入术后 7 个月再次入院，左胸部见 20cm × 13cm 扩张器隆起皮面，内注水 1260ml，扩张皮瓣血运良好，表明无破溃红肿。完善相关术前检查，制订Ⅳ期手术方案：左胸部扩张器取出术 + 左面部瘢痕部位切除术 + 扩张皮瓣转移覆盖术。手术及治疗简要过程如图 17-3。

（五）左胸部扩张器取出术 + 左面部瘢痕部位切除术 + 扩张皮瓣转移覆盖术

1. 患者仰卧位，麻醉满意后，常规消毒铺巾。

2. 亚甲蓝标记左面部瘢痕切除区域，测量瘢痕面积约 10cm × 10cm，设计扩张器皮瓣大小 16 cm × 20cm，蒂部宽约 5cm，包含颈横动脉，沿设计线切开皮肤取出扩展器及注水壶，剥离包膜后，放置一负压引流球，4 号线胸壁创面拉拢缝合。

3. 沿标记线切除瘢痕，将扩张皮瓣旋转覆盖创面，修整至外形满意后（图 17-3），4 号丝线缝合切口，外以凡士林纱布覆盖，无菌纱布包扎。石膏固定头部部位。

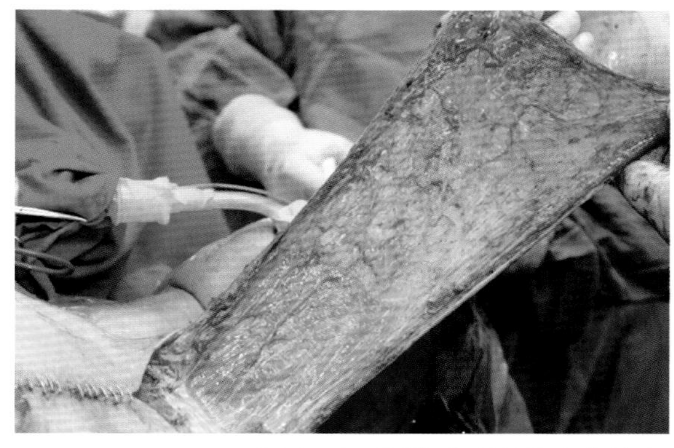
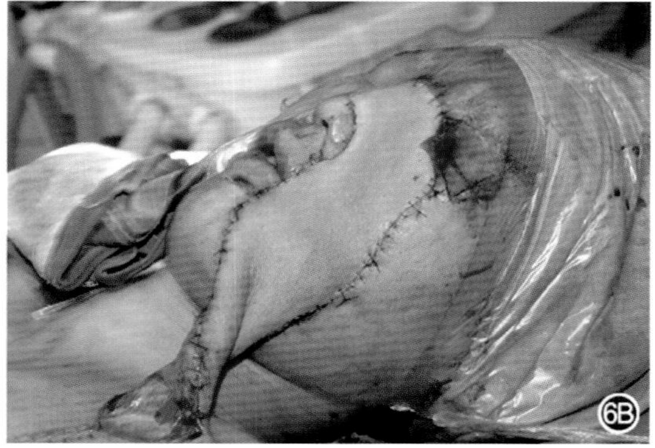

图 17-3　颈横动脉颈段皮支扩张皮瓣整复患者左侧面部瘢痕挛缩

患者术后按时切口换药，观察引流管引流情况。静脉应用头孢呋辛预防感染，同时消肿、止痛等对症治疗。注意引流皮下积血，减少头部运动，保护血管蒂。1个月后患者皮瓣柔软，血运良好，毛细血管反应正常，皮瓣温度与周围组织无差异，蒂部无明显扭转。予以V期手术方案：前胸部带蒂皮瓣断蒂术 + 下颌瘢痕整复术。

（六）前胸部带蒂皮瓣断蒂术 + 下颌瘢痕整复术

1. 患者仰卧位，麻醉满意后常规消毒铺巾。

2. 沿左侧颈胸部带蒂皮瓣蒂部切断皮瓣，测量下颌瘢痕，面积约4cm × 3cm大小，切除瘢痕组织，修整皮瓣蒂部，将皮瓣旋转覆盖于下颌部缺损处，皮下组织予以4-0薇乔缝合，用5-0普里灵缝合皮肤，调整左侧口角高度，逐层关闭切口，颈胸部切口直接拉拢。手术顺利，麻醉满意，术毕患者安返病房。

患者术后常规予以预防感染、补液等对症治疗，创面按时换药观察皮瓣愈合情况，病情平稳予以常规出院。出院后4个月复诊（图17-4），患者面部瘢痕显著改善，皮瓣色泽质地与周围皮肤一致，患者满意度良好。

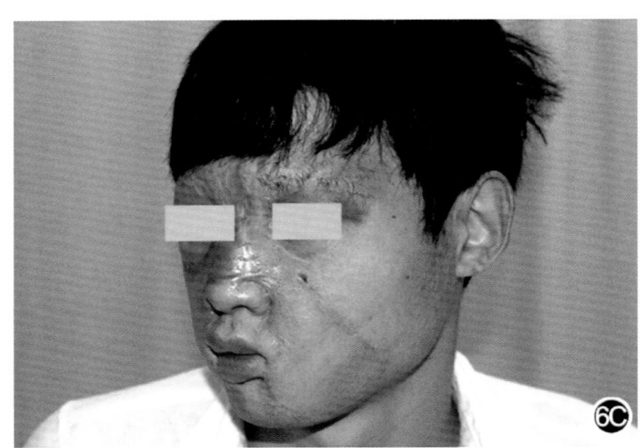

图17-4　患者术后4个月，面部瘢痕挛缩明显好转

三、临床讨论

颈横动脉（TCA）颈段皮支扩张皮瓣。面部缺损的修复对外观和感觉要求很高，使用邻近区域的超薄皮瓣最为合适。依据Li等提出的面部修复MLT原则，在供区选择上最好做到色泽、质地与面部相似（matching color and texturn，即M），皮瓣面积足够大（large size，即L），皮肤组织足 够薄（thinner thickness，即T）。锁骨上、下区皮肤血供来源于TCA的颈段皮支。TCA大部分起自甲状颈干，小部分直接起自锁骨下动脉，向后外侧斜方肌方向走行。TCA进入斜方肌之前，走行于颈后三角，处于肩胛舌骨肌深面。穿过肩胛舌骨肌浅出后，TCA在枕三角的底部发出一些穿支，分布到锁骨上区皮肤。因此TCA除营养斜方肌之外，还可通过皮肤真皮血管网系统，营养锁骨区皮肤。TCA颈段皮支在锁骨上区的穿出点位置相对恒定，位于枕三角的底部，锁骨内侧1/3处。根据Taylor的血管灌注区理论，TCA颈段皮支与胸廓内动脉的穿支吻合，不仅可以营养锁骨区的皮肤，还可以灌注到前胸部皮肤。据微血管造影显示，TCA颈段皮支的灌注区最远可达到第4肋间水平。TCA颈段皮支皮瓣有颈前静脉和颈外静脉的属支静脉参与回流，锁骨上区神经的分支支配表面皮肤。以TCA颈段皮支为蒂的穿支皮瓣是颈胸皮瓣中最早应用的穿支皮瓣，可以用普通带蒂移植或岛状瓣移植等方式修复面颈部缺损。根据Taylor的血管区域理论，相邻的血管区域不需要显微吻合即可相互灌注而使组织成活。据马显杰等的相关研究，TCA颈段皮支皮瓣面积可达20cm×18cm，适用于面部较大范围的瘢痕整复。TCA颈段皮支皮瓣转移的旋转角度大，可以方便地覆盖面部创面，因此适合作为带蒂皮瓣或岛状皮瓣应用。

四、专家点评

TCA颈段皮支血管管径较细，其动脉外径约1.1mm，且向深处走行，血管分离和吻合均有一定的难度。如果能够熟练掌握皮瓣游离移植技术，可以减少二次断蒂和蒂部处理的过程，也可作为一种选择。依据修复重建由简至繁的原则，优先选择TCA颈段皮支扩张皮瓣的带蒂移植，游离移植不作为常规选项。胸部大范围切取皮瓣后，常需要植皮修复，对外观影响很大，且部分受术者的皮瓣仍较面部皮肤臃肿。采用预扩张的方法，虽然增加了手术次数和治疗时间，但避免了供区大范围植皮，改善了供区的外观。利用该方法，无须采用显微修薄技术，就得到了超薄皮瓣，与MLT的原则相符，如果技术经验进一步成熟，颈胸部的扩张皮瓣有希望成为全面部修复的重要手段。

主要参考文献

[1] Hyakusoku H, Gao JH, Pennington DG, et al. The microvascular augmented subdermal vascular network (ma-SVN) flap: its variations and recent development in using intercostal perforators[J]. Br J Plast Surg, 2002 Jul, 55(5):402-411.

[2] Li Q, Zan T, Gu B, et al. Face resurfacing using a cervicothoracic skin flap prefabricated by lateral thigh fascial flap and tissue expander[J]. Microsurgery, 2009, 29(7):515-523.

[3] Weiglein AH, Moriggl B, Schalk C, et al. Arteries in the posterior cervical triangle in man[J]. Clin Anat, 2005 Nov, 18(8):553-557.

[4] Chin T, Ogawa R, Murakami M, et al. An anatomical study and clinical cases of 'super-thin flaps' with transverse cervical perforator[J]. Br J Plast Surg, 2005 Jun, 58(4):550-555.

[5] 马显杰，鲁开化，艾玉峰，等. 颈胸部多源供血皮瓣的解剖及临床应用[J]. 中华外科杂志，1995, 33(1):57-59.

[6] Kimura N. A microdissected thin tensor fasciae latae perforator flap[J]. Plast Reconstr Surg, 2002 Jan, 109(1):69-77.

病例18 木 村 病

一、基本资料

患者男，45岁。主诉：双侧颈部包块8年余，左颈部包块术后再发3个月。患者8年前无明显诱因下双侧颈部出现对称性包块，如鸡蛋大小，表面皮肤呈棕褐色，无破溃，当时至当地医院就诊，诊断为“腮腺淋巴结肿大”，给予手术切除治疗。后双侧颈部包块间断再发，发作时患者自服头孢等药物治疗。3个月前患者发现左侧颈部包块再发，约4cm×5cm大小，表面皮肤呈棕褐色，无破溃，有轻微触痛，口服头孢治疗无明显好转，先为求进一步诊治，门诊拟“头面部包块”收住我科。患者一般状况良好，生命体征平稳，精神心理状态稳定，无既往基础疾病。

专科检查（图 18-1）：左侧颈部包块约 4cm × 5cm 大小，表面皮肤呈棕褐色，无破溃。

入院后完善各项辅助检查，鼻咽部平扫 + 增强 CT：①左侧后颈部皮下软组织肿块，两侧颈部及左侧锁骨上窝多发肿大淋巴结，两侧腮腺结节状高密度。②鼻咽两侧顶后壁增厚。③两侧筛窦少量炎症。血常规：嗜酸性粒细胞比率 50.3% ↑（0.4% ～ 0.8%），嗜酸性粒细胞计数 4.78×10^9/L ↑ [（0.02 ～ 0.52）$\times 10^9$/L]。

入院诊断：头面部包块（左侧）。

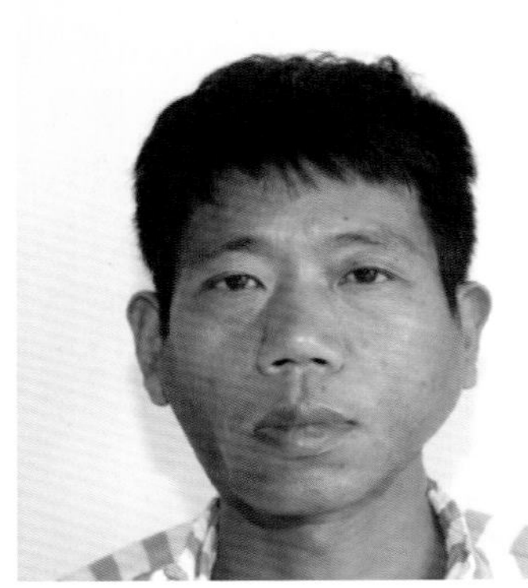
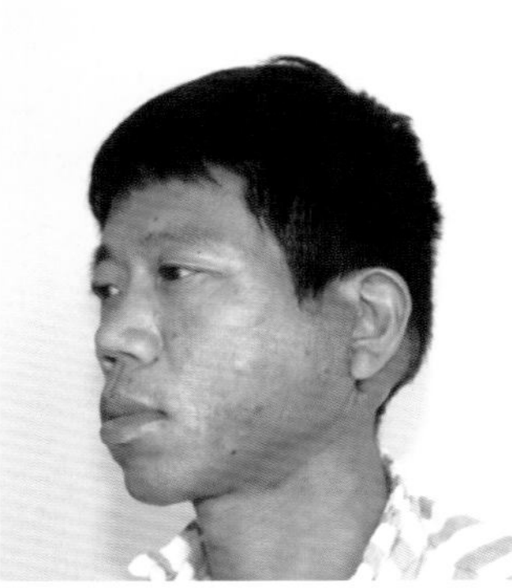
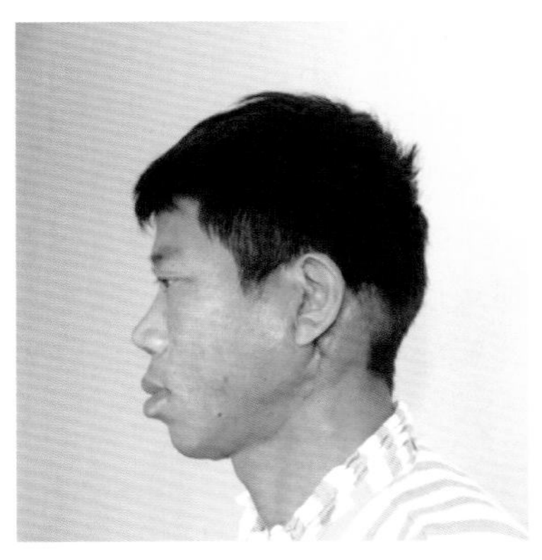

图 18-1　患者术前面部包块正、侧位图

二、诊疗经过

入院后完善相关术前检查，未见明显手术禁忌证。本例患者鉴别诊断：①淋巴瘤：主要表现为无痛性淋巴结肿大，肝脾大，全身各组织器官均可受累，伴发热、盗汗、消瘦、瘙痒等全身症状。根据患者病史及症状暂不考虑该病。②嗜酸性肉芽肿：主要表现为头、颈、额、面部等部位的皮下组织或淋巴结无痛性进行性增大，可伴或不伴全身症状，需要结合相关检查确诊。

结合患者情况，制订手术方案如下：巨大体表肿瘤切除修复术。手术及治疗简要过程如下。

巨大体表肿瘤切除修复术。美兰标记耳前及耳后面部肿块范围（图 18-2）；切开皮肤及皮下组织，见肿块位于皮下组织深层，未见明显包膜，质硬，形状不规则，质如淋巴滤泡样，与周围组织关系密切（图 18-3），遂行减瘤术（图 18-4）。肿物切除深度至肌肉深筋膜浅层。切除肿物送病理检查。创面彻底冲洗止血，用 4-0 薇乔缝合皮下关闭无效腔，放置引流管 1 根，耳前切口用 5-0 普里灵间断缝合皮肤，耳后切口用 3-0 薇乔间断缝合皮肤（图 18-5）。

患者术后生命体征平稳，定期换药，伤口渗出及切口恢复情况良好（图 18-6）。

术后病理示：免疫组化：$CD3^+$（+），CD20（++），CD79a（++），Ki-67（生发中心 +），Bc1-2（-），CD10（+），CyclinD1（-），CD43（+），CD5（+），Bcl-6（+），CD23、CD21（显示滤泡树突网）。

术后复查血常规：嗜酸性粒细胞比率 47.5 ↑，嗜酸性粒细胞计数 5.61×10^9/L↑。患者组织病理结果不能除外木村病，结合患者血常规嗜酸性粒细胞高，故修正诊断木村病。

患者出院后于专科行糖皮质激素治疗，辅助小剂量放疗。

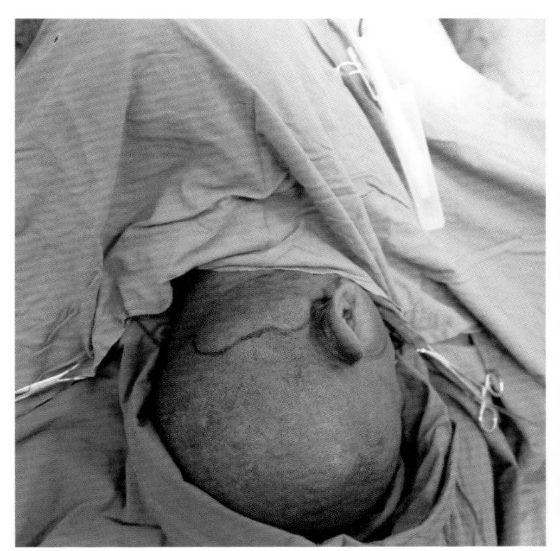
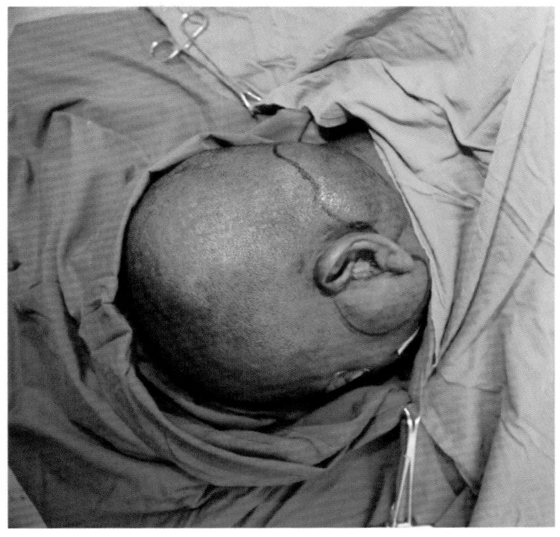

图 18-2　患者术中标记肿块切除范围

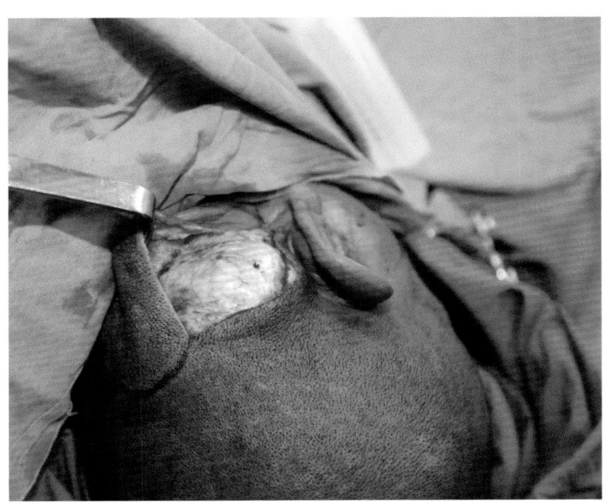

图 18-3　术中肿块位于皮下组织深层，未见明显包膜，质硬，形状不规则，质如淋巴滤泡样，与周围组织关系密切

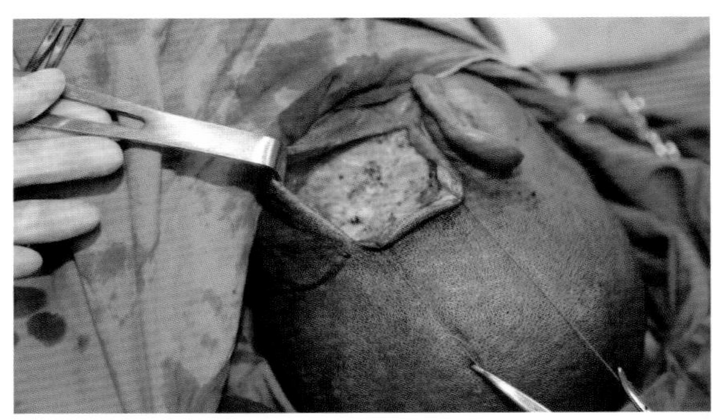
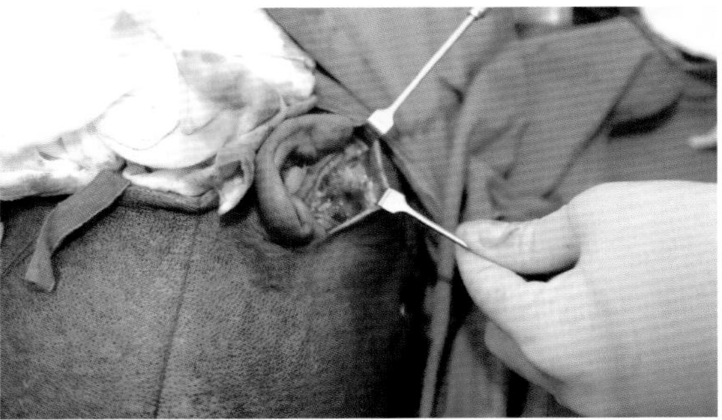

图 18-4　耳前及耳后肿块切除术后基底创面

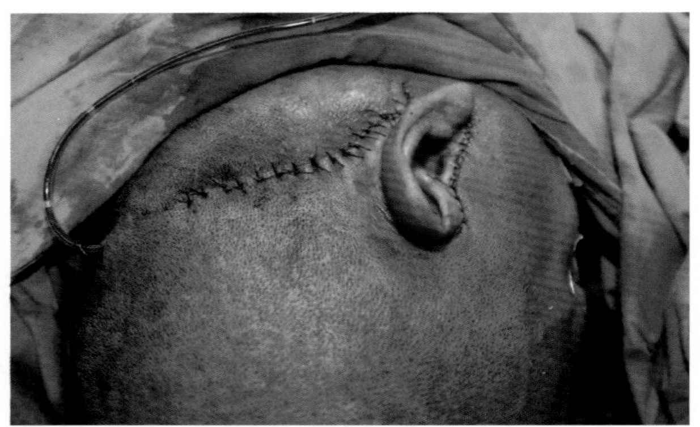

图 18-5　切口皮肤缝合后外观，放置一根引流管

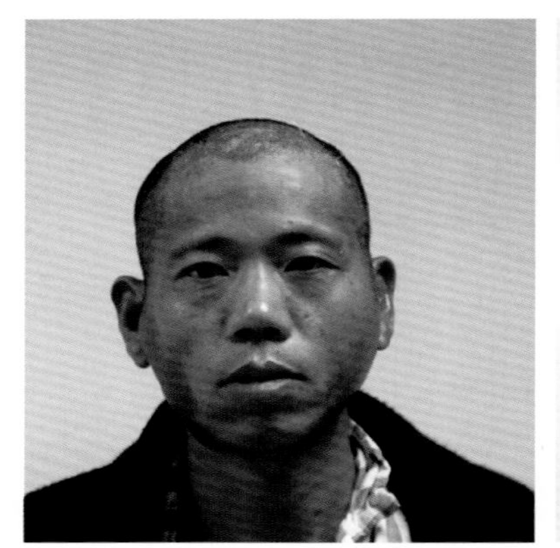

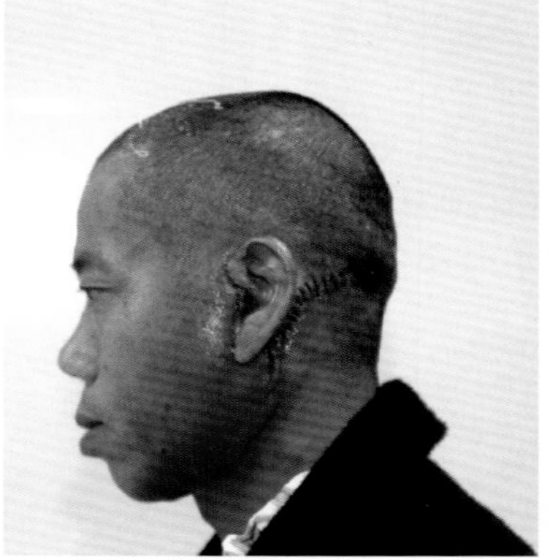

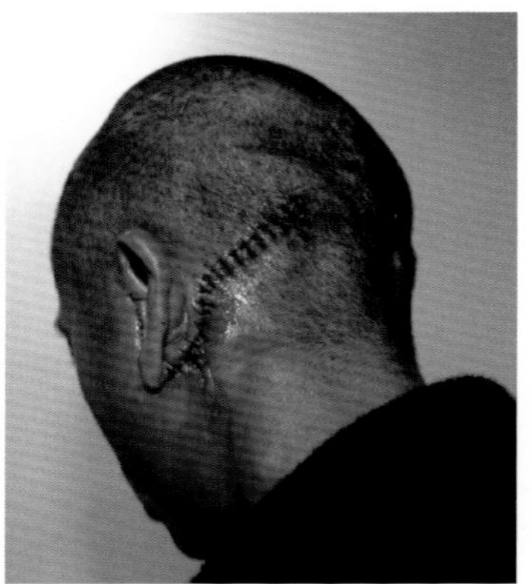

图 18-6　患者术后头面部切口正、侧位图

三、临床讨论

1. *木村病的诊断*　木村病（Kimura' s disease，KD）又称为嗜酸性粒细胞增生性淋巴肉芽肿（eosinophilic hyperplastic lymphogranuloma），是一种罕见慢性炎症性疾病。木村病在亚洲血统的年轻男性中更为普遍。病变大多数表现为进行性、无痛性增大的包块，直径 1 ～ 20cm，界限不清，与周围组织粘连，病变处皮肤可有瘙痒和色素沉着，多位于头颈部皮下软组织内。病理表现主要为淋巴滤泡和血管内皮细胞的异常增生，外周血嗜酸性粒细胞增多和 IgE 水平升高，病变组织大量嗜酸性粒细胞浸润。尚无统一的诊断标准，诊断主要依据组织病理检查。

以下表现应首先考虑 Kimura 病：①中青年男性，头颈部慢性无痛性肿大；②局部淋巴结肿大；③血嗜酸性粒细胞、IgE 水平升高。多年来，在木村病和伴有嗜酸性粒细胞增多的血管淋巴样增生（ALHE）之间存在着相当大的混淆。

2. *木村病的治疗*　目前该病的治疗首选方案仍未统一，此病的治疗目的应当是在防止复发及后遗症形成的基础上兼顾美观及正常的功能，针对不同病变范围手术切除、放化疗、药物治疗或互相结合是目前的一线治疗方法。但在笔者看来，手术切除仍是局部病灶首选的治疗方法，即使有研究发现切除后复发仍有较大可能。类固醇对疾病进展有良好的影响，然而类固醇的戒断往往会导致复发。此外放疗可用于类固醇药物治疗效果欠佳或无效的情况。

3. *木村病的预后*　该病属于良性病变，但有较高复发率。通过外周血嗜酸性粒细胞水平或细胞因子表达情况监测木村病预后和复发将成为以后研究的重点。

四、专家点评

木村病术前诊断较为复杂，易误诊漏诊，本例患者曾有过诊断为“腮腺淋巴结肿大”的病史。因此，在临床中遇到此类患者，应该结合响应的临床表现、血液检查结果、影像学证据及病理学证据给出准确诊断。即便木村病有较高的复发率，且很少能够达到自发性消退的情况，对于整形外科医师，如何将头颈颌面部肿物在低并发症的基础上最大限度的修复患者正常外观是最应该明确的治疗方向。回顾当前对于木村病的研究，应当以手术为主，辅以激素治疗及放射治疗的综合治疗方式为患者提供理想和安全的整体治疗方案。

主要参考文献

[1] 王喜中，王智明．木村病的临床研究进展 [J]. 现代肿瘤医学，2019, 27(16): 2973-2976.

[2] 杨珂．木村病的临床研究进展 [J]. 辽宁医学院学报，2012, 33(2): 179-181.

[3] Dhingra H, Nagpal R, Baliyan A, Alva SR. Kimura disease: case report and brief review of literature[J]. Med Pharm Rep, 2019, 92(2): 195-199.

[4] Meningaud JP, Pitak-Arnnop P, Fouret P, et al. Kimura's disease of the parotid region: report of 2 cases and review of the literature[J]. J Oral Maxillofac Surg, 2007, 65(1): 134-140.

[5] Sun QF, Xu DZ, Pan SH, et al. Kimura disease: review of the literature[J]. Internal Medicine Journal, 2010, 38: 668-672.

病例 19　头皮撕脱伤吻合一条动脉和一条静脉再植成活一例

一、基本资料

患者女，51 岁。头发被机器卷入致头皮完全撕脱，面积 43cm × 36cm。顶部颅骨外露大小 16cm × 18cm，无骨膜，帽状腱膜完全撕脱，双耳大部离断（图 19-1）。

二、诊疗经过

患者血压为 98/63mmHg，血红蛋白 89g/L。伤后离体组织未做任何保存措施。

手术情况：清创，清洗伤口及撕脱头皮，去除毛发及污物（图 19-2、图 19-3）。探查血管因撕脱损毁严重。仅找出一条左侧颞浅静脉吻合，右侧也仅找出一条颞浅动脉，但缺损约 4cm 长，取右足背浅静脉搭桥，吻合后用筋膜瓣覆盖血管（图 19-4）。通血时间 8h。吻合血管后观察头皮血供良好，将撕脱头皮与下面组织缝合固定，顶部颅骨外露部位不易固定，放置 4 个负压引流既能起到固定作用也能压迫止血（图 19-5）。术后颈部制动，抗凝抗炎治疗。术后 2 周，右侧颞顶部血供良好，左侧颞部欠佳（图 19-6）。枕部 20cm × 4cm 条状坏死，3 周时扩创植皮，完全成活，术后 6 周出院（图 19-7）。

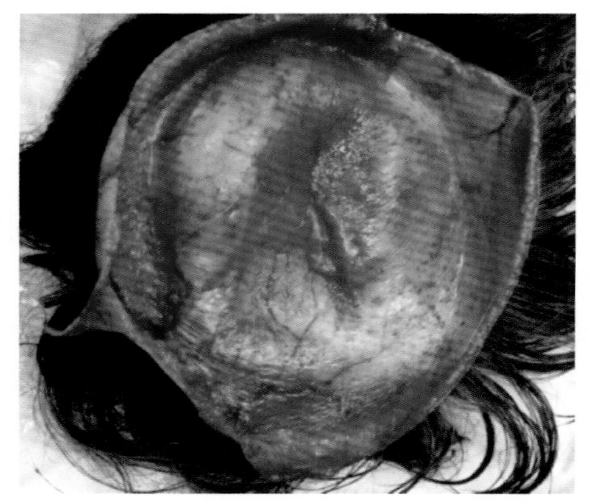
图 19-1　术前撕脱头皮

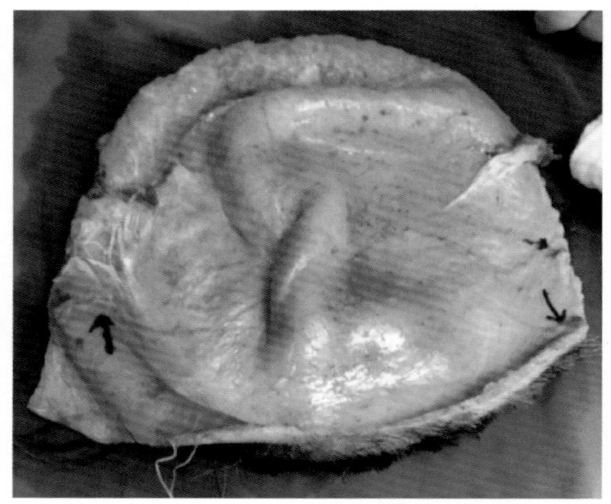
图 19-2　术前撕脱组织清创后

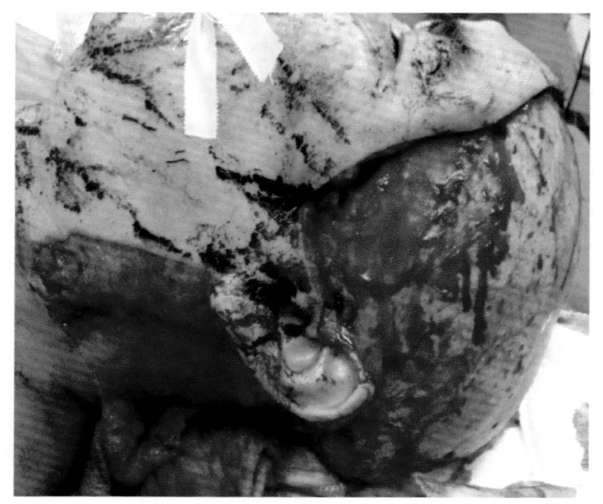
图 19-3　术前创面

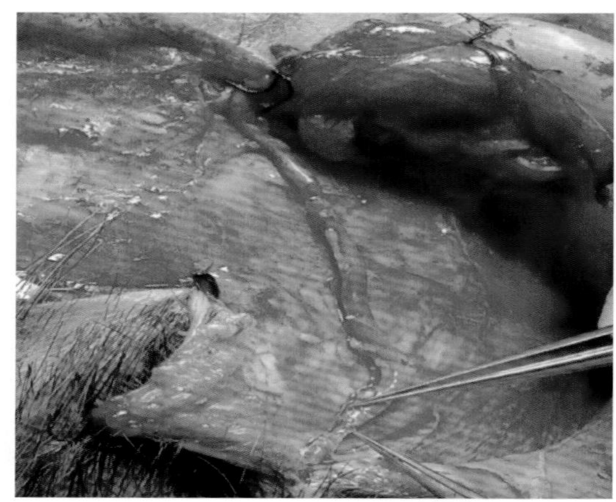
图 19-4　术中取足背静脉搭桥吻合颞浅动脉

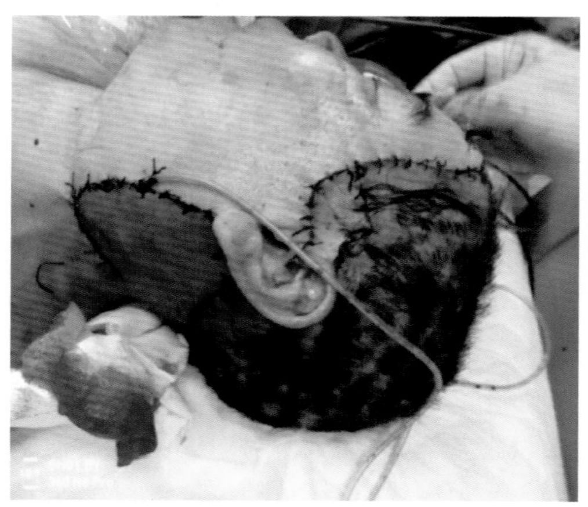
图 19-5　术后即刻

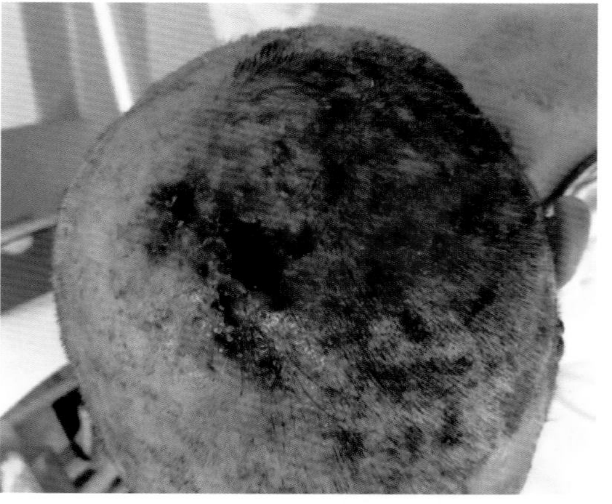
图 19-6　术后 11d，未吻合颞动脉侧灌注不足

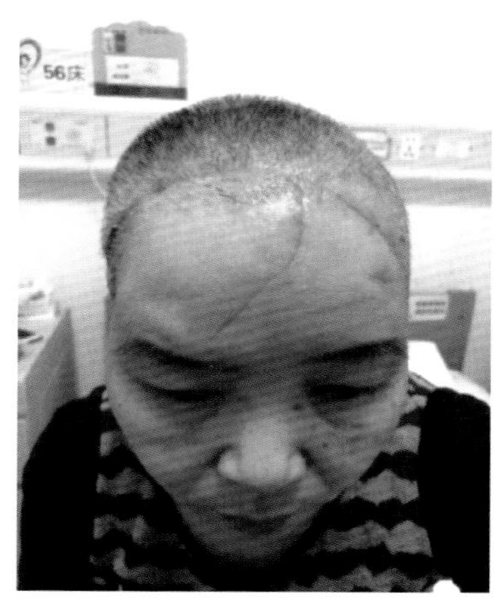
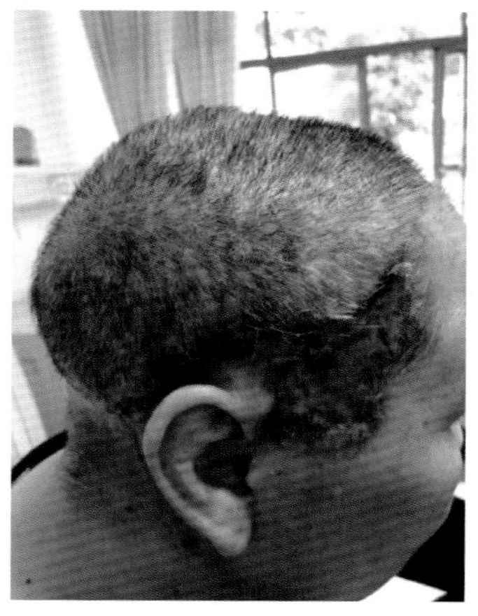
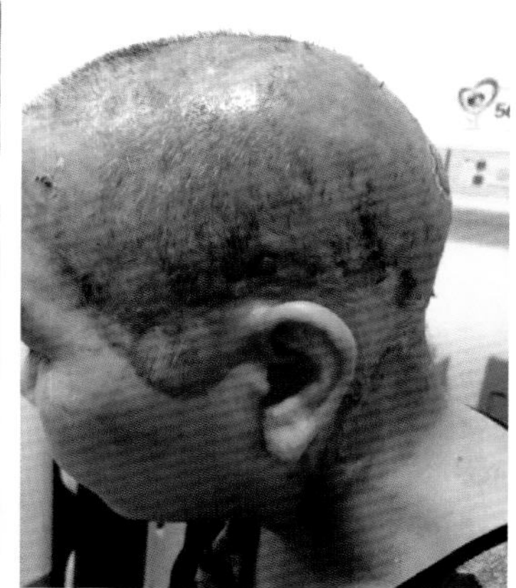

图 19-7　术后 43d 正、侧位

三、临床讨论

1. 颞浅动脉由颈外动脉发出，并在颞弓上方 2cm 处分为额支和顶支，其主干及分支走行在颞浅筋膜及帽状腱膜与皮下组织之间，颞浅静脉与同名动脉伴行，且多为 1 支。由于头皮血管如颞浅动脉、眶上动脉、耳后动脉及枕动脉相互之间形成了广泛的吻合。吻合 1 条颞浅动脉也足以营养全头皮。但学者往往至少吻合 2 条动脉及 4 条静脉。但由于此患者撕脱严重，只吻合了一条动脉和一条静脉，动脉还桥接了一段，但手术后获得良好效果。最主要的原因是撕脱组织包含了完整的帽状腱膜和骨膜，血管网最大限度保留，此特殊病例为将来保留完整帽状腱膜的撕脱伤患者提供了一个选择。我科收治的另外两名患者因帽状腱膜不完整，即使吻合了 4 条动脉 8 条静脉仍失败了。

2. 止血及固定。术中撕脱组织应该在通上静脉后找到出血点止血。如果头皮完全撕脱，尽可能与下面组织缝合固定，负压吸引也起到一定的固定作用，术后制动。有专家用 Halo-vest 头环固定，有较好的效果。

四、专家点评

如果包含完整帽状腱膜，即使只吻合 1 条动脉和 1 条静脉也可以存活；如撕脱层次位于皮下，主干血管走行于皮下组织层内，血管网毁损严重，吻合多条血管再植后也不容易成活，所以还是修薄回植更合适。

主要参考文献

[1]　陈鑫，祝海峰，马光义，等 . 全头皮撕脱离断伤再植成活一例 . 中华显微外科杂志，2018, 41(4):408-409.

[2]　周广良，巨积辉，蒋国栋，等 . 全头皮撕脱再植完全成活一例 . 中华整形外科杂志，2016, 32(1):70-71.

[3]　林涧，吴立志，郭宇华，等 .Halo-vest 头环在全头皮撕脱伤再植术中的应用 . 中华整形外科杂志，2015, 31(6):403-406.

病例 20　颞浅血管筋膜蒂跨供区长头皮瓣转位修复枕顶部头皮癌切除后缺损一例

一、基本资料

患者男，52 岁，头皮肿物伴瘙痒、渗液 8 个月余，于 2019 年 4 月 8 日入院。出生后被发现头枕顶部有色素痣，到成年后增大到银元大小，无不适。4 年前，头皮色素痣出现瘙痒，抓挠后减轻，未予以重视。于 2018 年 08 月起色素痣渐增大呈菜花样。近 1 个月，因抓破后出血、渗液，伴有恶臭，来我院要求手术治疗，门诊以“头皮鳞状细胞癌”收住入院。入院时无低热，亦无体重减轻。检查：头枕顶部有 5.5cm × 5.0cm × 3.0cm 淡红色菜花样肿物，表面有散在溃烂、渗出、结痂，伴恶臭。触之质韧，基底边界尚清，较固定（图 20-1）。耳后、枕部、颌下、颈部均未触及明显肿大淋巴结。

入院诊断：头皮鳞状细胞癌。入院后查血、尿、粪常规、血生化无明显异常。

头颅 CT 平扫：枕顶部颅骨外皮下见软组织密度影，直径 4cm，边界欠规则，内有钙化。骨窗示颅骨未见明显溶骨性骨质破坏征象。创面细菌培养：铜绿假单胞杆菌阳性，菌量 +++；无枝酸杆菌阳性 +++。术前 1d，用便携式多普勒超声仪探查颞浅动脉血管及其顶支走行，予以标记；在耳上缘扎 1 根橡皮止血带，待回流的颞浅静脉血管充盈扩张后予以描绘，发现伴行的颞浅静脉与颞浅动脉有一定距离。在排除手术禁忌后。

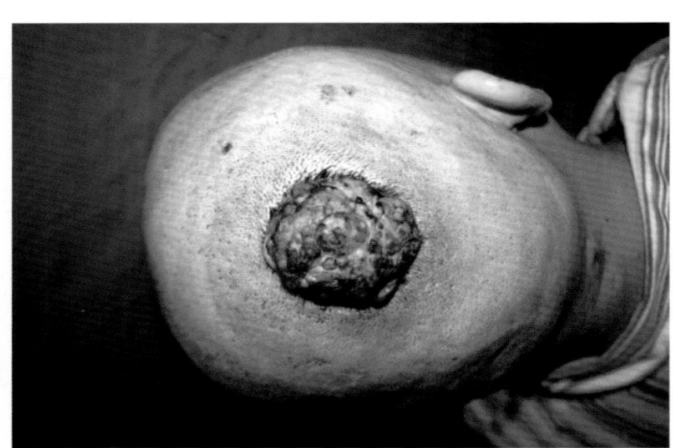

图 20-1　头枕顶部鳞状细胞癌

二、诊疗经过

2019 年 4 月 10 日在全麻下行头皮肿瘤切除 + 右颞浅血管筋膜蒂头皮瓣转位 + 中厚皮片移植术。按术前设计，自枕顶部头皮肿瘤基底边界向外扩大 1.5cm 切开头皮，于颅骨外膜或颅骨表面将肿瘤完整切除，形成 7.0cm × 6.5cm 创面，其中央有 4.0cm × 3.0cm 颅骨外露，表面光滑、颜色正常，无颅骨侵犯表现。切除肿瘤作方位标记后送快速病理检查，报告为头皮高分化鳞状细胞癌，切缘及底部未见癌细胞。以耳屏前、颧弓上缘用手指摸到的右颞浅动脉搏动点为旋转点，自该点到拟肿瘤切除后缺损的最远边界为轴，向头顶旋转，在其远端标记出 8.0cm × 9.0cm 椭圆形头皮瓣，皮瓣近侧缘到旋转点之间为扇形颞浅筋膜瓣，包含有颞浅动脉及其顶支及回流的颞浅静脉，在其上画出 S 形切口线。先于右颞部，沿 S 形切口线切开皮肤，在皮下脂肪和颞浅筋膜之间向两侧剥离皮肤，显露颞浅筋膜，在触摸到其内的颞浅动脉搏动后，切开扇形筋膜蒂的两侧。再于头顶部，切开头皮瓣的远端及两侧，在帽状腱膜下疏松组织层，自顶部的颅骨外膜和颞部的颞深筋膜表面逆行掀起头皮瓣及颞浅筋膜蒂到颧弓上缘 1cm，形成右颞浅动、静脉筋膜蒂岛状头皮瓣（图 20-2）。在头皮瓣供区与肿瘤切除后的缺损区之间的头皮下作隧道，将右颞浅血管筋膜蒂岛状头皮瓣转位经隧道引入头皮肿瘤切除后的创面，将其修复。然后将翻开的右颞部皮肤复位，在右颞部皮下及枕顶部头皮瓣下留置半乳胶管引流后，间断缝合切口。枕顶部供瓣区创面移植取自右大腿前外侧的薄中厚皮片（图 20-3），打包固定加压，外置无菌纱布包扎。术后头偏向左侧，给予营养支持、应用抗生素防治感染，观察生命体征、皮瓣肿胀程度、颜色、毛细血管反应及手术切口渗出情况。

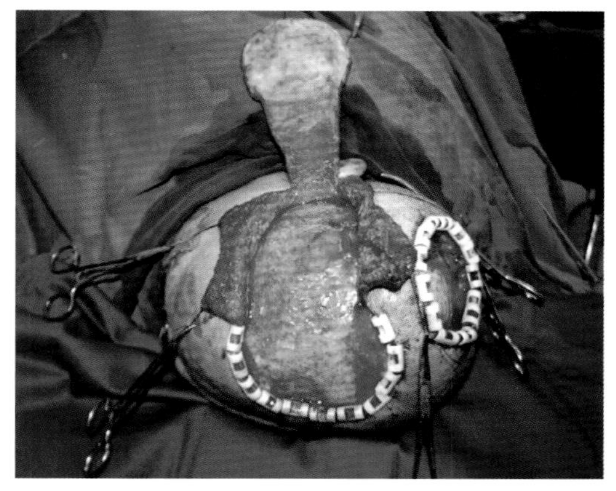

图 20-2　头皮癌切除后创面及颞浅血管筋膜蒂岛状头皮瓣形成

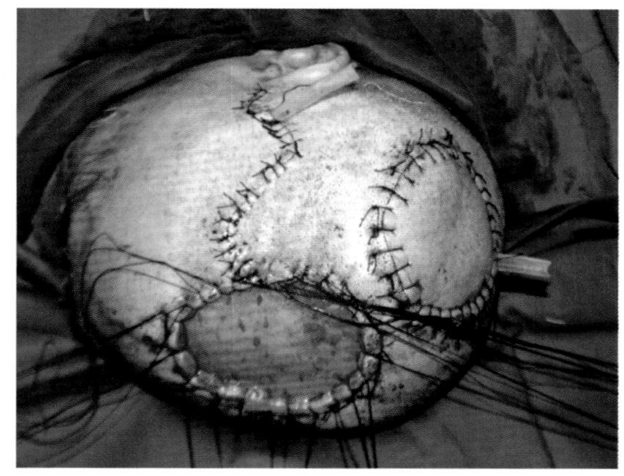

图 20-3　颞浅血管筋膜蒂岛状头皮瓣转位修复枕顶部创面及供瓣区植皮

术后第 1 天，患者头部包扎敷料渗出较多，枕顶部转移头皮瓣明显肿胀，远端 1/2 出现静脉淤血呈暗红色，于头皮瓣下用 20ml 注射器抽出积血 15ml。术后第 2、3 天，皮瓣肿胀加重，分别经引流管引出血性液 115ml、104ml。针刺头皮瓣远端 1/2 放出部分淤血。此后，随着皮瓣与创周血运的逐步建立，于术后第 5 天皮瓣淤血消退、肿胀减轻。术后第 9 天，切口愈合予以拆线。术后 3 个月随访，头枕顶部转移头皮瓣及头顶部供瓣区移植皮片存活好。术后 6 个月头皮肿瘤无复发，头顶部供瓣区植皮后无头发，采用头皮扩张术修复（图 20-4）。

三、临床讨论

1. *枕顶部颅骨外露头皮缺损的修复*　本例头皮鳞状细胞癌扩大切除后形成 7.0cm × 6.5cm 创面，其中央颅骨外露面积达 4.0cm × 3.0cm，修复难度较大。该创面位于右枕顶部，因颅骨外露无法采用皮片移植的方法修复；局部旋转皮瓣亦难一次修复如此大的缺损；而颅骨钻孔等待肉芽形成的方法耗时费力；单侧颞浅血管筋膜蒂头皮瓣常用来修复同侧的头

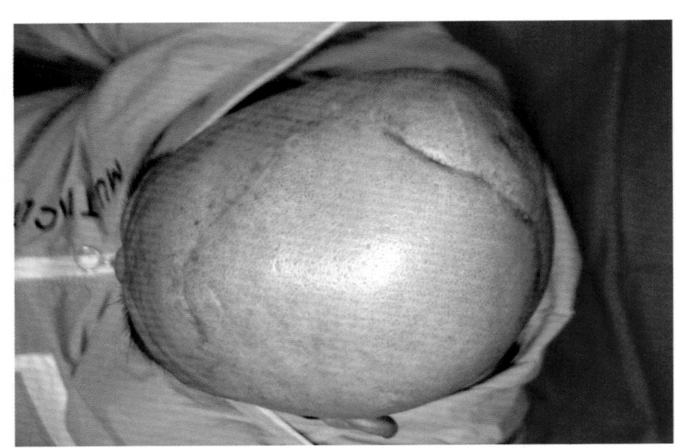

图 20-4　术后 6 个月，头顶部供瓣区植皮后无头发经头皮扩张术修复

皮缺损；扩张的颞浅血管蒂头皮瓣可增加头皮瓣的长度被用来修复面部大面积皮肤病变及缺损或做眉再造。但本例为恶性肿瘤，已超过正中线，又不容行头皮扩张，根据创面的大小和位置我们设计了以单侧颞浅血管筋膜为蒂的跨中线的头顶部头皮瓣完成了创面的修复。

2. *跨供区长头皮瓣的解剖基础*　头部筋膜皮肤血供主要来自两侧颈外动脉的终末分支：颞浅动脉、耳后动脉，枕动脉及眼动脉的分支：眶上动脉、滑车上动脉，各轴心血管之间吻合丰富，但吻合点在整个头皮并非均匀分布。两侧同名动脉之间的吻合点多集中在矢状正中线中 1/3 段的左右。颞浅动脉与同侧枕动脉之间的吻合点以顶结节最为密集。因此，跨区设计切取颞浅筋膜蒂长头皮瓣时应尽可能多的包含吻合点，以保证皮瓣超过其本身血供部分的安全。通常颞浅血管筋膜蒂头皮瓣用来修复同侧头皮缺损，因不超过正中线是安全的。但此例患者创面已超过中线，需要有足够长度的头皮瓣才能修复，其头皮瓣远端 1/2 已跨过正中线，属于跨供区的长头皮瓣。虽然，头皮瓣包含了两侧颞浅动脉之间的密集吻合点，保证了皮瓣的动脉供血，但早期皮瓣远端跨供区部分的静脉回流不畅、出现淤血，应密切观察皮瓣的颜色，毛细血管反应，必要时采取针刺放血的方法来处理皮瓣静脉危象。术后皮瓣下充分引流及采取左侧卧位防止皮瓣蒂部受压，对于减轻皮瓣肿胀亦有帮组。待转移的头皮瓣与受瓣区创面建立良好的静脉回流后肿胀随之消退。

四、专家点评

颞顶部筋膜的结构与血供特点：颞、顶部两个区域软组织层次不完全相同。颞部的颞浅筋膜位于颞部皮下脂肪的深面，相当于身体其他部位的深筋膜，厚 2mm 左右，面积约 12cm × 14cm，与顶部的帽状腱膜相连续。颞浅动脉及其顶支先走行于颞浅筋膜内，后在颞上线上方逐渐浅出，走行于帽状腱膜与皮下组织之间，沿途发出很多分支至颞浅筋膜和帽状腱膜，并在其表面形成粗大的动脉吻合网，由动脉网发出升、降二支，前者进入浅面的浅筋膜和皮肤，形成浅层筋膜血管网，而后者进入深面的颞浅筋膜和帽状腱膜形成深浅层筋膜血管网。多数情况下颞浅筋膜瓣主要通过与动脉伴行的颞浅静脉回流，但颞浅静脉细小，并且与颞浅动脉有一定距离。这也是岛状头皮瓣不用单纯的颞浅动、静脉蒂而应采用包含颞浅动、静脉在内的颞浅筋膜蒂的原因。

术前需用超声探测仪探查颞浅动脉及其分支走行；在耳上缘止血带下标出充盈扩张的颞浅静脉。设计颞浅筋膜蒂岛状头皮瓣时应将颞浅动、静脉包含在内，以防血管变异时影响头皮瓣的成活。

术中解剖颞浅血管筋膜蒂时应在头皮毛囊与颞浅筋膜之间进行，以免过浅损伤毛囊；过深损伤颞浅筋膜层的颞浅动、静脉和血管网。

主要参考文献

[1] 于海生，陆思锭，覃朝，等．颞浅血管蒂头皮扩张皮瓣修复面部大面积皮肤病变及缺损 [J]. 中华整形外科杂志，2019，035(001):45-48.

[2] 万睿，庞星原，谢卫国．扩张颞浅动脉轴型岛状皮瓣修复烧伤患者眉缺损的效果 [J]. 中华烧伤杂志，2018，034(005):290-292.

病例 21　项枕部缺损斜方肌肌皮瓣修复术

一、基本资料

患者男，51 岁。主诉：发现头部肿物 20 余年，复发 3 个月。患者 20 余年前无明显诱因发现头肿物，中心凸起，大小约 1cm × 1cm，呈暗青色，无压痛、瘙痒，未予以重视。肿物随时间逐渐增大，后至当地医院切除，病理提示纤维肉瘤，后肿块多次复发，均给予手术切除，病理结果同前。3 个月前患者头部肿块再次复发，现肿块增大分别约 2cm × 2cm、2cm × 3cm 大小，瘙痒明显，无破溃感染。患者一般状况良好，生命体征平稳，精神心理状态稳定，既往糖尿病 20 年，胰岛素治疗效果尚可。

专科查体（图 21-1）：枕部原术区可见两肿块，大小约 2cm × 2cm，表面呈暗红色，中心凸起，无压痛、瘙痒，质软，活动度差，顶部有破溃，可见血液渗出。

入院诊断：枕部纤维肉瘤。

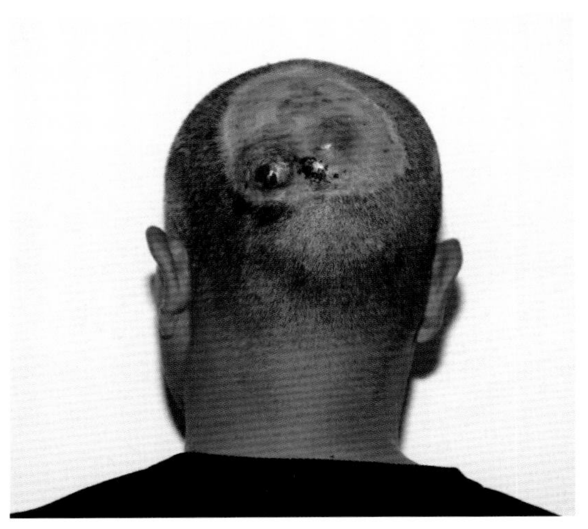

图 21-1　患者入院时枕部两包块外观

二、诊疗经过

入院后完善相关术前检查，未见明显手术禁忌证。PET-CT 检查未见明显转移征象。

本例患者鉴别诊断：①血管瘤：可呈搏动样，按压可褪色，需病理鉴别。②脂肪瘤：多为脂肪增生，活动性好，病史明确可排除。

结合患者为中年男子，制订手术方案如下：皮肤肿瘤切除术 + 斜方肌肌皮瓣修复术 + 自体皮片切取移植术。手术及治疗简要过程如下。

皮肤肿瘤切除术 + 斜方肌肌皮瓣修复术 + 自体皮片切取移植术。

1. *皮肤肿瘤切除术* 亚甲蓝标记手术扩大切除范围，以包块外缘 2cm 为界限（图 21-2）。肿胀液（100ml 生理盐水内含 1mg 1 ∶ 100 000 去甲肾上腺素）充分肿胀手术区及边缘内头皮全层，连同颅骨骨膜，完整切除头部病灶组织，分别切取上下左右基底缘组织，送检术中快速病理。病理提示：切缘未见明显癌变证据。

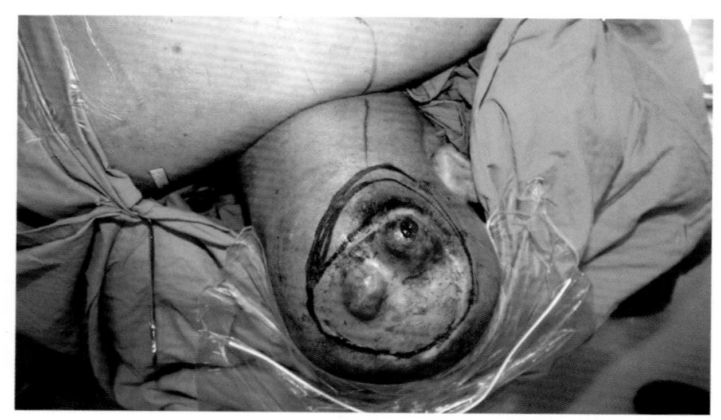

图 21-2 设计枕部包块切缘边距 2cm

2. *斜方肌肌皮瓣修复术* 根据头部创面大小设计斜方肌肌皮瓣略大 1cm 左右，约 15cm × 12cm（图 21-3），由远端向近端逐渐游离皮瓣，皮瓣远端及侧边贯穿全层带线将浅筋膜组织与皮肤直接缝合，以防皮下剥离，影响皮瓣的血运，游离至蒂部时小心分离，保留蒂部血供；切开皮瓣蒂部与头皮缺损区之间上皮肤组织及帽状腱膜（图 21-4），以明道旋转皮瓣覆盖缺损区域，确定旋转角度不影响远端皮瓣血供后覆盖缺损区创面，修剪多余皮瓣匹配创面，蒂部张力适中后，以 2-0 薇乔间断缝合固定皮肤全层（图 21-5）。

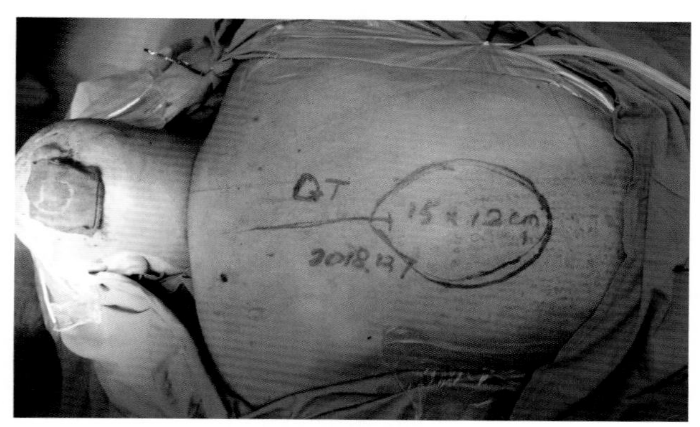

图 21-3 设计斜方肌肌皮瓣约 15cm × 12cm

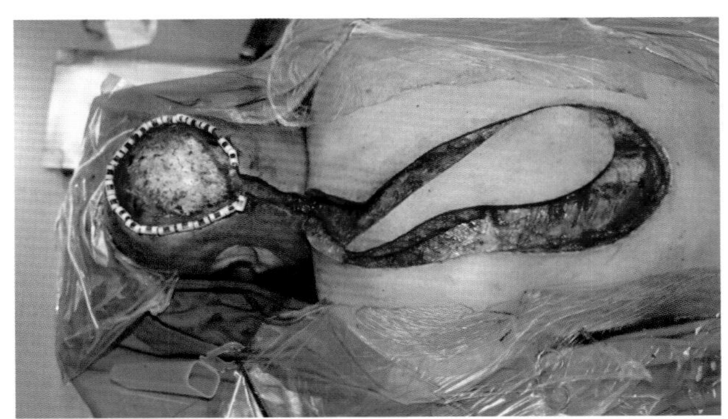

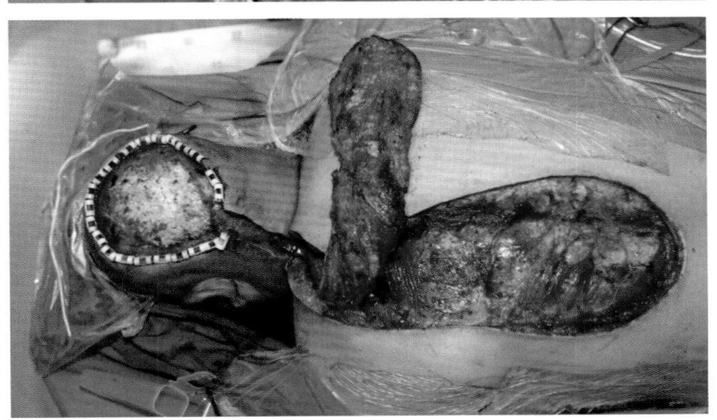

图 21-4　游离斜方肌肌皮瓣保留蒂部血供

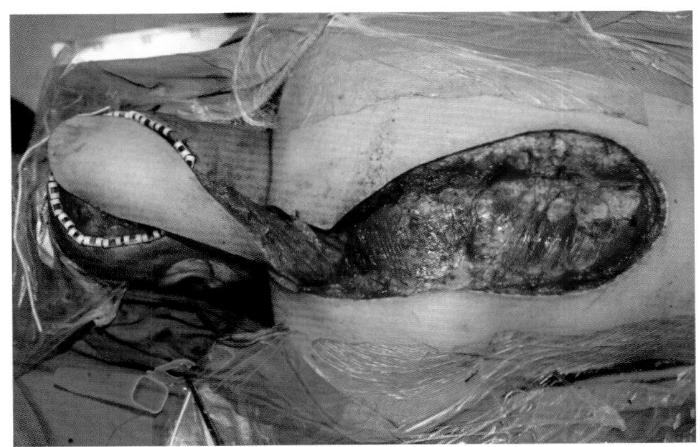

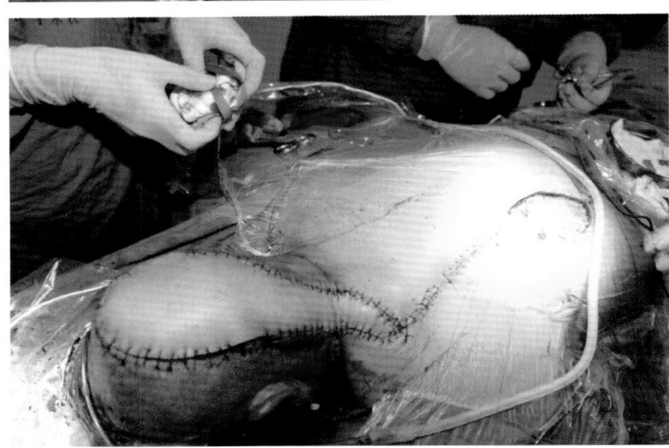

图 21-5　旋转皮瓣覆盖缺损区域，以 2-0 薇乔缝合皮肤全层

3. 自体皮片切取移植术　滚轴刀取左侧大腿后侧及内侧部分刃厚皮，制成网状皮片后移植于背部缩缝后创面（图 21-6），供皮区无菌敷料加压包扎。枕部及背部各放置 1 根负压引流管，术中出血约 2000ml，输血 1200ml。

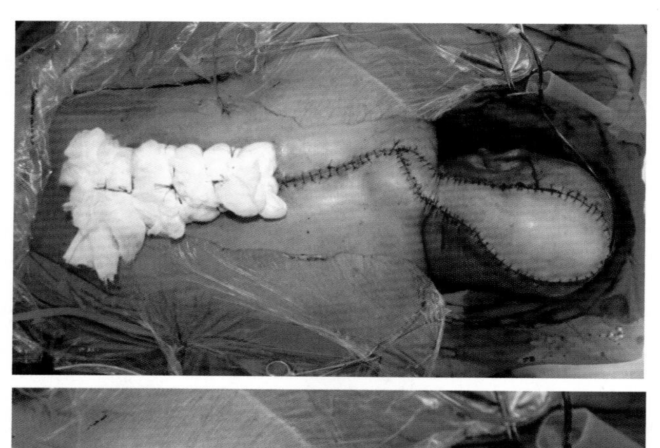

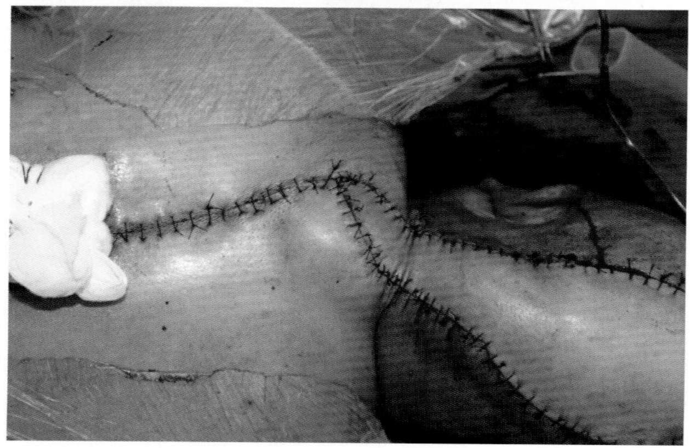

图 21-6　左侧大腿后侧及内侧部分表皮，植入后背及头颅残余创面

术后病理：结合临床病史考虑复发性纤维肉瘤，Ⅱ级，查见肿块 2 枚，大小分别为 2.5cm × 2.2cm × 1cm 和 3.5cm × 2.3cm × 1.8cm。肿瘤组织累积真皮及皮下组织。脉管内未见瘤栓。最大径 2.5cm 肉瘤组织浸润标本基底切缘；标本上、下、左、右侧切缘均未见肿瘤残留。

免疫组化：梭形细胞表达 SMA（弱 +），Desmin（－），CD34（++），S100（－），CD68（－），EMA（－），Ki-67（密集处约 20%+），STAT6（－）。

患者出院后建议肿瘤科随诊，必要时行放化疗等专科治疗。

三、临床讨论

1. 隆突性皮肤纤维肉瘤　隆突性皮肤纤维肉瘤（dermatofibrosarcoma protuberans，DFSP）是一种罕见交界低度恶性纤维组织细胞肿瘤，表现为染色体 t（17；22）（q22；q13）易位，病变多发于躯干，其次为四肢头颈部，肿瘤表现为无症状性缓慢生长，但局部切除后复发率高，多见于 20 ～ 50 岁成年人，无明显性别差异。

显微镜下病变位于真皮深层且无界限，呈蟹爪样浸润性生长，因此手术切除病理切缘需细致组织病理学评估以最大程度减少复发概率。充分切除原发灶很重要，因为复发再次切除就意味着更大的局部组织破坏性，对于复发的大型肿瘤或纤维肉瘤改变的病例，应考虑影像学检查。

头颈部肿瘤由于难以实现广泛切除，是肿瘤原发灶切除后最常复发的部位。目前临床采用的切除方式包括肿瘤局部切除、扩大切除（WLE）和 Mohs 显微外科手术切除（MMS），相比与其他两种术式，MMS 可以保留较多健康组织的同时完整切除肿瘤，复发率更低，损伤更小。本病例中，术者采用了扩大切除联合术中快速病理确认手术切除范围是否足够的方案，值得推广。化疗主要用于手术无法切除或者切除后复发患者，常用的化疗药物有伊马替尼等。放疗会导致伤口边缘纤维化、水肿或坏死，因此也不建议用于切缘为阴性等患者。

2. *斜方肌肌皮瓣*　皮瓣设计方法为棘突与肩胛骨内侧缘之间作中垂线作为中轴线，即颈横动脉浅降支体表投影。肩胛骨外上方 1.5cm 为皮瓣旋转轴心点。皮瓣远端向下可达肩胛下角下 15cm。斜方肌主要供血动脉包括颈横动脉、肩胛背动脉、枕动脉等。斜方肌受副神经的支配，上斜方肌由颈横动脉供血，下斜方肌的主要营养血管为颈横动脉浅降支及深支。因为有菱形肌和前锯肌协同作用，所以斜方肌的缺失对肩部功能影响不大。下斜方肌肌皮瓣的按照不同血管蒂设计可分为 3 类：①以颈横动脉浅降支为血管蒂；②以颈横动脉深支为血管蒂；③以颈横动脉浅降支和深支的双蒂皮瓣。

应用此类皮瓣应注意：①术前确认颈横动脉无损伤且全程血流正常；②皮瓣设计较实际范围适度增加 1cm 左右，减少皮瓣张力有利于愈合；③切取皮瓣逆行分离组织，避免损伤血管蒂；④术中选用明道转移，确保蒂部无压迫；⑤供皮区宽度小于 8cm 直接拉拢缝合，大于 8cm 中厚皮片转移，本病例中皮瓣大小为 15cm × 10cm，供瓣区选择缩缝后网状植皮，打包固定。下斜方肌肌皮瓣可切取组织面积大、皮瓣血供可靠且带蒂皮瓣转移灵活，此外该部位皮瓣较厚，质地良好，不会出现严重瘢痕挛缩。这些优点都使得下斜方肌肌皮瓣存在极大的应用价值。

四、专家点评

下斜方肌解剖变异少同．形成肌皮瓣具有血管蒂较长、供血血管较为恒定、旋转弧度大、距头颈部缺损区域距离短、易于取材且成功率高的优点。切取下部斜方肌对供区肩部的功能无显著影响，不出现肩部并发症。

斜方肌下部岛状肌皮瓣修复头颈部软组织缺损的主要合并症是皮瓣远端皮缘坏死、受区伤口裂开等。究其原因有：①皮瓣设计较小，覆盖创面时勉强缝合，过分牵拉皮瓣远端或两侧皮肤，张力大，损伤了皮下毛细血管网；②在制作皮瓣时，由于皮瓣的远端下方没有斜方肌肌肉，仅为筋膜皮瓣，血运差，容易发生血运障碍。

防治皮瓣血运不良的方法包括：①设计皮瓣时所标皮瓣范围大小较修复区要略大 0.5 ～ 1.0cm，这样缝合时不致张力太大；②在游离皮瓣时应将皮下筋膜组织与皮肤直接缝合，以防皮下剥离，影响皮瓣的血运；③受区及蒂部缝合时不能有张力，防蒂部受压；④术后亦可应用皮质激素及活血、抗凝类药物，以增强局部血运。在此病例中，对斜方肌下部岛状肌皮瓣的血供和设计的细节处理得很到位，修复效果佳。

综上，斜方肌下部岛状肌皮瓣可修复头颈部巨大软组织缺损，为头颈部外伤或肿瘤切除后软组织缺损的修复提供了一个可靠的治疗方案。

主要参考文献

[1] Noujaim J, Thway K, Fisher C, et al. Dermatofibrosarcoma protuberans: from translocation to targeted therapy[J]. Cancer Biol Med, 2015 Dec, 12(4):375-384.

[2] Acosta AE, Vélez CS. Dermatofibrosarcoma Protuberans[J]. Curr Treat Options Oncol, 2017 Aug 10, 18(9):56.

[3] Raghavan D, Ahluwalia MS, Blanke CD, et al. Textbook of uncommon cancer[M]. John Wiley & Sons, 2017.

[4] Allen A, Ahn C, Sangüeza OP. Dermatofibrosarcoma Protuberans[J]. Dermatol Clin, 2019 Oct, 37(4):483-488.

[5] Acosta AE, Santa Velez C. Dermatofibrosarcoma protuberans[J]. Current Treatment Options in Oncology, 2017 Sep 1, 18(9):56.

[6] 展望，宁金龙，汪春兰，等．下斜方肌肌皮瓣修复大面积头皮缺损颅骨外露 [J]. 中国现代医学杂志，2002, 12(8):82-83.

[7] 于红敏，宋维铭．下斜方肌肌皮瓣解剖学特点及在头面颈部缺损修复中的移植应用前景 [J]. 中国组织工程研究与临床康复，2008, 12(18):3553-3556.

[8] Haas F, Weiglein A, Schwarzl F, et al. The lower trapezius musculocutaneous flap from pedicled to free flap: anatomical basis and clinical applications based on the dorsal scapular artery[J]. Plast Reconstr Surg, 2004 May, 113(6):1580-90.

[9] 吕小星，李学拥，李跃军，等．下斜方肌肌皮瓣早期修复颈项部深度电损伤 [J]. 临床外科杂志，2010, 18(6):419-420, 前插 4.

第二部分　躯干部美容整形

病例 22　乳腺癌术后假体植入一期乳房再造术

一、基本资料

患者女，25 岁，主诉：右乳肿物 10 余年。患者 10 年前减肥后发现双侧乳房不对称，右乳较对侧肥大。患者及其家属未在意，随生长发育双侧乳房大小差距逐渐明显，于我院肿瘤外科门诊诊断为右乳肿物。鉴于患者年轻，肿物较大，肿瘤切除后乳房畸形明显，故肿物切除后术中行即刻乳房再造。完善术前检查，如血尿常规、凝血功能、血型、血糖等生化指标，肝炎、艾滋病、梅毒等传染性疾病标志物检测，心电图及胸部 X 线检查均无异常。查体：双侧乳房不等大，右乳肿物约 20cm × 20cm，质硬，活动良好，与周围组织无粘连，压痛阴性。右侧乳房体积约 1000ml，左侧乳房体积约 350ml。右乳头至锁骨中线 35cm，左乳头至锁骨中线 25cm。右乳头至胸骨切迹距离为 34cm，左乳头至胸骨切迹距离为 23.5cm。右乳头至中线距离 20cm，左乳头至中线距离 12cm。右乳晕半径为 5cm，左乳晕半径为 2cm。双侧腋窝未触及肿大浅表淋巴结（图 22-1）。辅助检查：我院乳腺彩超提示右乳肿物约 20cm × 20cm，实性低回声。入院诊断为：右乳肿物，良性可能性大。

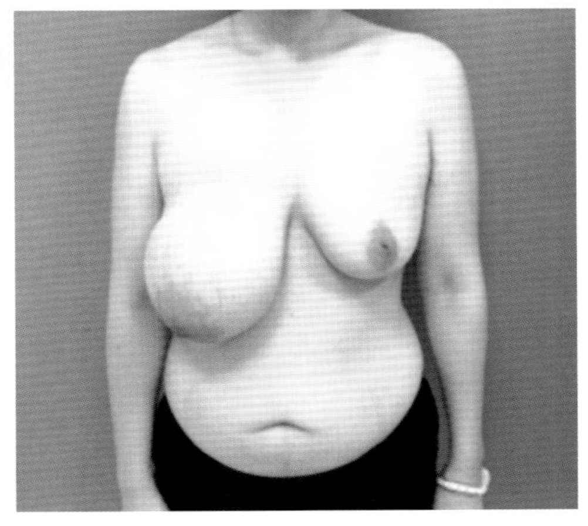

图 22-1　患者女性，25 岁，右乳纤维腺瘤

二、诊疗经过

因患者右侧乳房皮肤及软组织量充足，术前拟制订手术方案为全身麻醉下行右乳肿物切除、胸大肌后假体植入一期乳房再造术。手术操作简要过程如下：取乳头乳晕上方弧形手术切口切开至皮下，于肿物周围正常腺体内将肿物完整切除。肿物实性，大小为 20cm × 19cm，剖开为灰白色，送术中冷冻病理，病理结果回报为：纤维腺瘤（图 22-2）。肿物切除后可见松弛的皮肤及腺体。严密止血后，大量盐水冲洗创腔，于胸大肌外侧缘掀起胸大肌，分离胸肌后间隙——下至乳房下皱襞 1.5cm，内侧至胸骨中线旁 2.5cm，外至腋前线。检查假体无破裂后植入水滴形假体 315ml 一枚。于右乳房表面切除宽约 3cm 皮肤及皮下组织，将腺体向上方悬吊(图 22-3)。患者半坐位观察双侧乳房体积，基本对称(图 22-4)。缝合后留置负压引流管两枚，术区塑形加压包扎。术后 5d 拔除引流管，7d 拆除手术缝线。术后外穿塑身衣 3 个月。术后 6 个月随访双侧乳房外形基本对称，患者及其家属对再造乳房外形满意（图 2-5）。

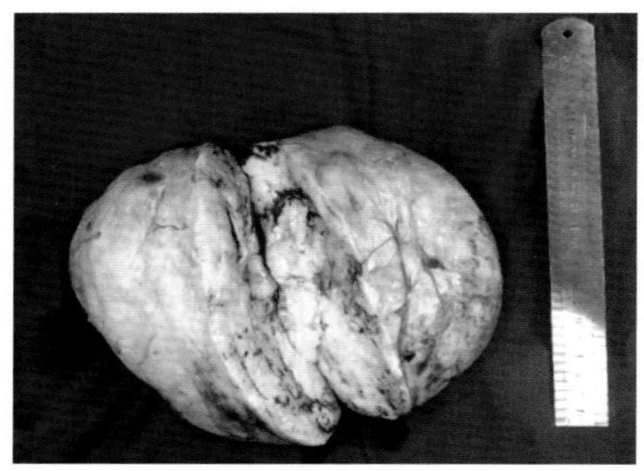

图 22-2　图为切除后剖开的瘤体，术中病理回报为纤维腺瘤

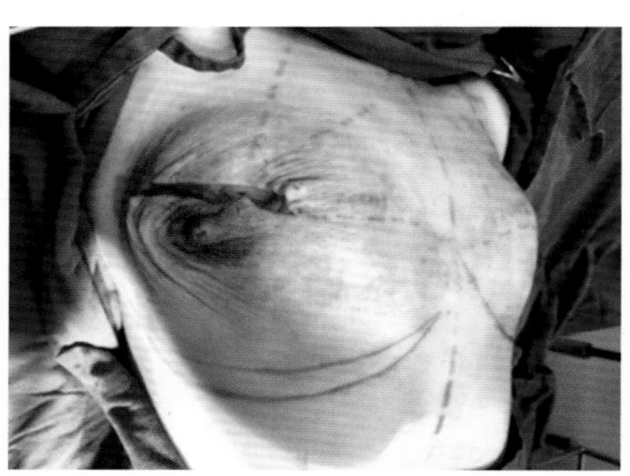

图 22-3　肿瘤切除后皮肤松弛

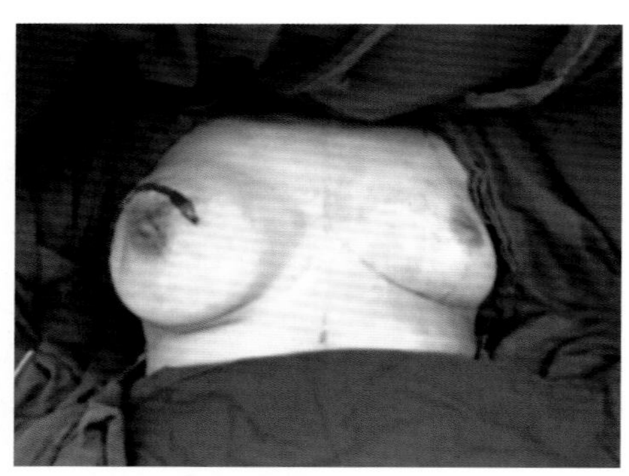

图 22-4　半坐位观察双侧乳房的对称性

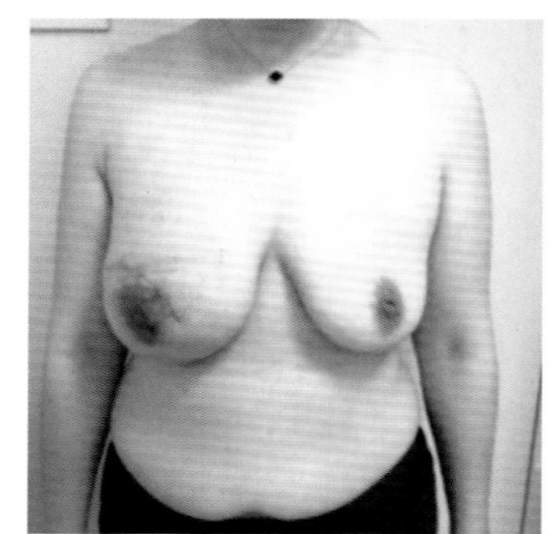

图 22-5　患者术后 6 个月复诊，切口愈合良好，外形满意

三、临床讨论

1. *乳房再造的常见方法及选择*　根据乳癌术后皮肤软组织量的多少来选择再造的方法，如果保留乳头乳晕的单纯腺体切除且胸大肌完整者，可选择胸大肌后假体植入一期乳房再造术。若患者需要术后放疗，则术中置入扩张器，规律注水扩张，二期行扩张器取出、假体植入延期 - 即刻乳房再造术。对于切除部分皮肤或乳头乳晕组织的患者，对侧乳房较小者，可考虑自体组织联合假体乳房再造术或单纯自体组织乳房再造，如股薄肌肌皮瓣游离移植、臀大肌肌皮瓣游离移植乳房再造术；对侧乳房大者，可考虑腹壁下动脉穿支皮瓣（deep inferior epigastric perforate flap，DIEP）。DIEP 乳房再造提供组织量大，但是穿支解剖变异大，对外科医师水平要求高，不利于技术推广。臀大肌肌皮瓣乳房再造供区创口隐蔽，但需要术中多次翻身变换体位，对麻醉和手术配合要求高，增加了手术风险。股薄肌肌皮瓣创口隐蔽且无须特殊的体位变化，但提供组织量不足，需要联合假体或者仅适用于小乳房。各种再造方法都有其优缺点，适用于患者不同的软组织条件。

2. *再造时机的选择*　不同原因导致的乳房缺失而进行乳房再造的时机是不同的。因先天性发育不良导致的乳房缺失，应在乳房停止发育后进行再造，若肿瘤导致乳房缺失，则根据肿瘤治疗方案决定手术时机。乳房良性肿物切除或乳癌术后无须行放射治疗的患者，可即刻行一期乳房再造术，也可在肿瘤切除后的化疗结束 3 ～ 6 个月后行二期乳房再造术。如乳癌术后需要行放射治疗，则可考虑在乳癌根治同期置入扩张器，待乳癌放化疗结束 3 ～ 6 个月后更换为假体。不保留乳头乳晕的乳腺癌改良根治术后，可在乳房再造术后 6 个月局部麻醉下进行乳头再造，使再造乳房形态更加趋于自然。

3. *本例手术的特殊之处*　该例患者因具有完整的胸大肌及胸肌筋膜结构，充足的皮肤软组织量，首先考虑胸大肌后假体植入乳房再造的手术方式。假体植入的乳房再造技术成熟，目前已经得到广泛开展。该例患者手术的特殊之处在于由于带瘤生活时间长导致皮肤组织量过多，且肿瘤压迫解除后，软组织剩余量的评估是需要特殊注意的。我们在植入假体后，将患者体位由仰卧位变换为半坐位，观察双侧皮肤组织量情况，切除 3.0cm 宽皮肤及皮下组织。

4. *术后护理*　乳房再造手术的术后护理至关重要，首先术后换药要注意术区塑形，术区确实地加压包扎可有效避免假体移位。一般情况下术后引流量低于 30ml 时可拔除引流管，术后 1 周拆线。术后半个月向患者交代再造乳房按摩的方向及力度，建议坚持按摩 3 ～ 6 个月，可有效减少包膜挛缩概率。

四、专家点评

乳房是女性重要的器官，乳房缺失可导致心理障碍等一系列问题发生。通过国内外乳房再造技术的大力开展，乳房再造技术已经日益成熟，被越来越多的求美者所接受。乳腺癌术后乳房再造的安全性也被广泛认可。

对于年轻女性，尽可能减少瘢痕的前提下，假体植入乳房再造是最好的选择。但这种乳房再造方法仅适用于皮肤及软组织量充足的患者，如果皮肤组织量充足，而胸大肌薄弱的患者需要术中使用脱细胞异体真皮（Acellular dermal matrix，ADM）覆盖，以减少假体外露风险。但若皮肤及胸大肌组织量均存在不足的情况下，则需要转移邻近前锯肌肌瓣或联合背阔肌肌瓣等软组织覆盖假体，或采用股薄肌肌瓣游离移植，以减少术后假体可被触及、边缘轮廓明显等问题出现。

由于该患者术前的乳腺肿瘤导致乳房皮肤松弛严重，如何调整双侧乳房大小基本对称是手术的难点及关键。对于良性肿瘤患者的胸大肌筋膜保持完整的情况下，单纯通过植入假体可很好地再造乳房形态，无须再采用联合自体组织移植的方法。若单纯考虑乳房外形，通过对健侧乳房体积的评估，可植入体积 260ml 左右的假体，但因为患者皮肤弹性差，且长期因重力影响，乳房表面皮肤已出现弹性纤维断裂，若植入假体体积过小，术后会出现皮肤过度松弛的情况。综合多方面因素考虑，术中植入水滴形 315ml 假体一枚。并通过去除多余皮肤，悬吊剩余腺体的方式进行乳房综合整形，最终达到了良好的再造效果。

主要参考文献

[1] 曲亚平，穆大力，栾杰．乳腺癌术后即刻乳房再造的临床研究进展 [J]. 中华整形外科杂志，2019, 33(3):237-240.

[2] Gardani M, Bertozzi N, Grieco MP, et al. Breast reconstruction with anatomical implants: A review of indications and techniques based on current literature[J]. Ann Med Surg (Lond), 2017, 21: 96-104.

[3] Reefy S, Patani N, Anderson A, et al. Oncological outcome and patient satisfaction with skin-sparing mastectomy and immediate breast reconstruction: a prospective observational study[J]. BMC Cancer, 2010, 10: 171.

病例 23　Poland 综合征Ⅰ期扩张器植入，Ⅱ期背阔肌转移假体植入修复术

一、基本资料

患者女，21 岁。主诉：右侧胸部畸形术后 5 个月。患者 21 年前发现右侧胸壁中部凹陷畸形，成年后乳腺发育畸形（图 23-1），2010-06-02 入我院就诊，诊断为“右侧 poland 综合征”，于 5 个月前在全麻下行“腔镜辅助下右侧胸部扩张器植入术”（图 23-2），术后恢复良好出院。出院后我院门诊定期就诊注水扩张（图 23-3），扩张器无移位，扩张满意后。现为进一步就诊行下一步手术入院，门诊拟“右侧 poland 综合征、右胸壁扩张器植入术后”收治入院。患者一般状况良好，生命体征平稳，精神心理状态稳定，无既往基础疾病。

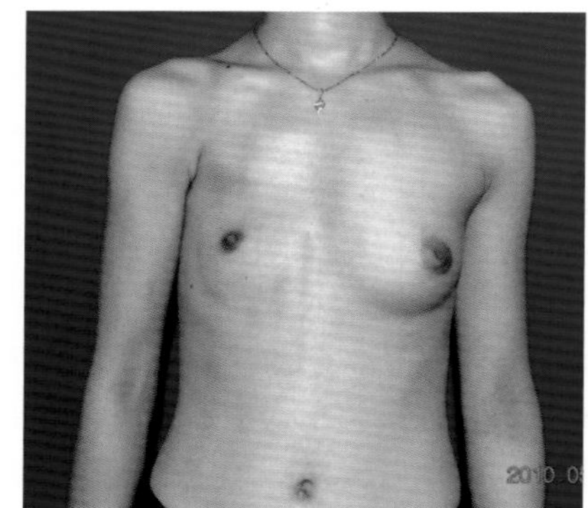

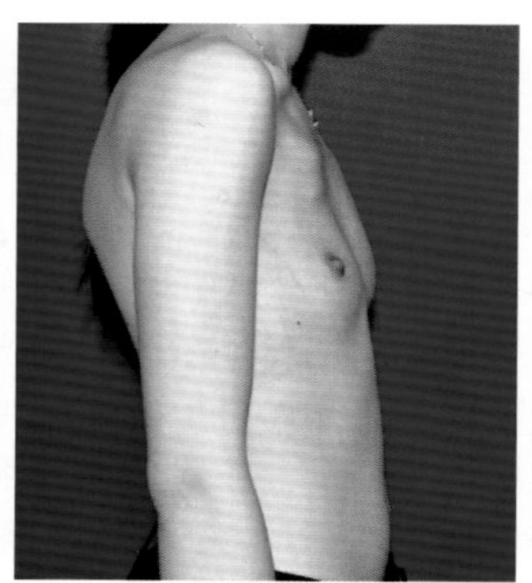

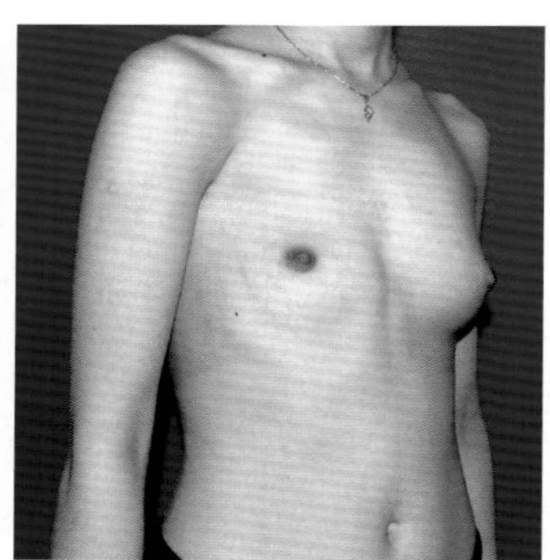

图 23-1　患者右侧胸壁凹陷畸形正斜侧位外观

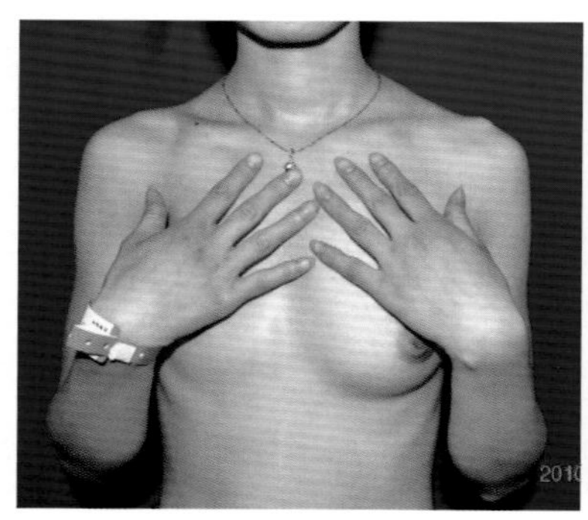

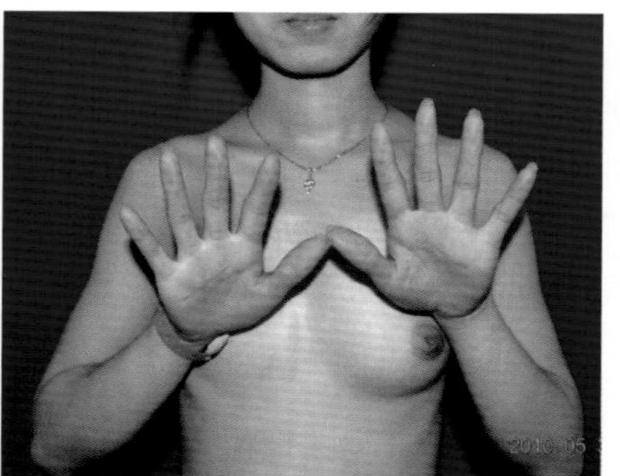

图 23-2　患者双手指外观正常，无并指畸形

专科检查：右胸壁较左侧薄，胸大肌发育不良，胸大肌胸骨头部未能触及，右侧第 4 肋骨触诊不良。双侧乳房不对称，右侧胸壁扩张器在位，隆起明显，胸骨上切迹至右侧乳头距离约 18cm，左侧约 19cm，双侧乳头间距 19cm，乳头距乳房下皱襞距离左侧 6.5cm，

右侧 7.0cm，乳头平面胸围 81cm，乳房下皱襞胸围 68cm。双侧乳头未见异常分泌物，胸壁皮肤未见异常；双上肢对称，右上肢无短指、并指等畸形。

入院诊断：右侧 poland 综合征、右胸壁扩张器植入术后。

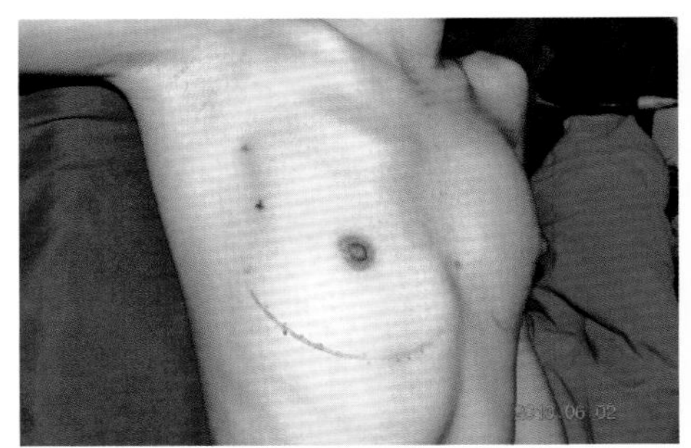

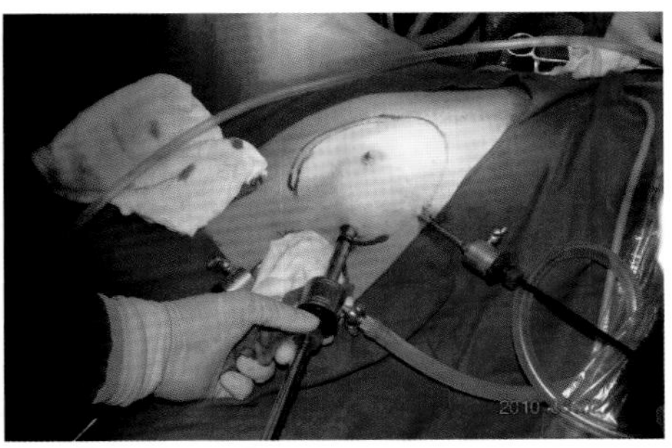

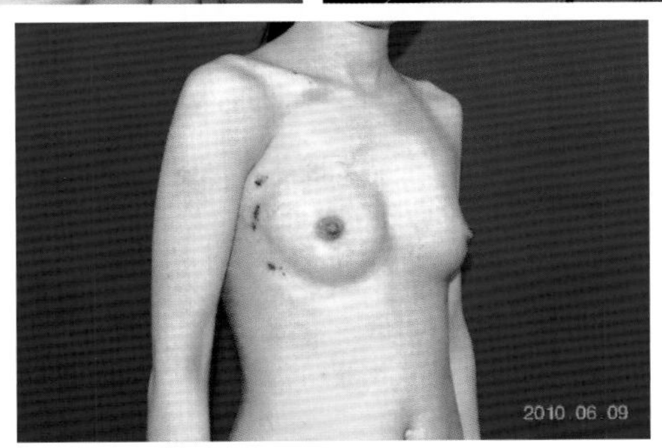

图 23-3　右胸扩张器植入术前、术中、术后图

二、诊疗经过

入院后完善相关术前检查，未见明显手术禁忌证。本例患者鉴别诊断：①漏斗胸：常由佝偻病所致，由骨骼生长发育畸形所致，患者查体未见其他部位畸形，仅为胸大肌缺如；②胸部手术后致胸部凹陷：根据患者病史可以排除。结合患者情况，I 期腔镜辅助下胸部植入 500ml 扩张器，已注水 480ml，目前扩张满意。后续手术方案如下：右侧胸部扩张器取出术 + 腔镜辅助下背阔肌肌瓣转移术 + 右侧乳房假体植入术。手术及治疗简要过程如下。

腔镜辅助下胸部扩张器植入。患者仰卧位，常规消毒铺巾。右侧腋前线水平设计长约 3cm 纵行手术切口，沿切口切开皮肤至皮下深筋膜表面，切口上下分别设计腔镜曲卡入口，腔镜辅助下沿该层次分离约 15cm × 10cm 腔隙，创腔冲洗并彻底止血，准备圆形扩张器，检查扩张器无漏气后，注入 50ml 生理盐水，将扩张器平整置入创腔，将扩张器注水壶固定于侧胸壁（避免扩张器注水壶置于切口下方），放置负压引流管 1 根，自切口引出，固定引流管，切口皮下及皮肤分层间断缝合，经皮肤扩张器再次注入 30ml 生理盐水，切口无菌敷料覆盖，胸壁适度加压固定。手术顺利，麻醉满意，术后常规换药、预防感染等对症处理，患者术后 3 天顺利出院，出院后门诊定期注水治疗。

右侧胸部扩张器取出术 + 腔镜辅助下背阔肌肌瓣转移术 + 右侧乳房假体植入术。患者取左侧卧位，常规消毒铺巾。沿原切口瘢痕切开皮肤，取出扩张器，腔镜辅助下去除皮下扩张器包膜及胸壁基底部分包膜，根据乳房假体大小分离创腔边缘使创腔与假体匹配，创腔冲洗、彻底止血后盐水纱布填塞备用。沿侧胸壁切口腔镜辅助下自背阔肌前缘分离右侧背阔肌浅、深层，游离背阔肌肌肉组织，沿腰背筋膜、竖脊肌外侧缘、肩胛下缘离断背阔肌肌肉组织，将背阔肌肌瓣转移至胸壁创腔，松解蒂部肌肉组织使蒂部无张力、无扭转，并注意保护胸背动脉。将背阔肌肌瓣平铺于胸壁皮下，边缘缝合固定形成囊袋，在肌肉下方置入乳房圆盘假体（迪瓦艾，200ml），前胸、后背各放置负压引流管一根，切除切口陈旧性瘢痕组织，皮下、皮肤分层间断缝合切口，切口无菌敷料覆盖，右侧乳房优力舒塑形，腹带适度加压包扎。手术顺利，患者术后生命体征平稳，定期换药，观察引流液、切口恢复情况，术后乳房形态满意，左右基本对称，术后3d拔除引流管后顺利出院，术后切口常规预防瘢痕增生治疗（图23-3）。胸部扩张器植入后1个月外观见图23-4。

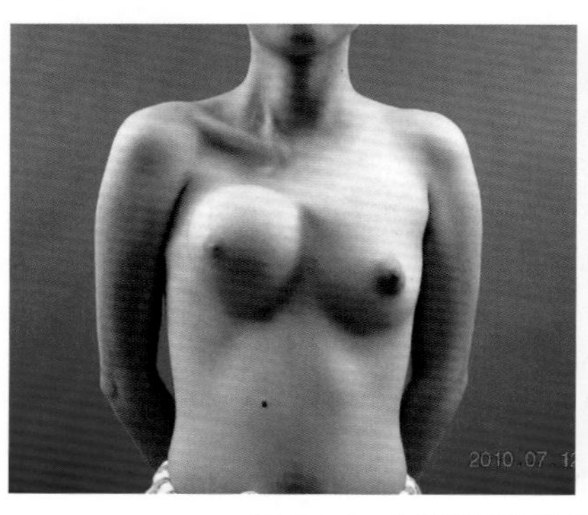

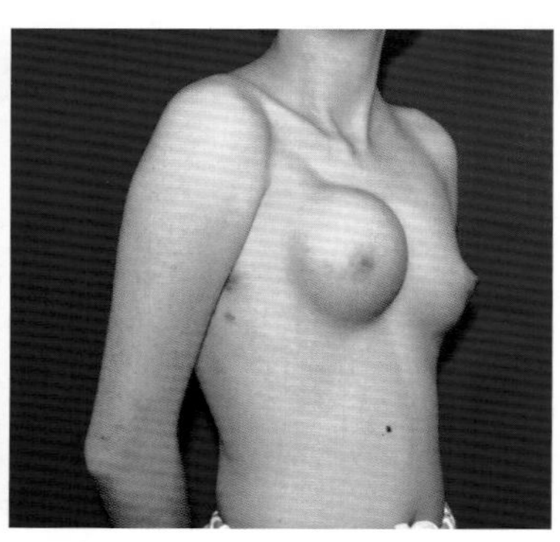

图 23-4　胸部扩张器植入后 1 个月外观图

三、临床讨论

1. Poland 综合征（PS）　即胸大肌缺损并指综合征。最初由伦敦医学生Poland尸体解剖时发现并报告。主要特征是单侧乳房或乳头发育不全或缺失、胸大肌和小肌的先天性发育不良或缺失，肋软骨或肋骨缺失，并伴有同一侧的手指并指现象，右侧较左侧常见。大部分病例只存在外观方面的不适，而仅有很少一部分会出现肌肉无力影响正常生活的情况。PS病因尚未明确，目前最多提到的假说为妊娠第6周某种因素导致的血管缺失，如锁骨下动脉或椎动脉缺失（SASDS，subclavian artery supply disruption sequence），从而影响胸大肌或上肢的发育。在过去胸外科与整形外科医师面对Poland综合征只单一地注重专科治疗，胸壁重建或乳房重建，而如今一期同时修复胸壁及乳房外观不但减轻了患者的费用负担，还极大减少了并发症的产生。对于女性Poland综合征患者的外科治疗措施包括乳房扩张器、乳房再造或假体植入。乳房再造可采用腹直肌肌皮瓣、背阔肌肌皮瓣和腹腔镜收集网膜瓣。自体脂肪移植适用于所有类型的患者，该方法通过增大胸部皮下脂肪体积矫正凹陷。采用背阔肌肌皮瓣手术可靠性和成功率高，由于保留了神经血管束和较好的外观，并且可以辅以乳房假体植入，该皮瓣已被广泛使用。

2. 背阔肌肌皮瓣移植乳房再造　背阔肌为背部大块扁平三角形肌肉，起于胸椎部分的腱膜，肌下缘与腹外斜肌及前锯肌交锁，中下部覆盖于前锯肌及肋骨上。该肌肉的主要功能为内收，外展和内旋上臂。背阔肌主要由胸背动静脉营养，胸背动脉为肩胛动脉终末支，动脉于背阔肌的内表面肌膜下行进，分支为内侧支及外侧支，再形成小分支穿过肌腹供养皮肤。背阔肌是一种多功能皮瓣，它含有大量肌肉、脂肪及皮肤组织，并且应用方式灵活多样，皮瓣蒂长允许重建乳房组织缺损，从而避免使用其他部位供区游离皮瓣，减少了游离皮瓣相关并发症。横行切口形成的瘢痕可以通过胸罩或内衣隐藏起来。并且背阔肌肌肉可以使皮瓣重建乳房后保持更为理想的形状外观。背阔肌肌皮瓣可提供额外约 400ml 乳房体积。其主要缺点为供区部位外观凹陷等并发症，学者提出切取皮瓣时供皮预留筋膜上组织可以改善背部预后外观。

背阔肌肌皮瓣的应用目前尚存在部分争议：①背阔肌肌皮瓣的切取是否会影响肩部及上肢功能。②保留神功功能对于组织体积是否有作用。有学者指出大多数背阔肌游离或带蒂肌皮瓣术后，患者最初几个月会出现轻中度的肩部无力。另外，有研究发现相对于保留皮瓣神经的患者，皮瓣神经切除后的患者疼痛程度更小，皮瓣动态畸形发生率更低，患者满意度更高。

3. 胸部扩张器皮肤扩张后二期假体植入　自体皮瓣移植是乳房再造最常用等方法，而采用自体皮瓣乳房再造常出现“补丁样”外观，通过皮肤组织扩张器是解决这一问题等唯一办法。参照扩张器注水量及对侧乳房体积的形态，可以选择合适体积与形态的乳房体积和形态。扩张器置入后因并发症再取出的原因主要为感染，其他原因有皮瓣坏死、伤口裂开扩张器暴露、扩张器破裂及皮下血肿等。在扩张法假体置入乳房再造术中，确保良好手术效果的关键点是超时超量的注水扩张过程及对乳房体积的准确测定。超时超量的扩张可以对抗组织的弹性回缩，解决了皮肤软组织不足和假体腔隙不够大的问题，有效地减少了由于包膜挛缩后乳房变硬现象等发生。保证扩张器或假体适当厚度的组织覆盖十分必要，可以减少扩张器置入后伤口裂开等并发症；此外，假体覆盖组织过少会让假体轮廓明显，手感差。因此，当扩张器后软组织菲薄时，必须采用自体脂肪移植或背阔肌肌瓣覆盖假体来增加组织厚度。

四、专家点评

乳房对于女性形体美学具有重要作用，失去乳房的女性会产生自卑、压抑等心态，从而影响正常社交及婚姻生活。再造乳房形态自然、逼真、对称性佳、手术创伤小、并发症小是乳房再造的目标。Poland 综合征由于被覆皮肤组织量往往不足，选择合适当假体以达到对侧乳房形态对称比较困难。采用扩张器可以在扩张皮肤当同时对乳房缺损组织量较为准备地把握，更有利于假体的选择。

主要参考文献

[1] 穆大力，栾杰，张保宁，等．组织扩张术在即刻乳房再造中的应用 [J]. 癌症进展，2013, 11(5):400-404.

[2] 单秀英，王彪，汪怡，等．扩张法假体置入乳房再造术 [J]. 中国美容医学，2015, 12:4-8.

[3] Poland, A. (1841). Deficiency of the pectoralis muscles. Guy's Hospital Report, 1841, 6:191.

[4] Urschel HC Jr. Poland syndrome[J]. Semin Thorac Cardiovasc Surg, 2009 Spring, 21(1):89-94.

[5] Brown J B, McDowell F. Syndactylism with absence of the pectoralis major[J]. Surgery, 1940, 7(4): 599-601.

[6] Bavinck JN, Weaver DD. Subclavian artery supply disruption sequence: hypothesis of a vascular etiology for Poland, Klippel-Feil, and Möbius anomalies[J]. Am J Med Genet, 1986 Apr, 23(4):903-918.

[7] Costa SS, Blotta RM, Mariano MB, et al. Laparoscopic treatment of Poland' s syndrome using the omentum flap technique[J]. Clinics (Sao Paulo), 2010 Apr, 65(4):401-406.

[8] Pinsolle V, Chichery A, Grolleau JL, et al. Autologous fat injection in Poland' s syndrome[J]. J Plast Reconstr Aesthet Surg, 2008 Jul, 61(7):784-791.

[9] Schneider WJ, Hill HL Jr, Brown RG. Latissimus dorsi myocutaneous flap for breast reconstruction[J]. Br J Plast Surg, 1977 Oct, 30(4):277-281.

[10] Ong HS, Ji T, Zhang CP. The pedicled latissimus dorsi myocutaneous flap in head and neck reconstruction[J]. Oral Maxillofac Surg Clin North Am, 2014 Aug, 26(3):427-434.

[11] Mericli AF, Szpalski C, Schaverien MV, et al. The Latissimus Dorsi Myocutaneous Flap Is a Safe and Effective Method of Partial Breast Reconstruction in the Setting of Breast-Conserving Therapy[J]. Plast Reconstr Surg, 2019 May, 143(5):927e-935e.

[12] Hokin JA, Silfverskiold KL. Breast reconstruction without an implant: results and complications using an extended latissimus dorsi flap[J]. Plast Reconstr Surg, 1987 Jan, 79(1):58-66.

[13] Branford OA, Kelemen N, Hartmann CE, et al. Subfascial harvest of the extended latissimus dorsi myocutaneous flap in breast reconstruction: a comparative analysis of two techniques[J]. Plast Reconstr Surg, 2013 Oct, 132(4):737-748.

[14] Russell RC, Pribaz J, Zook EG, et al. Functional evaluation of latissimus dorsi donor site[J]. Plast Reconstr Surg, 1986 Sep, 78(3):336-344.

[15] Szychta P, Butterworth M, Dixon M, et al. Breast reconstruction with the denervated latissimus dorsi musculocutaneous flap[J]. Breast, 2013 Oct, 22(5):667-672.

[16] Poppler LH, Mundschenk MB, Linkugel A, et al. Tissue Expander Complications Do Not Preclude a Second Successful Implant-Based Breast Reconstruction[J]. Plast Reconstr Surg, 2019 Jan, 143(1):24-34.

病例 24　先天性乳房不对称垂直双蒂法缩小一例

一、基本资料

患者女，15 岁，乳房青春期发育后出现明显不对称性。影响美观，造成心理自卑。而来医院求诊手术。无家族遗传病史，未到过外地。检查：双侧乳房明显不对称，相差一倍有余，质地软，无结节（图 24-1）。乳腺钼靶及超声检查正常。无增生及肿物。实验室及其他检查：泌乳素、雌二醇、黄体酮、绒毛膜促性腺激素均未见明显异常。未发现卵巢肿瘤。肾上腺肿瘤和垂体肿瘤等可能引起继发性突发性青春期巨乳症的相关疾病。无手术禁忌证。

二、诊疗经过

手术方法：乳头、乳晕移植定位：患者取站位，在锁骨中点定点 C，在乳房下皱襞中点定点 B，连接 CB，穿过乳头中点，构成锁骨中线。在胸骨切迹中点定点 S。在剑突中点定点 X。在乳房中线上定点 n，作为新建的乳头中点位置，该点距胸骨切迹中点（点 S）的距离为 18cm 左右，以点 n 为中心，2.5cm 为半径画圆，作为新乳晕的位置。

乳房皮肤切口设计：以新设计的乳头中心点 n 为中心，分别设计乳房内侧皮瓣及乳房外侧皮瓣。以新设计的乳头中心点 n 出发，在乳房内外侧各设计一斜线，终于点 m 与 l，两线等长，线长均为 8cm。此两线合并形成缩小后乳房下半中线的长 度。nl 与 nm 之间的夹角，宜控制在 60° ～ 130° ，这要根据乳房肥大程度和皮肤松弛情况来决定，因为夹角越大切除的乳腺组织越多，反之则小。m 点与 l 点又与乳房下皱襞内侧终点 a 和下皱襞外侧终点 b 相连。在新乳头和下皱襞间形成 7cm 宽的保留真皮的垂直双蒂乳头乳晕瓣（图 24-2）。

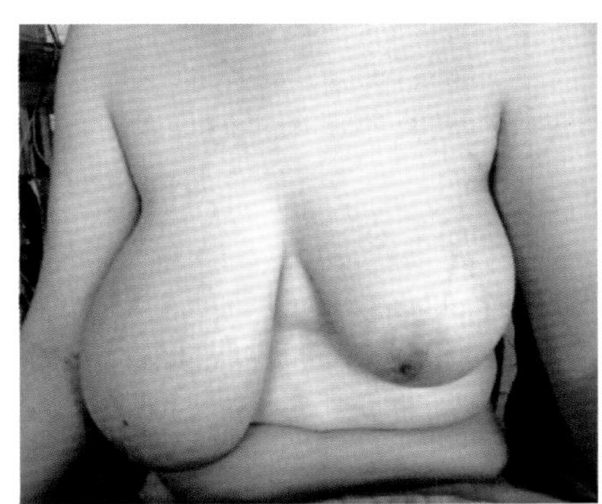

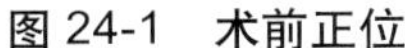

图 24-1　术前正位

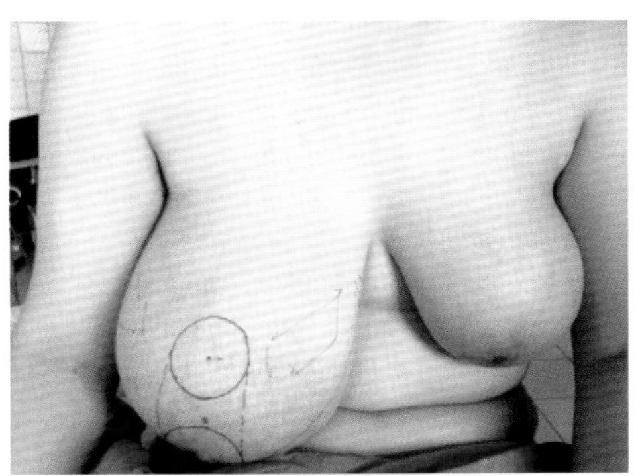

图 24-2　手术设计

体位：30° 半卧位进行手术。乳房用止血带扎住根部，在垂直双蒂表皮下注水，使其肿胀，沿设计线切开乳房表皮达真皮层，用刀片准确去除表皮，留下一个血供良好的真皮创面。切除乳房垂直双蒂瓣两侧的皮肤、皮下组织和乳腺组织，去除垂直双蒂与胸壁筋膜间的部分腺体组织。双蒂瓣向上折叠后固定于胸壁表面，使乳头、乳晕整体上移到合适位置（图 24-3）。乳房下半部两侧保留的乳腺组织应在胸肌筋膜表面分离，向中间悬吊叠合缝合，重塑半球形的乳腺实体。乳房内、外侧皮瓣浅筋膜层下也行分离，然后拉拢缝合。术后包扎定形，负压引流 48h。

三、结果

患者术后乳头、乳晕及两侧皮瓣血运良好，术区一期愈合（图 24-4）。

术后病理报告：（双侧乳房）乳腺导管及纤维间质弥漫增生，部分呈结节状增生部分导管上皮乳头状增生，腺上皮有分泌现象。病变形态符合青春期乳腺肥大。

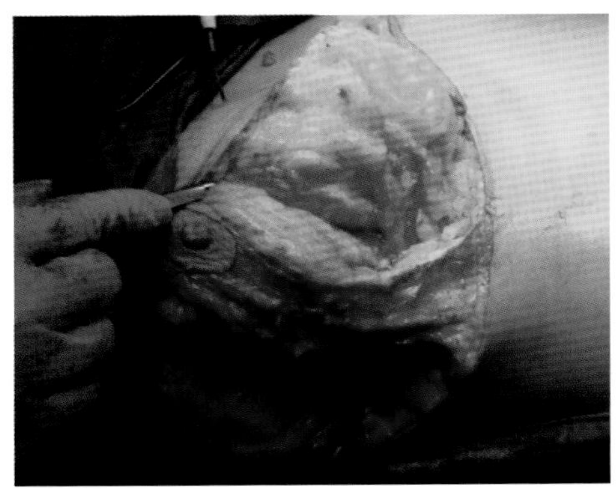

图 24-3　手术过程

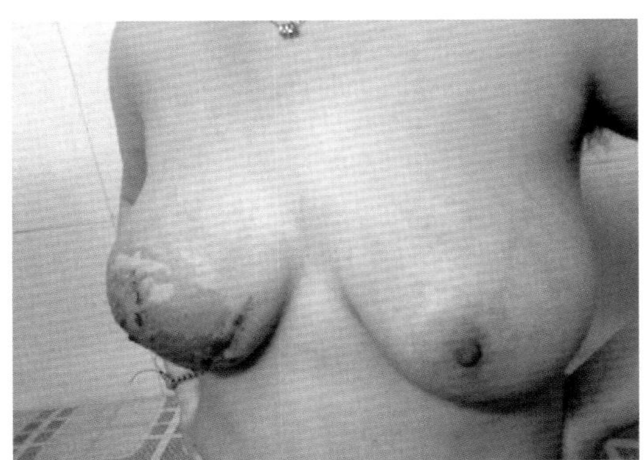

图 24-4　术后 7d

四、专家点评

女性乳房从 10 岁左右逐渐发育，一般 16 ～ 18 岁乳房发育完全，青春期指性变化开始到性成熟这一阶段。突发性青春期巨乳症，是少女时期乳房迅猛增长的一种病理状态，在国内罕见报道，在国外也多以个案报道为多，文献报道有多种命名，“青春期巨乳症”（Virginal breast hypertrophy）“少女巨乳症”（Juvenile breast hypertrophy），青春期男性乳房增生（Puberal gynaecomastia）等，青春期巨乳，年龄在 12 ～ 14 岁，均为双乳房巨大。少女时期乳房迅猛增长的巨乳症。称为突发性青春期巨乳症（break out virginal breast hypertrophy）。这类巨乳症，出现在青春发育的早期，多半发生在 10 ～ 15 岁时期。发育的乳房在数月到一年之间，迅速长大，严重时犹如乳房巨大肿瘤样生长，使患者及其家属深感恐惧。

首先应排除病理性乳房肥大。常规超声检查卵巢、肾上腺、垂体、甲状腺等，同时检查尿液雌激素和 17- 皮质酮排出量，促性腺激素等。手术是治疗巨乳症的主要方法。巨乳缩小手术的术式繁多，应根据乳房特征。医师对手术方式的掌握程度。并结合各种因素来选择相应的术式，青春期巨乳属重度的乳房肥大下垂，其乳房最低点可达脐孔以下，为了保证术后乳头、乳晕的良好血运，把巨大的腺体组织切除的目的。采用垂直双蒂乳房缩小法为好。

主要参考文献

[1] 唐玲 . 垂直双蒂法乳房缩小术的临床探讨 [J]. 中国美容医学杂志 , 2001, 10(1):41-42.

[2] 尹康 , 赵利平 , 吴国平 , 等 . 双环法与垂直双蒂法乳房缩小整形术的临床比较 [J]. 重庆医学 , 2016, 45(31):4415-4417.

[3] 李凤 , 曹东升 , 谢娟 , 等 . 改良垂直双蒂法巨乳缩小术的临床应用 [J]. 安徽医科大学学报 , 2014(6):842-844.

[4] 胡小桃 . 双环法与垂直双蒂法乳房缩小整形术的临床比较 [J]. 医学美学美容 , 2018, 27(13):51.

[5] 朱国献 , 王炜 , 祁佐良 , 等 . 突发性青春期巨乳症的诊断和治疗 (附 4 例报告)[J]. 组织工程与重建外科杂志 , 2005, 1(6):332-334.

[6] 曹丽娜 . 改良双环法与垂直双蒂法巨乳缩小术的临床研究 [D]. 苏州大学 , 2015.

病例 25　乳腺癌改良根治术一期乳晕再造一例

一、基本资料

患者女，40 岁，洗澡时发现左乳腺肿物 1 周，肿物约花生米大小，无疼痛。

查体：左乳外下触及约 1.0cm × 1.0cm 肿物，质韧，偏硬，边界欠清，活动度可，左腋未触及肿大淋巴结（图 25-1、图 25-2）。

彩超示：左乳头外侧可见大小约 0.76cm × 0.43cm，不均质回声区，其内可见点状强回声，形态欠规则，边界欠清，其内偶见条状血流信号，左腋下可见约 0.75cm × 0.41cm 淋巴结回声。

钼靶：左乳外下象限可见片状沙粒样钙化，乳头、皮肤无特殊。

临床诊断：左乳腺癌（pT1N0M0，Ⅰ期）。局麻下行肿物切除活检，术中快速病理回报为左乳腺癌，患者不同意行保乳手术。

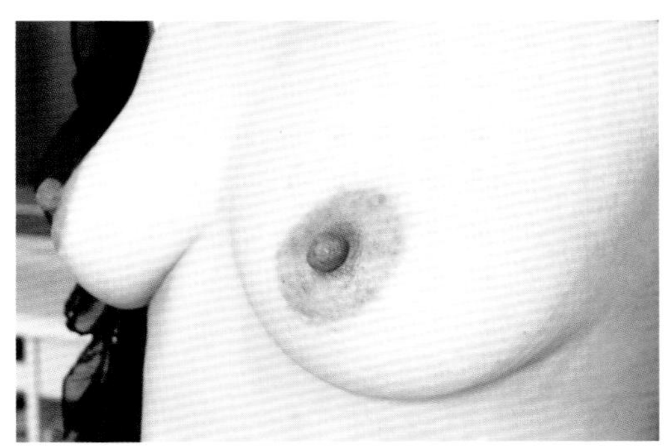
图 25-1 术前左斜位照片

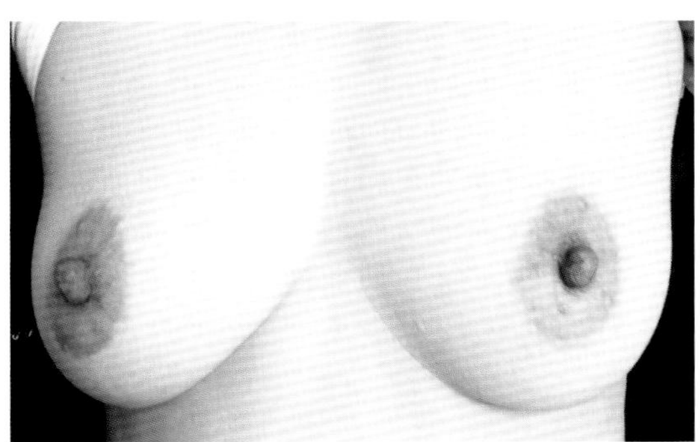
图 25-2 术前正位照片

二、诊疗经过

行乳癌改良根治术一期假体植入乳房再造，根据健侧乳头乳晕位置及大小，在再造乳房上画出对应乳头乳晕位置，将离体乳晕皮肤取成中厚皮片回植，完成一期乳晕再造。术后 10d 换药，乳晕成活好，无明显脱色，外形美观（图 25-3 ～图 25-6）。

术后病理回报：左乳浸润性导管癌，组织学分级Ⅱ级，淋巴结无转移。

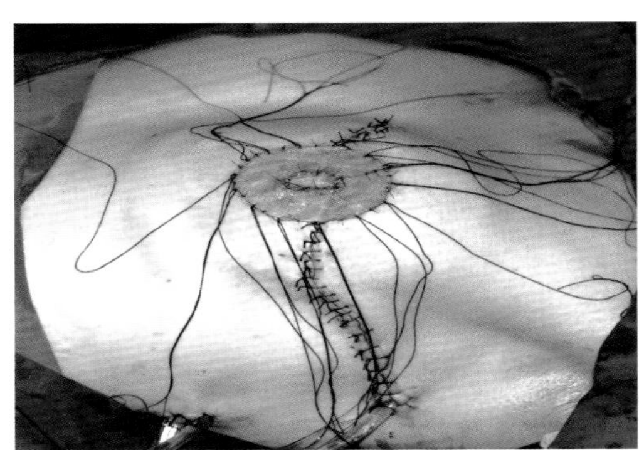
图 25-3 术后正位照片

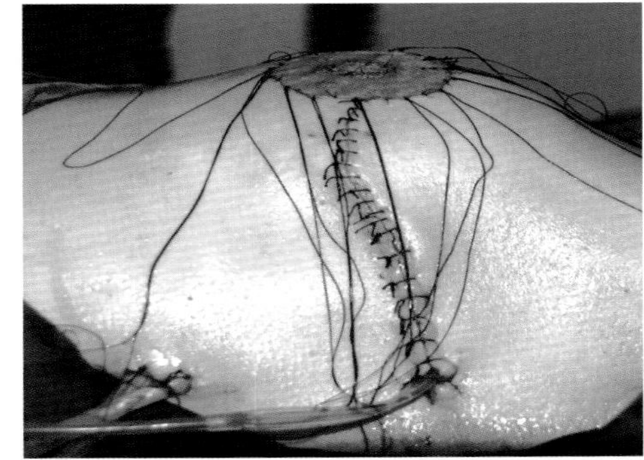
图 25-4 术后左侧位照片

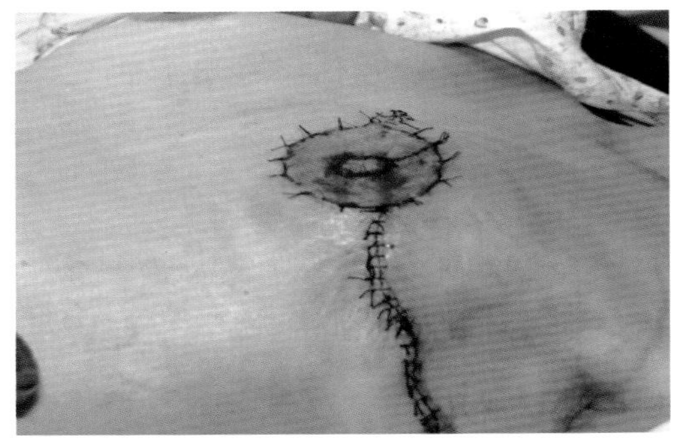
图 25-5 术后 12d 正位照片

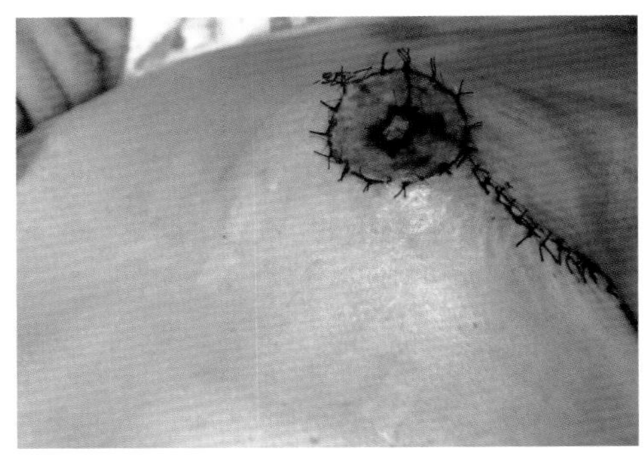
图 25-6 术后乳晕局部照片

三、临床讨论

目前国内行乳腺癌改良根治术一期乳房再造多保留乳头乳晕，有学者尝试保留乳头乳晕下脂肪层的方法，该方法安全性值得进一步证实。自然的乳晕几乎无法复制，张学慧用阴唇皮肤黏膜，腹部皮瓣再造乳晕，感官上很难达与自然乳晕一致。反取乳晕皮肤，中厚皮片回植，见图 25-7 ～图 25-9。提高了再造乳晕成活率又避免肿瘤复发。

该术式与乳房再造同时进行，减少患者的经济负担和心理压力，外观效果好。此方法简单，安全性高，外观也比别的方法好。值得推广。

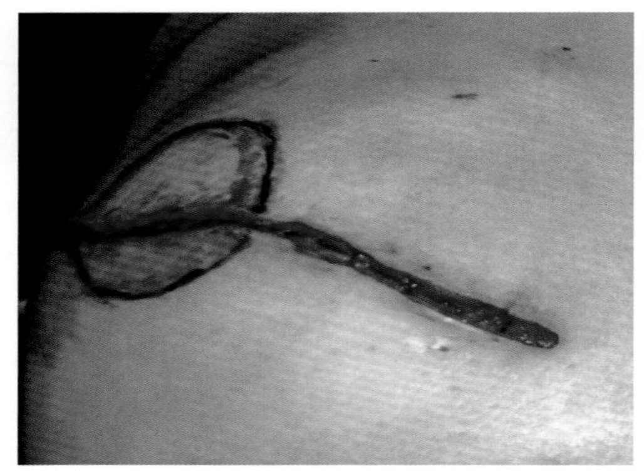

图 25-7　手术中设计新乳晕位置

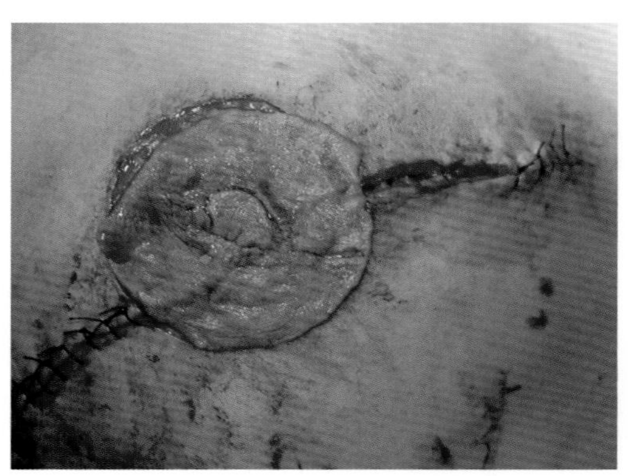

图 25-8　新乳头乳晕设计方法

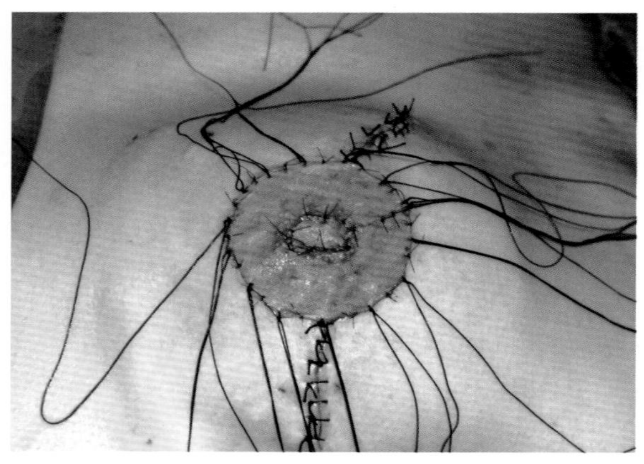

图 25-9　乳晕手术缝合后

四、专家点评

目前国内行乳腺癌改良根治术一期乳房再造多保留乳头乳晕，但有的患者需要行乳头切除的多采取二期再造乳头，增加了手术次数，患者有的时候不愿意再次手术。该术式与乳房再造同时进行，减少患者的心理压力，外观效果好，比二期采用黏膜的方法更接近自然颜色。

主要参考文献

[1] Verheyden CN. Nipple-sparing total mastectomy of large breasts: the role of tissue expansion[J]. Plast Reconstr Surg, 1998, 101:1494.

[2] 李发成，蒋宏传，李杰．假体植入在即刻乳房再造中的应用 [J]. 中华乳腺病杂志 (电子版), 2007, 1(5):159-161.

[3] 尹健，宁连胜．乳房再造同期乳头、乳晕再造十例 [J]. 中华整形外科杂志，2003, 19(4):307-308.

[4] 孙逸群，刘玉满，陈世瑞，等．男性乳头、乳晕两次游离移植 [J]. 中华整形外科杂志，2002, 18(5):268.

[5] Cunnick GH, mokbel K. skin-sparing mastectomy[J]. Am J Surg, 2004, 188:78-84.

病例 26　双环巨乳缩小术

一、基本资料

患者女，25 岁。主诉：双侧乳房肥大下垂影响外观及生活 3 年。患者自青春期发育后自觉乳房较同龄人肥大，3 年前自觉双侧乳房下垂明显，影响日常生活，外观及手感不佳，局部无疼痛、肿胀等不适，乳头无异常分泌物。现为进一步治疗，来我院门诊，门诊拟“双侧巨乳症伴下垂”收治入院。病程中患者一般状况良好，生命体征平稳，精神心理状态稳定，无既往基础疾病。

专科检查（图 26-1）：双侧乳房肥大下垂，双侧基本对称，右侧乳房下缘略低于左侧，锁骨至乳头距离左侧约 28cm，右侧 31cm，胸骨上窝至乳头距离左侧约 28cm，右侧约 32cm，乳房下皱襞至乳头垂直距离左侧约 7cm，右侧约为 8cm，乳头至乳房下缘垂直距离左侧 5cm，右侧 5cm，双侧乳晕直径约 6cm，双侧乳头间距约 25cm；双侧乳头无明显内陷，局部皮肤色泽正常，无橘皮样改变，无浅表静脉曲张。双侧锁骨上下窝及腋窝未触及明显肿大淋巴结。

入院诊断：双侧巨乳症伴下垂（重度）。

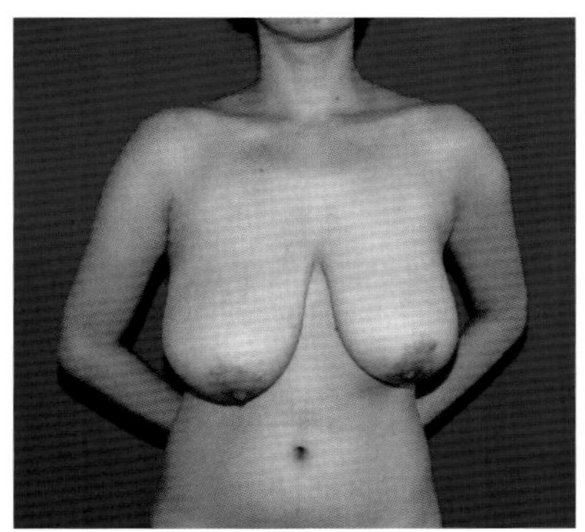
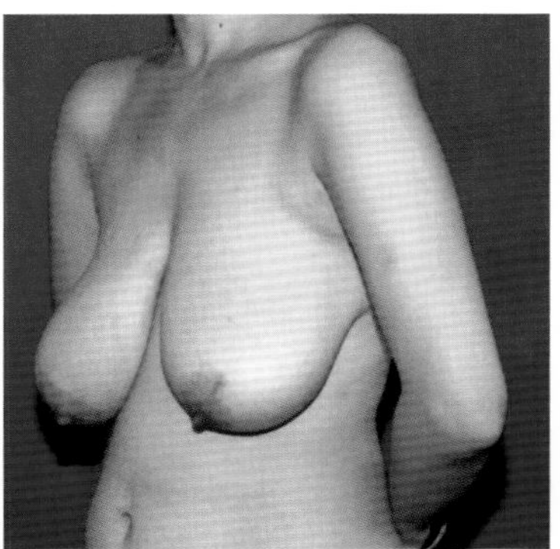
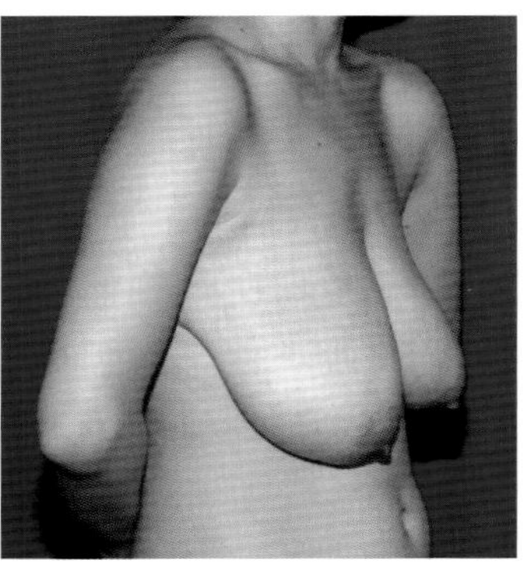

图 26-1　患者第一次入院时双侧乳房外观

二、诊疗经过

入院后完善相关术前检查。本例患者鉴别诊断：排除各类乳腺疾病。结合患者病情，制订手术方案如下：双环法巨乳缩小术 + 乳房下垂矫正术。手术及治疗简要过程如下。

双环法巨乳缩小术 + 乳房下垂矫正术。术前站立位设计环乳晕切口及双侧乳房需切除皮肤范围，形成双环形切口。患者取仰卧位，全麻成功后，术区常规消毒铺巾。双环切口线之间皮下局部浸润注射 1 ： 20 万盐酸肾上腺素注射液。待浸润区域皮肤毛细血管收缩后沿设计线切开皮肤至真皮浅层，剥离双环切口间表皮组织，形成真皮帽（注意避免表皮残留）（图 26-2），将外环切口皮肤全层切开至乳腺腺体表面，沿腺体表面分离并游离乳房腺体组织至胸大肌筋膜（分离过程中注意外环皮瓣厚度均匀并注意保护皮瓣血运），切除乳腺上、下、内、外区域多余腺体，保留真皮帽垂直下方中央腺体蒂，并注意保护中央腺体蒂血管保证乳头血运良好（图 26-3）。统计称重双侧切除组织量，左侧切除组织 350g，右侧切除组织 390g。真皮帽塑形固定中央腺体组织，对比双侧乳头位置，乳头方向、乳房大小，调整两侧基本对称后（图 26-4），皮瓣下方放置负压引流。用 2-0 无损伤缝线沿双侧乳房外环手术切口做皮内荷包缝合，收紧缝线，使外环切口收缩，与内环乳晕切口良好匹配，牢固打结固定，调整外环皱褶沿内环均匀分布，以 3-0 薇乔皮下间断缝合，5-0 普里灵皮肤间断缝合（图 26-5）。双侧乳房优力舒塑形，术区无菌敷料覆盖，腹带适度加压包扎，双上肢制动。切除组织送常规病理检查，手术顺利，麻醉满意，术中出血不多，术毕患者安返病房。

术后常规给予止痛、止血、消肿等对症治疗，观察引流情况、乳头血运及切口恢复情况。术后 3d 拔除双侧负压引流管后顺利出院。

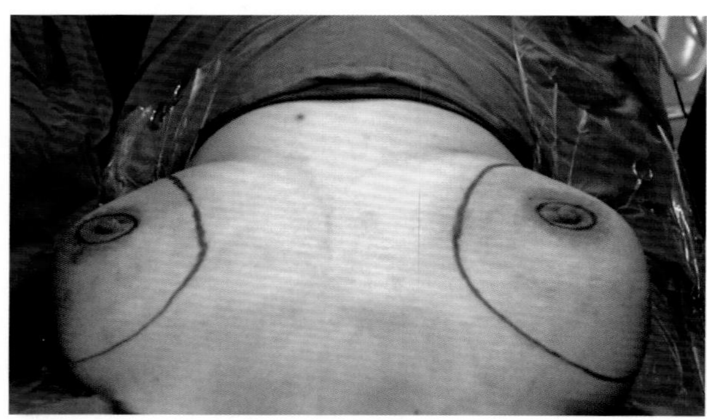
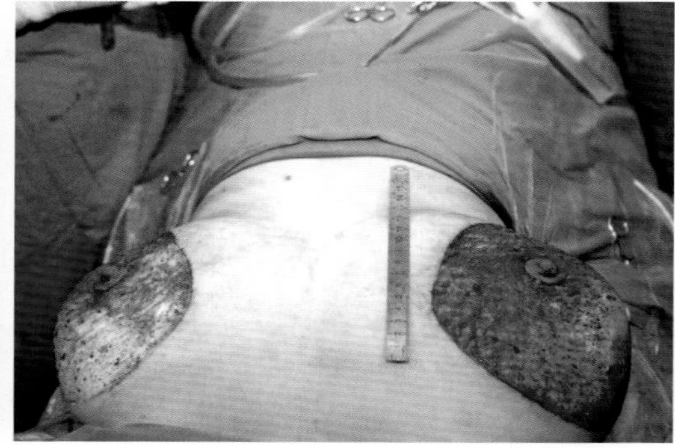

图 26-2　术前设计双侧乳房双环形切口，剥离双环切口间表皮组织，形成真皮帽

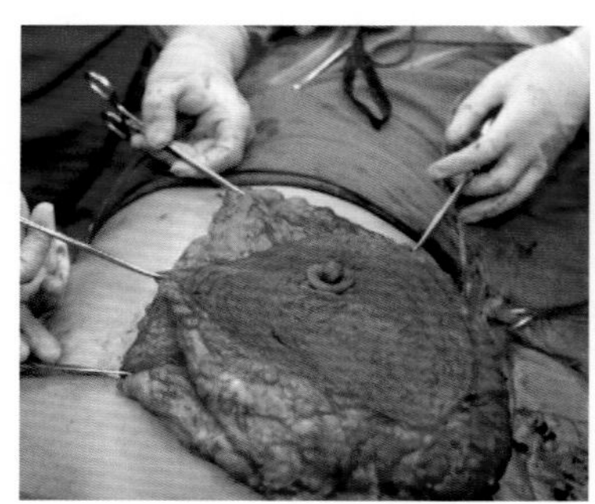
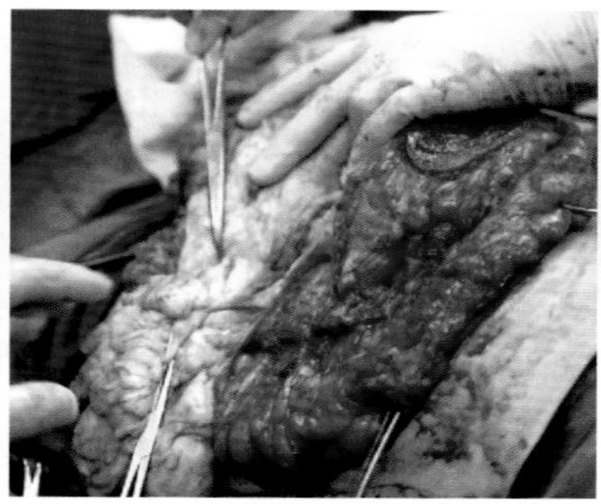
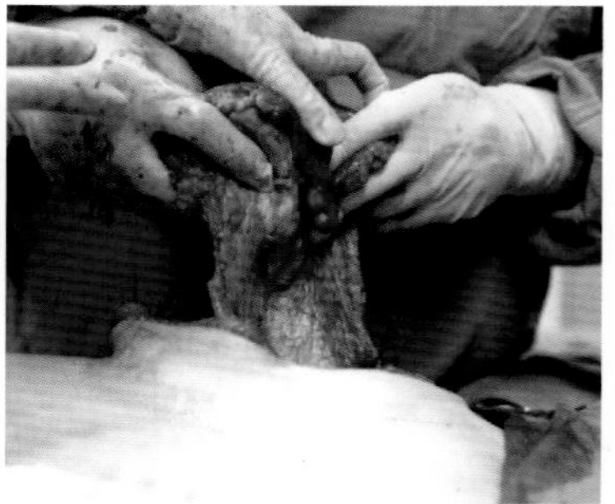

图 26-3　沿周边分离乳腺组织，切断部分 Cooper 韧带，切除真皮下多余的乳房组织

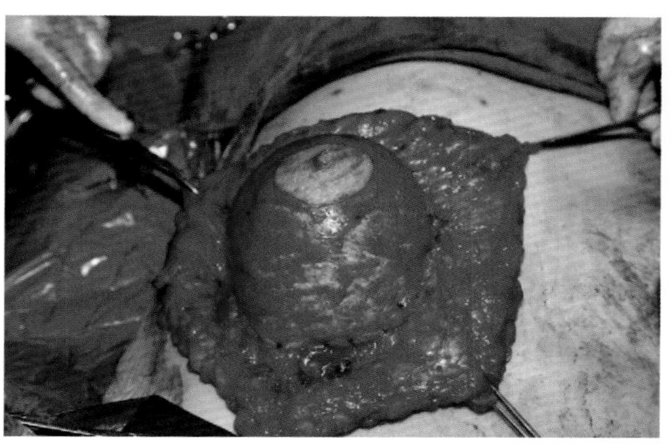
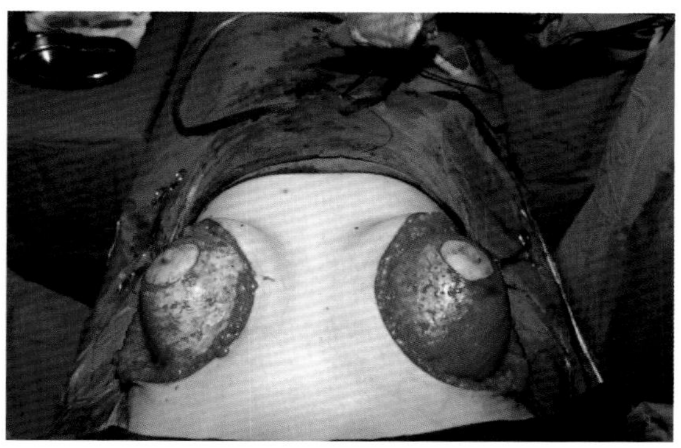

图 26-4　真皮帽与乳腺基底组织拉拢缝合

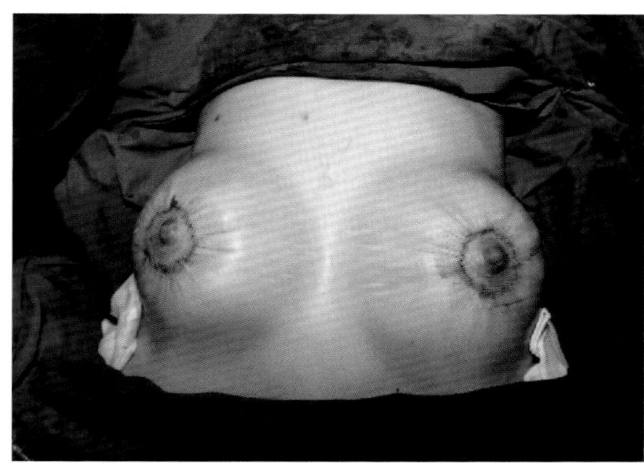
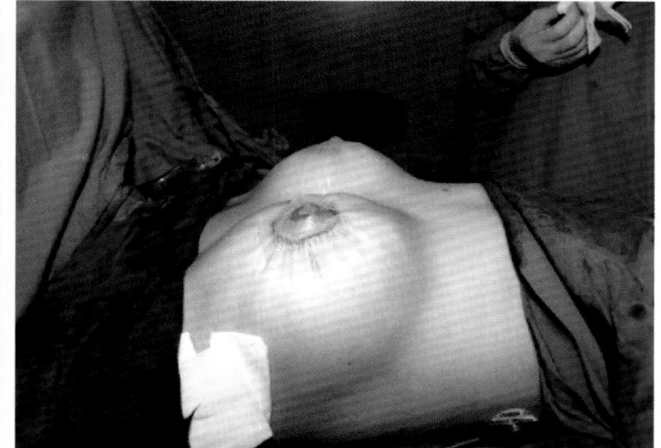

图 26-5　荷包缝合收缩外环，缝线对齐外环内环皮肤

三、临床讨论

1. 巨乳缩小成形术　术式很多，无论是水平双蒂法，还是 Mckissock 垂直双蒂法，或是 Robbids 的改良的单蒂法，以及 Lejour 的 L 形巨乳缩小术，均存在比较明显的瘢痕，尤其不适用于东方女性。因此，多年来整形外科医师一直在不断探索能够尽量减少术后瘢痕，保留乳头、乳晕的感觉功能，塑造一个乳房形态更完美的术式。自 Himderer 采用双环法乳房悬吊术以来，经过不断改进，双环法巨乳缩小术已是目前较为完善的术式。从乳头乳晕血供来看，双环法是以中央腺体蒂为基础来保证乳头乳晕的血供。

2. 双环法巨乳缩小术　对乳房解剖学的深入研究及乳头乳晕深动脉的提出，是本术式得以实现的基础。乳房的动脉由浅层动脉和深层动脉两个系统共同组成。乳头乳晕深动脉位于乳腺的中心，是乳头乳晕重要的深部血供来源，其起源、走行和分布均相对恒定，均源于胸廓内动脉。随着乳房体积的增大，乳房深动脉的直径也相应增加，单纯依靠乳房深部血供，完全可以保证乳头乳晕的存活。本术式中主要以乳头乳晕深动脉作为乳头乳晕的供养血管，同时以乳房的内、外侧和基底部作为组织蒂，而乳头乳晕是这个组织瓣的一部分，这两个条件是保证本术式无乳头乳晕坏死发生的原因。

3. 该术式应注意以下几点

（1）应在术前站立位设计切口线，尤其是乳头乳晕位置的确定，麻醉后平卧位不利观察。

（2）皮瓣分离一定要平整，边缘较薄，基底部可稍厚，否则会出现凹凸不平，要分离至胸壁，这样有利于真皮帽的固定，保持乳房良好的突度。乳腺上极固定时，要平整、自然，分别向上、外上方、内上方，避免上方形成台阶。

（3）要保留乳头乳晕底部的乳腺组织，并确保与胸壁相连，以保证乳头乳晕的血供。

（4）荷包缝合要用不可吸收缝线，可吸收缝线吸收或断裂后，会造成乳晕扩大、变形、瘢痕形成；缝合不宜过深，否则会造成“火山口”样改变。

（5）设计外环时，注意保持缝合后四周张力均匀，否则缝合后乳晕会被牵拉变形；术后乳房可能会较硬，甚至皮肤淋巴水肿，乳晕边缘皱褶，3 ～ 6 个月后逐渐消退，乳房变柔软，皱褶不明显。

四、专家点评

中央腺体蒂法巨乳缩小成形术能够确保乳头乳晕血供，乳晕周围双环切口能避免乳房皮肤表面的明显瘢痕，使巨乳缩小成形术的切口瘢痕减小到最低程度，同时有可靠的悬吊和塑形效果，对轻、中、重度乳房肥大都可达到良好的效果，是治疗乳房下垂、乳房肥大地理想术式。

主要参考文献

[1] 王炜 . 整形外科学 [M]. 杭州 : 浙江科学技术出版社 , 1999:1143-1153.

[2] Sucott G R, Caruon C L, Borah G L. Maximizing outcomes breast reduction mammaplasty [J]: a review of 518 consecutive patients [J]. Plast Reconstr Surg, 2005, 116(6): 1633-1639.

[3] Hefter W, Elveneu O P. Role of the size of the pedicle in reduction mammaplasty [J]. Scand J Plast Recoostr Surg Hand Surg, 2006, 40(1):13-18.

[4] 乔群 , 孙家明 , 赵茹 , 等 . 乳房真皮帽在巨乳垂乳整形术中的应用 [J]. 中华整形外科杂志 , 2002, 18(3):135-137.

[5] 江华 , 丁伟 , 章建林 , 等 . 保留乳头乳晕感觉功能的改良双环法巨乳缩小术 [J]. 中国美容整形外科杂志 , 2007, 18 (6): 47.

[6] 詹太国 , 刘丹映 , 等 . 经乳晕双环法切口垂乳巨乳整复术 [J]. 中国美容医学 , 2004, 13(6):688-689.

[7] Cho B C, Yang J D, Baik B U. Periareolar reduction mammoplasty using an inferior dermal pedicle or a central pedicio[J]. J Plast Reconstr Aesthet Surg, 2008, 61(3) :275-281.

[8] Ramirez O M. Reduction mammaplasty with the “owl” incision and no undermining[J]. Plast Reconstr Surg, 2002, 109(2):512-522.

[9] 穆大力 , 栾杰 , 穆兰花 , 等 . 乳房缩小整形术中蒂的选择 [J]. 整形再造外科杂志 , 2006, 3(2):75-77.

[10] 刘立刚 , 陈冈 , 王进 , 等 . 乳腺中心蒂乳房肥大缩小术 [J]. 中华医学美学美容杂志 , 2004, 10(2):96-97.

[11] 穆大力 , 栾杰 , 穆兰花 , 等 . 应用不同切口与蒂进行乳房缩小整形术的比较 [J]. 中华整形外科杂志 , 2005, 21 (3):961-963.

[12] O’Dey D, Preucher A, Pallua N. Vascular reliability of nipple-areola complex-bearing pedicles: an anatomical microdissection study [J]. Plast Reconstr Surg, 2007, 119(4):1167-1177.

[13] 李翔 , 刘丰春 . 乳头、乳晕区神经分布的应用解剖学研究 [J]. 解剖与临床 , 2003, 8(1):13-15.

[14] Wurirger E, Mader N, Pouch E, et al. Nerve and vessel supplying ligam entous suspension of the mammary gland [J]. Plast Reconstr Surg, 1998, 101(6):1486-1493.

[15] 孙家明 , 乔群 , 赵茹 , 等 . 乳房神经血管解剖学研究及在乳房缩小成形术中的意义 [J]. 中华整形外科杂志 , 2004, 20(4):277-279.

病例 27　自由式穿支血管的拼图皮瓣修复腹股沟肿瘤

一、基本资料

患者女，48 岁。左腹股沟复发性软组织肉瘤 6 个月。检查：肿块位于左腹股沟部位，无淋巴转移，拟切除范围约 12.0cm × 12.5cm。

二、诊疗经过

术前应用便携式超声多普勒在旋髂动脉穿支体区、骨前外侧动脉穿支体区探测到 6 条自由式穿支血管；距肿瘤边缘 3.0cm 完整切除肿瘤及周围组织，切缘、基底快速病理阴性，以自由式穿支血管为蒂，设计 2 个螺旋桨形状自由式穿支皮瓣，大小为 9.0 cm × 18.0cm、5.0 cm × 12.0cm，两个皮瓣旋转至缺损处，重新排列后，形成新的拼图皮瓣，修复腹股沟部缺损，供区直接拉拢缝合，术后皮瓣全部成活，外形满意（图 27-1）。术后随访 6 个月，外形满意。

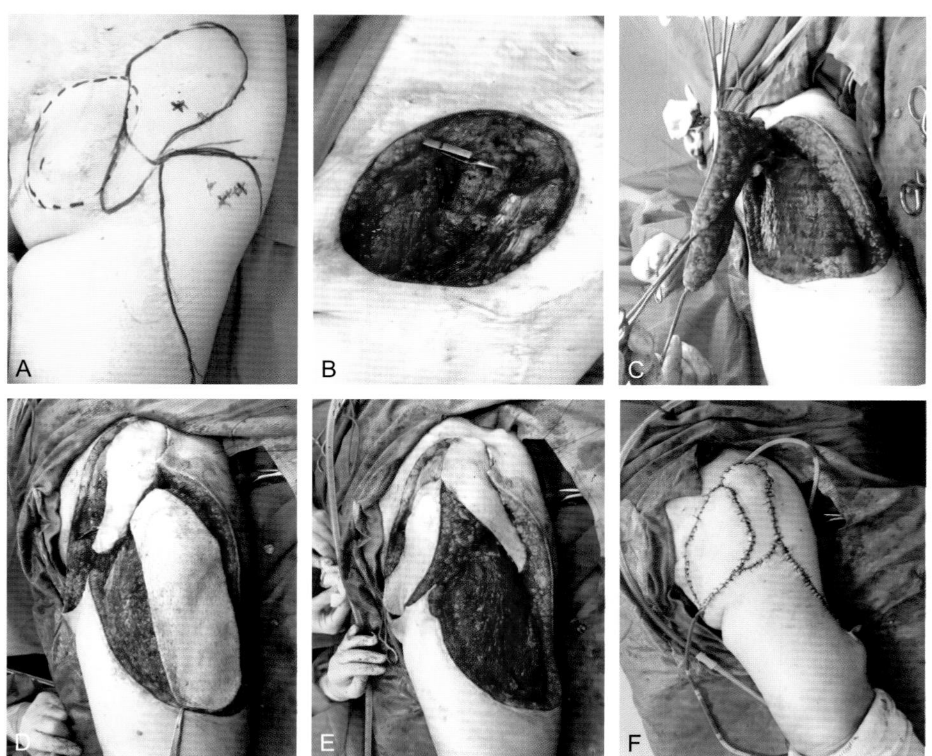

图 27-1　病例 27 诊疗经过

A. 左腹股沟复发性软组织肉瘤周边自由式穿支血管的探测、标记及皮瓣设计；B. 肉瘤扩大切除后创面；C. 构件性穿支皮瓣的掀起；D.2 个构件穿支皮瓣切取完成；E.2 个构件穿支皮瓣旋转至缺损处；F. 大面积拼图皮瓣覆盖创面，供区直接拉拢缝合

三、临床讨论

基于自由式穿支血管设计的拼图皮瓣修复腹股沟肿瘤扩大切除后的缺损时，充分利用了大腿局部组织量较大的解剖特点及最新的自由式穿支血管理论，将缺损周边多个小面积自由式穿支皮瓣，远距离转移后，重新排列组成一个较大面积的新皮瓣，覆盖较大面积的腹股沟部软组织缺损。该方法既保证了皮瓣的血供安全，又避免了供区植皮，是一种安全、方便，创伤较小的方法，且满足了一期、美观的需求。

皮瓣的确切血供直接决定着移植的成功与否。穿支皮瓣具有血供精准、可靠，可以“自由”设计各种形状的皮瓣，充分利用供区组织等众多优点。我们根据 Saint．Cyr 穿支体区血供特点及以 1 条源血管为蒂，向一侧切取一个跨 3 个血管体区的皮瓣时，皮瓣的坏死率常发生在动力学供区与潜力学供区之间的 Choke 吻合区研究结果，术前应用多普勒探及供区内所有穿支，选择流速大者作为优势穿支进行皮瓣设计，以穿支为旋转点，向一侧切取跨 2 个穿支体区的面积作为皮瓣的安全极限边界。具体操作流程为：在理想的供区内，确定好旋转点穿支位置后，再探测出 2 个同等流速的穿支点，以这 3 个穿支点连线作为皮瓣的轴线，皮瓣最远端安全边界控制在第 2 与第 3 穿支点的中垂线以内。

四、专家点评

以穿支血管为基础可以形成各种类型的皮瓣，如螺旋桨皮瓣、旋转皮瓣、V-Y 推进皮瓣等，对于不同类型皮瓣的优选原则：根据旋转点的位置及分离的血管蒂长度，以血管蒂部无扭转受压、牵拉为准则，建议尽量避免应用“螺旋桨”皮瓣，以减少创缘瘤体残留被转移至供区的潜在风险。皮瓣移植后，腔隙底部放置负压引流，及时引流出渗液，局部轻加压包扎，促进皮瓣与基底部及时建立血供，是必要的措施之一。

主要参考文献

[1] Aydin MA, Mavili ME. Examining microcirculation improves the angiosome theory in explaining the delay phenomenon in a rabbit model[J]. J Reconstr Microsurgery, 2003, 19(3):187-194.

[2] Taylor GI, Palmer JH. The vascular territories (angiosomes) of the body: experimental study and clinical applications[J]. Br J Plast Surg, 1987, 40(2):113-141.

病例 28　穿支血管代偿超长宽比皮瓣修复胸部放射性溃疡

一、基本资料

患者女，59 岁。因“左乳腺癌术后放射性溃疡 6 个月”入院。查体：溃疡大小为 6cm × 7cm，表面皮肤萎缩，质地坚硬，移动度差，溃疡周围为瘢痕组织。

二、诊疗经过

清创后，缺损面积为 6.5cm × 7.5cm。在左胸外侧壁取一个与缺损面积同等大小的带蒂“球拍状”皮瓣，经皮下隧道穿过修复缺损部位，供区直接拉拢缝合。后期随访，放射性溃疡愈合良好（图 28-1）。

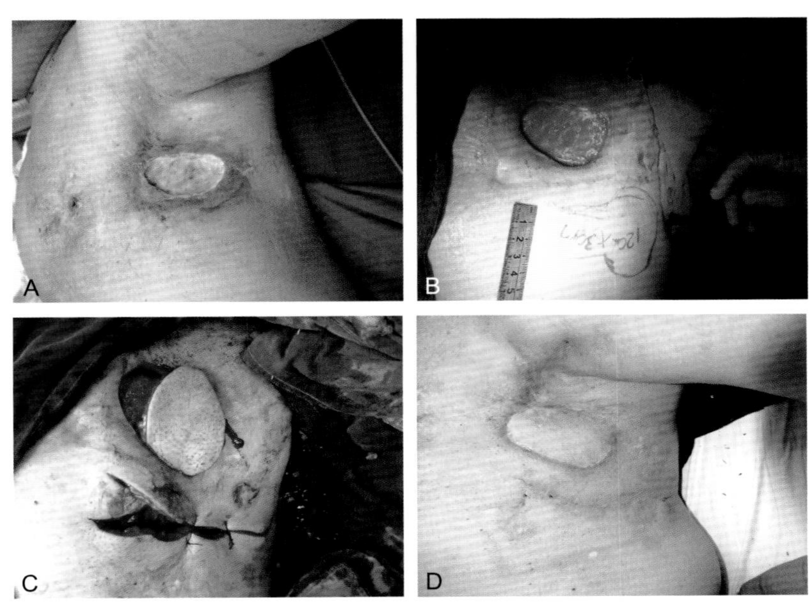

图 28-1　病例 28 诊疗经过

A. 放射性溃疡术前照片；B. 行溃疡扩大切除术，设计长、宽改良的“球拍状”皮瓣；C. 经皮下隧道移植皮瓣覆盖溃疡；D. 修复后 6 个月

三、临床讨论

为了满足血供要求，传统任意皮瓣的长宽比原则限制了其应用范围。我们的前期研究发现，放射性溃疡周围的血管存在代偿性改变：乳腺癌术后放疗形成放射性溃疡的患者，患侧距离溃疡边缘 3cm 以上组织的血管密度高于对侧组织的血管密度，后者又高于患侧距离溃疡边缘 3cm 以内组织的血管密度。基于这一发现，我们设计了改良的超长宽比的皮瓣，突破了传统任意皮瓣长宽比的局限性，又兼顾了血供，且术后形态和色泽也能达到比较满意的效果，为该型小面积溃疡修复，提供了一种操作简单、安全有效的修复手段。

四、专家点评

放射性溃疡周围的血管存在代偿性改变，距离溃疡边缘 3cm 以上组织的血管密度高于 3cm 以内组织的血管密度。可以突破传统任意皮瓣长宽比的局限，为小面积溃疡修复，提供了一种操作简单、安全有效的局部修复手段。

主要参考文献

[1] Yu DJ, Cai W, An L, et al. The application of a modified random flap in breast cancer patients after surgery and radiation[J]. Asian J Surg, 2020, 43(3): 513-516.

[2] Zhao T, Tang Y, Yu DJ, et al. The application of narrow pedicle flaps in repairing facial defects[J]. Plast Reconstr Aesthet Surg, 2011, 64:970-972.

病例 29　改良股前外侧皮瓣一期修复会阴部复杂缺损

一、基本资料

患者女，52 岁，于外院行外阴鳞癌扩大切除加会阴淋巴清扫，创面形成 3 周，转入我院，要求行会阴再造并修复左侧腹股沟创面。检查：会阴部的大、小阴唇缺失，阴道外口及尿道外口裸露并部分缺失，会阴创面与肛门相连，面积约 10cm × 18cm，左侧腹股沟创面约 5cm × 12cm，创面周边有潜在腔隙。

二、诊疗经过

会阴部遗留大面积缺损，缺损的区域涉及尿道、阴道、肛门。修复时，先用样纸裁剪出缺损区域的形状，再根据会阴的结构亚单位，将裁剪后的样纸裁剪成 3 个小的单元。用多普勒超声探查股前外侧皮瓣的主要大血管及穿支血管的走向，将皮瓣设计成 3 个与样纸的形状及面积略大的单元，保证每一个单元都有良好的血供，且都来自一条共同的血管干（图 29-1 ～图 29-3）。

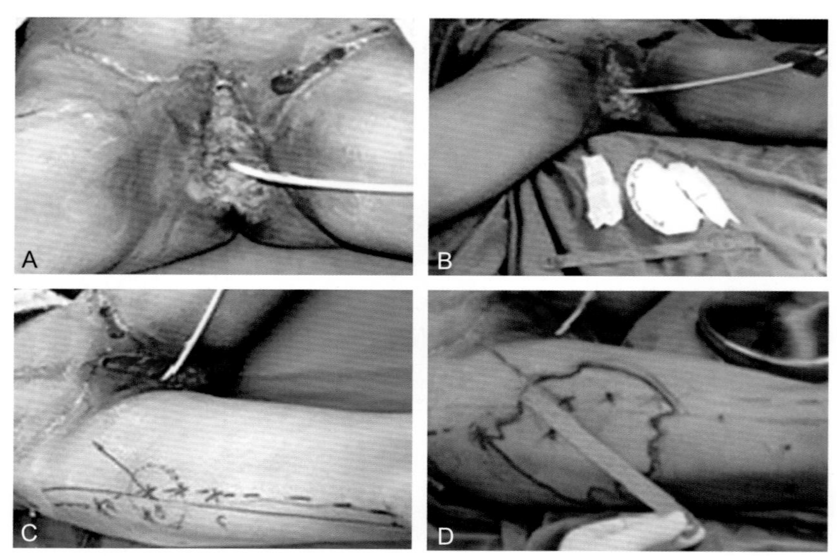

图 29-1　病例 29 诊疗经过（一）

A. 包括会阴部的复杂缺损，涉及阴道、尿道、肛门；B. 建立了缺损部位的纸质模板，然后根据外阴缺损的亚单位将其分成 3 小块；C. 标记常规股前外侧皮瓣的供区，定位所有穿支血管；D. 根据纸模和自由式穿支血管的分布情况，设计了改进的股前外侧皮瓣

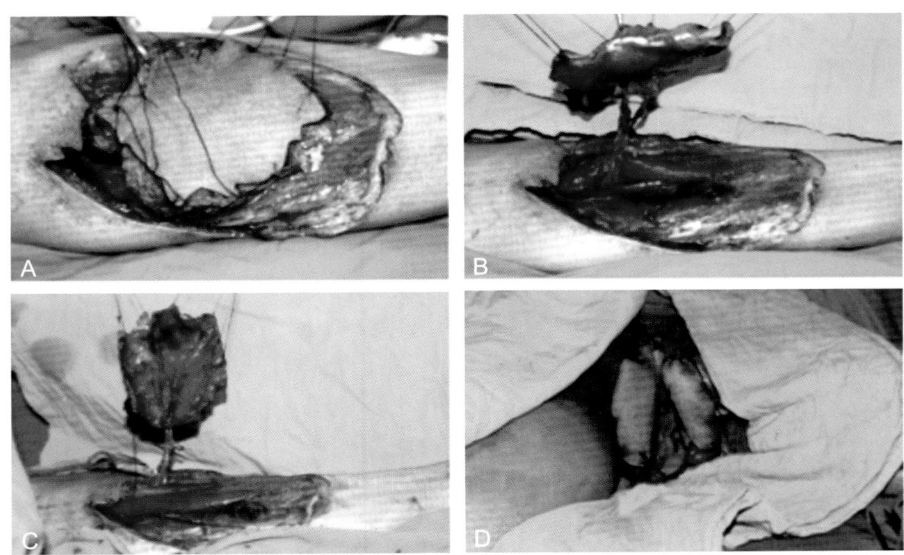

图 29-2　病例 29 诊疗经过（二）

A. 选择改良的股前外侧(ALT)皮瓣并切开；B. 获取自由式穿支皮瓣，3 个单位皮瓣共用一个血管来源；C. 解剖共有血管，使“新会阴”无张力移动到缺损处；D. 在切口和皮瓣制作前，再次确认并确保“新”阴道和尿道在缺损处的准确位置

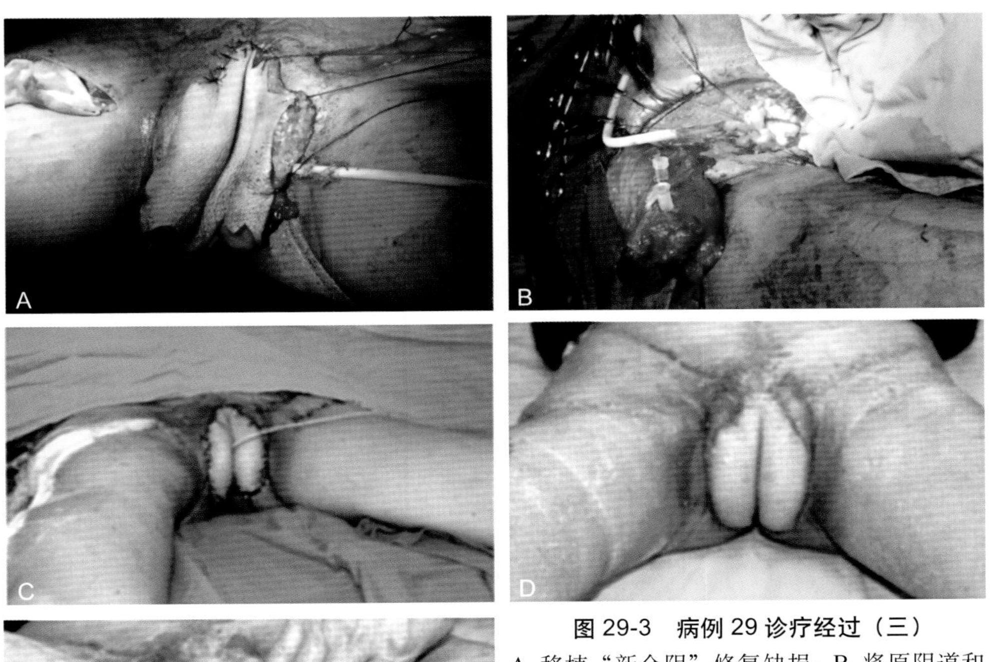

图 29-3　病例 29 诊疗经过（三）

A. 移植“新会阴”修复缺损；B. 将原阴道和尿道缝合到“新”阴道和尿道的出口处，完成一期重建；C. 用 3 个单位皮瓣组成“新会阴”，其中 2 个单位皮瓣折叠成大阴唇，1 个被切割成阴道和尿道。然后，供区直接关闭；D. 术后 6 个月整体观疗效良好；E. 术后尿道和阴道外观

三、临床讨论

修复会阴部复杂缺损时，因涉及阴道、尿道、肛门等自然腔道，增加了手术难度。应用较广的是股前外侧皮瓣。传统的方法更多的是关注点在于创面的封闭，对于功能和美观等要求则退而求其次。我们在传统股前外侧皮瓣的基础上进行改良，力求修复创面的同时，还能获得良好的功能和美学效果，并且缩短住院时间，减少并发症，使患者获得良好的生活质量。

我们的思路不再是制备一个足够大的完整皮瓣，而是“化整为零”，根据缺损部位的美学单位，拆分成多个小皮瓣，从传统的股前外侧皮瓣中定位穿支血管，从穿支血管对应的穿支体区中“挖”出需要的小单元皮瓣，这些小单位皮瓣的血供均来源于同一血管蒂发出的穿支血管。

四、专家点评

用小单位皮瓣修复缺损部位时，将“新”尿道和阴道设计在单位皮瓣的接合部位或位于并平行于结合部位的轴线上，能防止形成环状瘢痕挛缩后引起尿道、阴道开口处的狭窄，还可避免损伤皮瓣血供。这个过程的关键是要确保所有的小单位皮瓣都有可靠的血液供应和适当的形状，这样才能完全覆盖缺损区域，而避免了因形状或大小不合适造成过度牵拉后形成较大张力，影响愈合，也避免了供区切取面积过大造成组织浪费或闭合困难。

主要参考文献

[1] Saint-Cyr M, Schaverien MV, Rohrich RJ. Perforator flaps: History, controversies, physiology, anatomy, and use in reconstruction[J]. Plast Reconstr Surg, 2009, 123:132e-145e.

[2] Wallace CG, Kao HK, Jeng SF, et al. Free-style flaps: a further step forward for perforator flap surgery[J]. Plast Reconstr Surg, 2009, 124(6Suppl):e419-e426.

病例 30　拼图皮瓣修复背部大面积缺损

一、基本资料

患者男，56 岁，因背部肉瘤就诊。

二、诊疗经过

将肉瘤扩大切除后，背部缺损面积为 18.5cm × 19.5cm。利用多普勒超声探测创面周围的所有穿支血管，并勾勒出每条穿支血管可供血的范围，选择并游离出拼凑起来能覆盖创面的 3 个穿支皮瓣，大小分别为 6cm × 20cm、7.0cm × 20cm、7.0cm × 13cm；将这 3 个皮瓣转移至创面拼接、缝合。供区向周围游离后封闭。随访 3 年，愈合良好（图 30-1）。

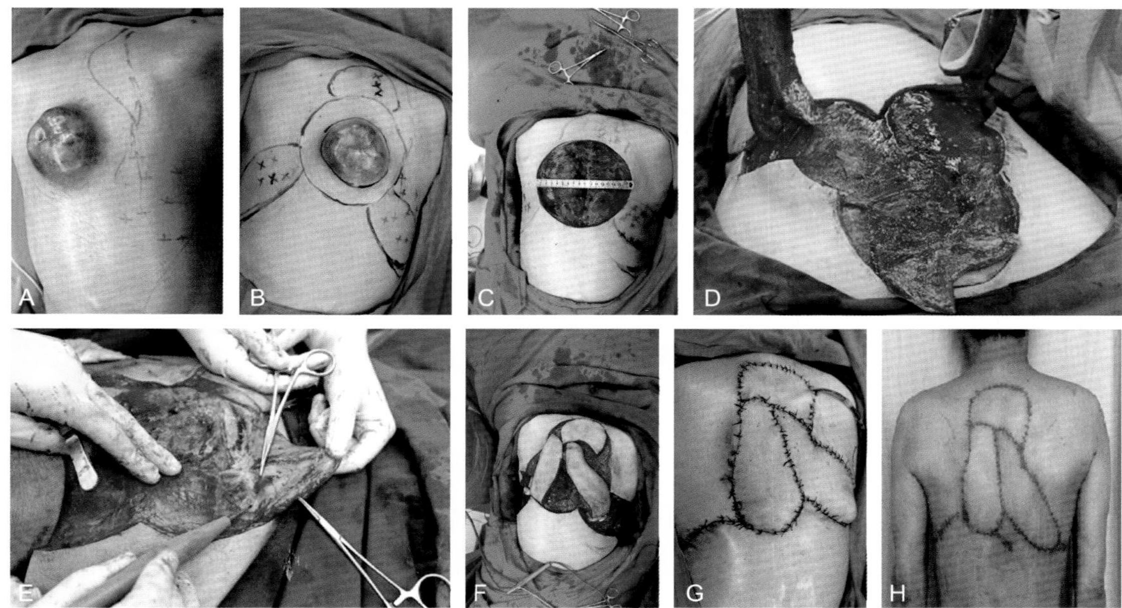

图 30-1　病例 30 诊疗经过

A. 背部肉瘤术前，穿支血管的定位；B. 穿支皮瓣设计；C. 肉瘤扩大切除术后；D. 穿支皮瓣的切取；E. 穿支皮瓣止血；F. 皮瓣转移至创面；G. 术后即刻；H. 拆线后

三、临床讨论

躯干皮肤软组织大面积缺损后的修复是整形烧伤科医师经常遇到的问题。皮片和皮瓣移植是常用的修复方案。皮片较薄，修复后的创面往往较周边组织低。而要寻找一个足够大，且形状与创面相当的皮瓣并不容易。基于自由式穿支血管的拼图皮瓣则将缺损周边多个小面积自由式穿支皮瓣拼接成一个较大面积的新皮瓣，覆盖创面。

四、专家点评

该方法不再关注传统穿支血管在皮瓣内的走行及分类，简化皮瓣设计流程，以可量化的皮瓣安全边界及数量作为替代。既保证了皮瓣有安全的血供，又避免了供区植皮，还能有良好的外观，是一种值得广泛推广的方法。

主要参考文献

An LJ, Sun W, Wu LJ, et al. Design of a reliable surgery process for large back defects: Jigsaw puzzle flap concept based on free-style perforator. Asian J Surg, 2020, 43(9): 932-934.

病例 31　穿支皮瓣修复骶尾部压疮

一、基本资料

患者女，73 岁。骶尾部溃烂 3 个月入院。患者因帕金森病行走困难，卧床 5 年，骶尾部软组织受压坏死，形成压疮。专科检查：骶尾部软组织缺损面积为 7.5cm × 6.5cm，缺损深度 1.5 ～ 2.2cm，可见明显坏死软组织，深及骶骨，创面周围可见血供不佳的瘢痕组织。

二、诊疗经过

入院后创面分泌物细菌培养阴性。彻底清创、切除缺损周围坏死及失活的组织，包括创面周围瘢痕及纤维化组织，直至创面新鲜，用生理盐水、聚维酮碘和 3% 的过氧化氢溶液反复冲洗。清创后，一期行皮瓣修复术。术前，在邻近缺损的部位应用便携式超声多普勒探测所有穿支血管，优选穿支血流流速最快（大于 2.5 cm/s）且软组织移动度较好的邻近部位作为皮瓣供区，设计 1 个自由式穿支皮瓣修复创面，并预留缺损右下方穿支血管作为备用。皮瓣切取面积为 12.0cm × 6.5cm，穿支血管蒂管径 0.5cm，长 0.7cm，采用 V-Y 推进式转移修复创面。供区直接拉拢缝合。术后皮瓣成活良好，创面一期愈合，供区切口一期愈合，疗效满意（图 31-1）。

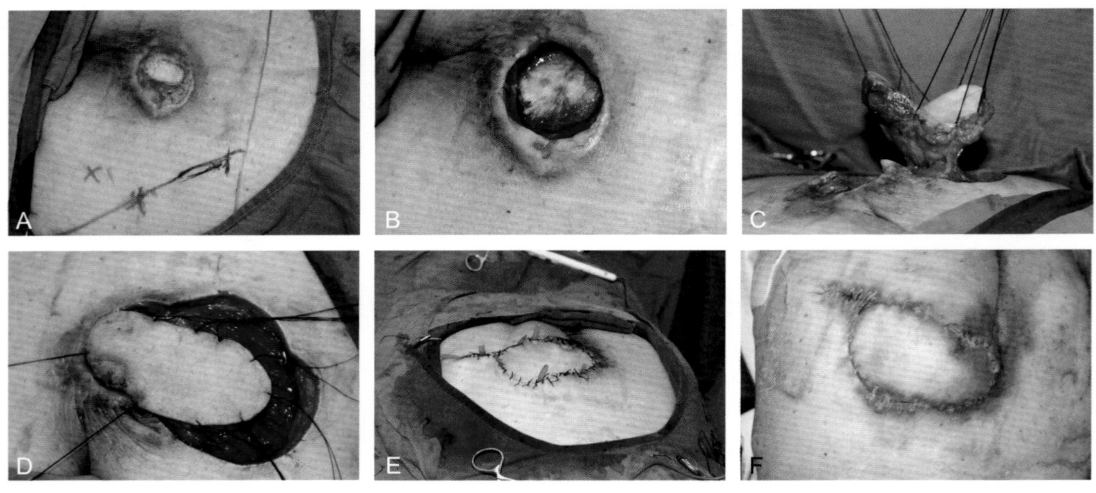

图 31-1　病例 31 诊疗经过

A. 术前创面及自由式穿支血管标记；B. 清创后创面；C. 切取面积为 12.0cm × 6.5cm 的自由式穿支皮瓣；D. V-Y 推进式皮瓣转移修复创面；E. 完成创面修复；F. 术后 2 周皮瓣成活良好，疗效满意

三、临床讨论

全身各个部位只要有穿支血管，通过多普勒探测或影像学显示定位结合人体解剖学穿支血管分布规律，就可以该穿支血管为中心形成不同形状的自由式穿支皮瓣。Saint-Cyr 等把单支穿支血管的血供区域定义为穿支体区，穿支体间的主要连接方式为管径逐渐减少的

Linking 血管。Linking 血管的功能与 Choke 血管非常类似。Choke 血管是血管体区间的主要连接方式，在生理状态下为相邻血管体区的“分界线”，大量动物实验及临床经验表明当以一条源血管为蒂，向一侧切取一个跨 3 个血管体区的皮瓣时，皮瓣的坏死率常发生在动力学供区与潜力学供区之间的 Choke 吻合区。也就是说蒂部的血供并不能通过血管体区之间的吻合向远端无限制地供血。这是对穿支皮瓣面积极限值的解剖学限制点。

四、专家点评

臀部压疮最常发生的部位为骶尾部、坐骨结节部及股骨粗隆部。如果选用压疮周边邻近组织进行皮瓣转移修复，根据组织量及松弛度，最佳供区为臀部及大腿后侧、内侧部。臀上动脉、臀下动脉、肋间后动脉骶部动脉及其分支通过交通支相互联系，形成的臀部软组织供血网络，是臀部供区的源血管，是臀部供区自由式穿支皮瓣的解剖学基；股动脉、股深动脉、旋股外侧动脉、旋股内侧动脉及其分支血管通过交通支形成大腿后侧及内侧主要的供血网络，是该部位供区的主要源血管，是大腿内侧及后侧部供区自由式穿支皮瓣的解剖学基础。

主要参考文献

[1] 曹世坤，余道江，安璐，等. 自由式穿支皮瓣在臀部压疮修复中的应用 [J]. 中华解剖与临床杂志，2020, 25(04):365-370.

[2] Chang Chun-Kai, Wu Chien-Ju, Chen Chun-Yu, et al. Intraoperative indocyanine green fluorescent angiography-assisted modified superior gluteal artery perforator flap for reconstruction of sacral pressure sores [J]. Int Wound J, 2017, 14: 1170-1174.

[3] Lin Chin-Ta, Ou Kuang-Wen, Chiao Hao-Yu, et al. Inferior Gluteal Artery Perforator Flap for Sacral Pressure Ulcer Reconstruction: A Retrospective Case Study of 11 Patients [J]. Ostomy Wound Manage, 2016, 62: 34-39.

[4] Saint-Cyr Michel, Wong Corrine, Schaverien Mark, et al. The perforasome theory: vascular anatomy and clinical implications [J]. Plast Reconstr Surg, 2009, 124: 1529-1544.

病例 32 穿支皮瓣修复坐骨结节部压疮

一、基本资料

患者女，56 岁。因脊柱外伤卧床 8 年，右侧坐骨结节部压疮形成 2 周而入院。专科检查：右侧臀部坐骨结节部见软组织缺损面积为 7.0cm × 6.5cm × 4.5cm，深及骨膜。

二、诊疗经过

入院后创面细菌培养为铜绿假单胞菌感染。常规清创，溃疡深部拉拢缝合缩小创面；常规 VSD 覆盖负压治疗，且每天用 3000ml生理盐水间歇式灌洗，控制感染，以促进创面肉芽生长。应用敏感性抗生素 1 周，行一期清创、大腿后侧自由式穿支皮瓣修复术。术前，应用便携式超声多普勒探测大腿后部所有穿支血管，优选血流流速较快（大于 2.5cm/

s）的穿支血管作为皮瓣主供血管，在软组织有效移动度较好部位，设计 1 个自由式穿支皮瓣修复创面。皮瓣切取面积为 12.5cm × 6.5cm，穿支血管蒂管径为 0.5cm、长 0.7cm，形成“螺旋桨”皮瓣，皮瓣远端去除表皮组织约 2.5 cm × 6.5cm，形成远端的真皮脂肪瓣，旋转 180° 填塞并覆盖创面。供区直接拉拢缝合。术后皮瓣成活良好，疗效满意（图 32-1）。

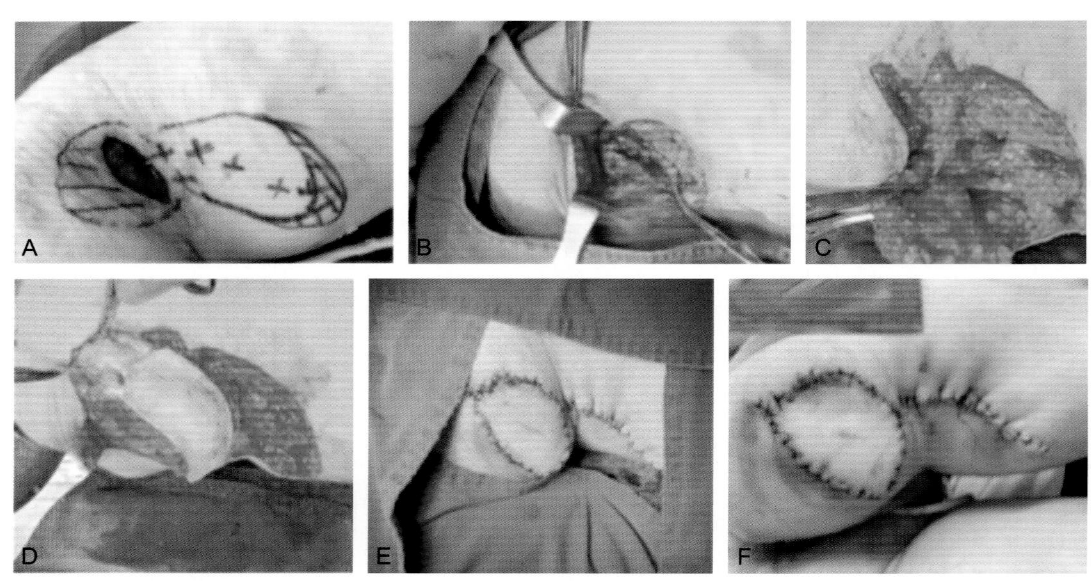

图 32-1　病例 32 诊疗经过

A. 术前创面及自由式穿支血管标记；B. 清创；C. 穿支血管解剖及皮瓣切取面积为 12.5cm × 6.5cm，形成“螺旋桨”皮瓣；D. 皮瓣旋转 180° 转移填塞空腔并覆盖创面；E. 压疮修复后即刻；F. 术后 2 周见皮瓣成活良好，疗效满意

三、临床讨论

臀部自由式穿支皮瓣的应用经验：确切的血供是皮瓣移植成功的决定性因素，我们术前应用多普勒，检测并标记出供区内所有血流流速超过 2.5cm/s 的穿支血管，以判断供区部位的穿支体区的边界。以血流流速快，距离缺损近，供区可以直接缝合为基本原则，确定合适的穿支血管作为皮瓣供血来源后，以此为旋转点，向一侧切取跨 2 个穿支体区的面积作为皮瓣的理想极限，皮瓣血供均良好，这与何智灵等的动物实验结论也是相符的。

四、专家点评

不同类型皮瓣的优选原则：虽然以穿支血管为基础可以形成各种类型的皮瓣，如“螺旋桨”皮瓣、旋转皮瓣、V-Y 推进皮瓣等，但建议临床首选“螺旋桨”皮瓣，尽量避免应用 V-Y 推进皮瓣。这是因为压疮具有长时间局部受压而致组织缺血坏死的病理生理过程，溃疡边缘纤维比较明显血供较差，如果选用 V-Y 皮瓣推进修复缺损，作为推进皮瓣远侧部分的溃疡边缘将与受区的溃疡边缘直接缝合，将会延迟伤口愈合，甚至会出现伤口不愈合现象。

笔者在临床中，比较了采用 V-Y 推进皮瓣与“螺旋桨”及旋转皮瓣修复患者的住院时间，前者明显长于后者。分析其可能的原因是：后者转移后，皮瓣与受区缝合部位，至少有一侧边是血供较好的正常组织，既能为缝合口愈合的再血管化提供较好基础，又能起到局部“生物清洁”作用，从而减少了感染概率。

主要参考文献

[1] 曹世坤，余道江，安璐，等．自由式穿支皮瓣在臀部压疮修复中的应用 [J]. 中华解剖与临床杂志，2020, 25(04):365-370.

[2] 何智灵，高伟阳，李俊杰，等．大鼠背部单一穿支蒂皮瓣的实验研究 [J]. 中华整形外科杂志，2014, 30(01):40-44.

病例 33　胸脐皮瓣联合下腹壁皮瓣修复上肢严重热压伤创面一例

一、基本资料

患者女，53 岁，右上肢热烫机压伤后 2h 于 2019 年 1 月 11 日 8 时入院。工作中，右上肢被热烫机持续挤压 20min，在工友帮助下脱离机器。经当地医院简单包扎后于伤后 2h 送到我院。

入院查体：右上臂内侧皮肤广泛瘀斑。右前臂 2% 皮肤焦痂为皮革样改变；手背 1% 皮肤焦痂呈蜡黄色，可见树枝状血管栓塞网和肌腱，痛觉均消失。其周围的前臂及手掌有 2% 皮肤出现小水疱，感觉减退。右肘关节伸屈活动无明显受限，腕关节、第 2 ～ 5 指的掌指关节及近、远指间关节均处于被动伸直位，不能屈曲，指端苍白、发凉，感觉消失。拇指皮肤温暖、触、痛觉存在，关节活动正常。以“右上肢热压伤 5%（深Ⅱ度 2%，Ⅲ度 3%）”诊断收入住院。

入院后，查血、尿、粪常规、血生化及凝血功能等实验室检查均无明显异常。给予患肢抬高、全身应用抗生素防治感染。先后行右前臂及手背焦痂、前臂深筋膜切开减张、切痂、扩创清除坏死肌肉 + 负压封闭引流术、示指近指间关节、中指、环指、小指掌指关节离断术，创面有桡骨、尺骨、指伸肌腱外露（图 33-1）。伤后第 18 天，在多普勒超声探测仪探查、甲紫标记的右腹壁下血管及其腹直肌穿支、脐横支、胸脐支，肋间后动脉穿支及腹壁下浅血管部位。

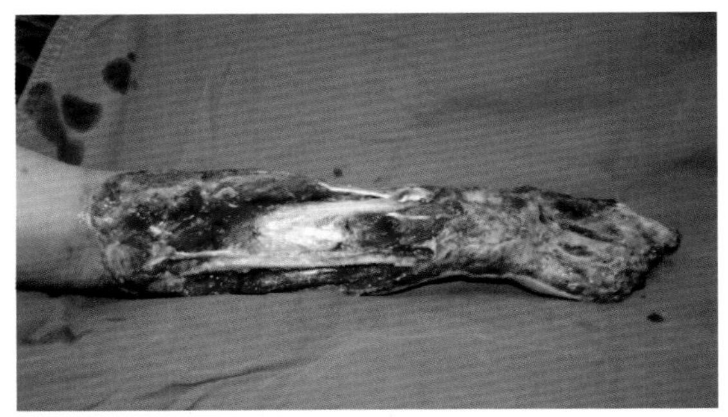

图 33-1　右上肢切痂、扩创、截趾术后，尺骨、桡骨及指伸肌腱外露

二、诊疗经过

设计皮瓣、画出边界切口线，行“右上肢扩创 + 胸腹联合皮瓣修复 + 中厚皮片移植术”。切开皮肤及皮下脂肪组织后，先由外向内自深筋膜下掀起皮瓣；再由内向外自腹直肌前鞘上掀起皮瓣到腹直肌前鞘中 1/3 见 2 列 5 排血管穿支，于其两侧各 0.5cm 切开前鞘、带 1 ～ 2cm 宽的肌袖，显露腹壁下血管蒂及腹壁下浅血管蒂，形成以腹壁下血管为蒂的轴型腹前皮瓣 + 脐腰皮瓣 + 胸脐皮瓣及以腹壁下浅血管为蒂的轴型下腹壁皮瓣的联合皮瓣 45cm × 22cm（图 33-2），修复右上肢深部组织外露创面，遗留周边基底血运良好的创面和胸腹部供瓣区创面移植取自右大腿的中厚皮片（图 33-3）。术后 4 周断蒂。术后 3 个月随访患者右拇指与保留的示指近节能持物（图 33-4）。

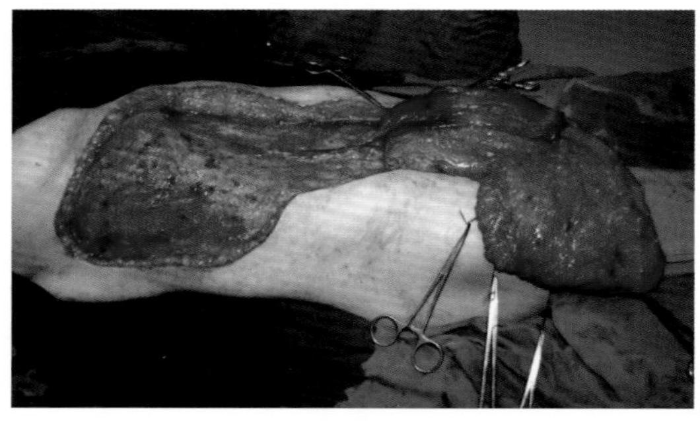

图 33-2　腹壁下血管蒂轴型腹前皮瓣、脐腰皮瓣、胸脐皮瓣联合腹壁下浅血管蒂轴型下腹壁皮瓣形成

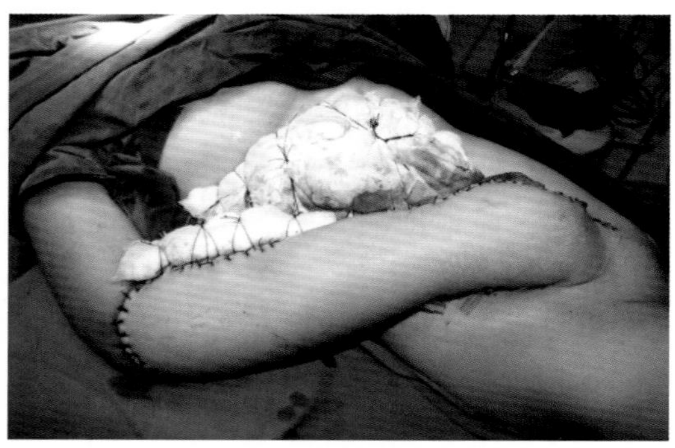

图 33-3　右上肢扩创、带蒂胸腹联合皮瓣修复术后

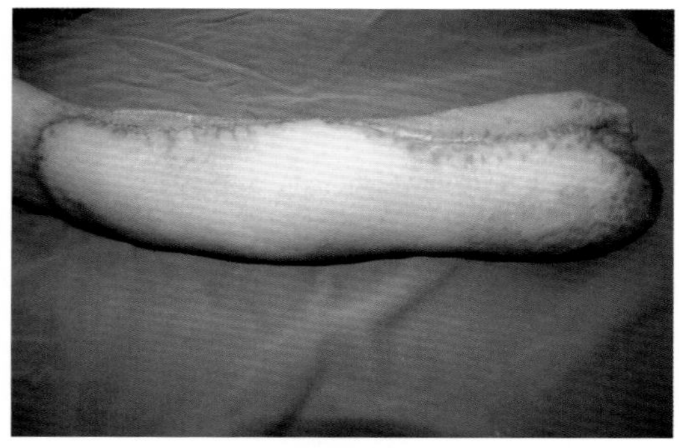

图 33-4　术后 3 个月随访右拇指与保留的示指近节能持物

三、临床讨论

1. *热压伤的早期处理* 根据热压伤的受伤经过、指端血运和感觉情况除及时行焦痂切开减张处理外，还应做前臂深筋膜切开减张，远端要过腕横纹，切断腕横韧带，以释放骨筋膜室张力，解除对尺动脉和桡动脉的压迫，防止骨筋膜室综合征的发生。

2. *创面基底床的准备* 热压伤组织受损严重，除皮肤全层损伤外，还涉及深层的肌肉，甚至于有骨、关节损伤。在切痂、截指后需多次扩创，同时应用负压封闭引流，使创面残留的坏死组织得以清除，以期尽可能多的保留残存的正常组织，为最大限度恢复其功能创造条件。

四、专家点评

脐旁皮瓣的临床应用：腹壁下动脉于腹股沟韧带上 0.7cm 到下 1.3cm 范围，多数起于髂外动脉的前壁；少数起源于股动脉。经腹股沟韧带内 2/5 与 3/5 交界处斜向内上升，于半环线的前方进入腹直肌鞘内，在腹直肌鞘后叶与肌之间上升至脐旁或其附近形成终末支。沿途有 2 列 4 ～ 5 排的肌皮穿支，内、外侧肌皮穿支经腹直肌前鞘内、中 1/3 穿出，分布于腹直肌表面及腹壁前外侧皮肤。这些外侧支呈放射状排列，在脐以上的走向外上，在脐以下的横向外侧，其中最粗最长的肌皮穿支均在脐周。以腹壁下血管为蒂的脐旁皮瓣可以设计成脐下纵行的腹前皮瓣、脐旁横行的脐腰皮瓣、脐上斜形的胸脐皮瓣，也可以将其一起切取形成一个 45cm × 13cm 的长皮瓣用来修复上肢软组织缺损。

胸脐皮瓣联合下腹壁皮瓣的解剖基础：本例右前臂及手背创面有大范围的骨、关节、肌腱等深部组织外露，我们采用以腹壁下血管为蒂的脐下纵行的腹前皮瓣 + 脐旁横行的脐腰皮瓣 + 脐上斜形的胸脐皮瓣，联合以腹壁下浅血管为蒂的下腹壁皮瓣形成一个 45cm × 22cm 的巨大胸腹联合皮瓣修复前臂及手背的深部组织外露创面，周边遗留基底血运良好的创面，采用补充植皮的方法修复。该联合皮瓣包括 2 套血供系统（腹壁下血管、腹壁下浅血管），4 个皮瓣（腹前皮瓣、脐腰皮瓣、胸脐皮瓣及下腹壁皮瓣），8 个皮肤营养血管（腹壁下动脉的 5 个腹直肌肌皮穿支，1 个腰动脉皮支，1 个肋间动脉外侧皮支及腹壁下浅动脉）。该联合皮瓣的血供为双血供系统，除了深层的腹壁下动脉，还有浅层的腹壁下浅动脉。腹壁下浅动脉属于腹壁浅血管系统，自腹股沟韧带下方 5cm 以内的股动脉发出后，指向脐部，在深筋膜深面走行约 1.0cm 后，穿过筛筋膜或阔筋膜进入浅层，多在起始点内侧 1cm 处跨过腹股沟韧带，营养下腹壁外侧皮肤。腹壁下动脉属于腹壁深血管系统，深层血管的肌皮穿支与浅层血管之间有广泛的吻合，从而保证了所形成的巨大胸腹联合皮瓣的血供。

主要参考文献

[1] 刘宗智，钟世镇，孙博，等．以腹壁下血管为蒂设计的肌皮瓣 [J]. 临床解剖学杂志，1986, 4(4):210-213.

[2] 刘宏波，朱军，董娜，等．改良胸脐皮瓣修复四肢超长软组织缺损 [J]. 中华整形外科杂志，2019, 35(5):476-478.

病例 34　岛状胸脐皮瓣修复外阴癌切除后缺损一例

一、基本资料

患者女，51 岁，因外阴痒 2 个月，出现新生物 10 余天，于 2010 年 12 月 7 日入妇产科。既往有糖尿病史 6 年。10 年前行胆囊切除术。

入院查体：T：36.4℃，P：76 次 / 分，R：20 次 / 分，BP：110/60mmHg。肥胖，心肺无明显异常。

专科情况：阴蒂部位见直径 2cm 赘生物，表面毛糙，充血，触之易出血。

诊断：外阴癌 Ⅱ 期、2 型糖尿病。

入院后查血、尿、粪常规、凝血系列、血生化全套，心电图、X 线胸片、头颅 CT，除血葡萄糖 10.78mmol/L 外，均正常。盆腔 MRI：子宫肌瘤，外阴部软组织肿块，外阴癌可能性大，双侧腹股沟见肿大的淋巴结。创面培养出溶血葡萄球菌、链球菌。

阴蒂赘生物活检病理报告：外阴高分化鳞癌。经术前准备、药物控制血糖后，于 12 月 18 日在连续硬膜外麻醉下行外阴癌根治术 + 双侧腹股沟淋巴结清扫术。术后静滴头孢曲松钠防治感染，继续药物控制血糖。病理报告：外阴高分化鳞癌，边缘及基底部未见癌累及，右侧腹股沟淋巴结（0/8）及左侧腹股沟管淋巴结（0/5）未见癌累及。术后 1 周切口出现红肿，伴发热；第 10 天，切口有脓性分泌物，依据术前创面培养结果改用敏感的万古霉素 5d，感染控制，但切口已经裂开，渗出多。于 2011 年 1 月 6 日因外阴癌根治术后切口裂开及双侧腹股沟淋巴结清扫术后淋巴漏 19d 转入烧伤整形科修复创面。检查：会阴有 15cm × 5cm，双侧腹股沟均有 8cm × 4cm 皮肤及皮组织缺损，创面渗液多，创缘部分皮肤、皮下脂肪及耻骨前骨膜呈灰白色坏死（图 34-1）。创面培养出肺炎克雷伯菌。经药物控制血糖、多普勒探测腹壁下血管及其脐旁穿支等术前准备。

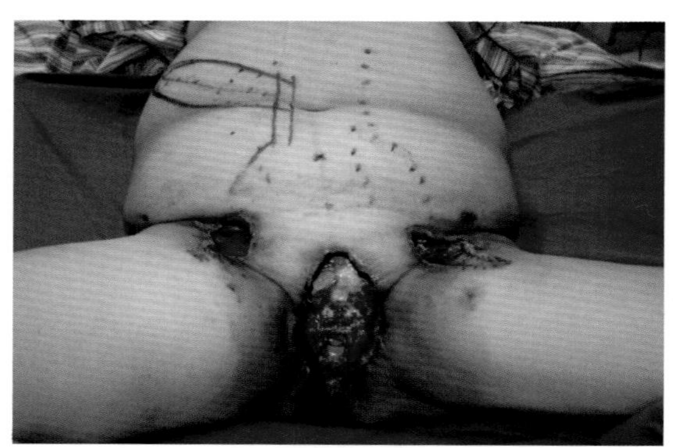

图 34-1　会阴及双侧腹股沟皮肤缺损创面

二、诊疗经过

于 2011 年 1 月 11 日连续硬膜外麻下行会阴及双侧腹股沟扩创 + 腹壁下血管蒂岛状胸脐皮瓣及双侧下腹壁旋转皮瓣修复术。术中患者取截石位，切除会阴及左、右腹股沟创面边缘坏死的皮肤及皮下脂肪组织、刮除创面水肿的肉芽组织分别形成 17cm × 7cm；10cm × 6cm；10cm × 6cm 的新鲜创面。按术前设计，距腹正中线 2cm 切开皮肤及腹直肌前鞘，自后鞘从内向外剥离腹直肌，见腹壁下血管束自髂外动、静脉向内上经腹直肌后鞘下缘的半环线入肌。切开皮瓣自深筋膜下从远端向蒂部掀起皮瓣到腹直肌外缘，在脐旁见自前鞘穿出的 3 个穿支进入皮瓣，切开其周围的前鞘呈盘状，纵行劈裂腹壁下血管束两侧的肌肉，使血管束周围带有 1cm 的肌袖形成 19cm × 8cm 的腹壁下血管蒂岛状胸脐皮瓣（图 34-2）。切开腹股沟创面到外阴创面之间的皮肤，在留置导尿管后将胸脐皮瓣经腹股沟韧带前转移到外阴修复创面。于双侧下腹壁设计旋转皮瓣，切开、剥离后向内下旋转修复腹股沟创面（图 34-3）。于皮瓣下放置引流条后，用 1-0 丝线与创缘缝合。皮瓣供区创面分皮下及皮肤两层间断缝合。术毕见皮瓣血运良好，用敷料包扎。术后屈膝位，继续药物控制血糖，依据创面培养选用敏感的头孢哌酮 / 他唑巴坦防治感染。

术后经过顺利，14d 拆线，皮瓣成活，会阴切口愈合良好；但双侧腹股沟切口仍然有淋巴漏。3 周后，行双侧腹股沟扩创缝合术；修薄胸脐皮瓣再造阴道口及尿道口。

随访 3 个月，再造外阴形态满意（图 34-4）。

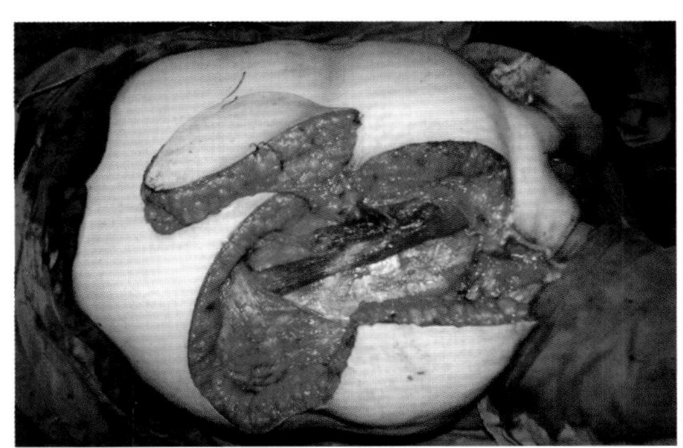

图 34-2　腹壁下血管蒂岛状胸脐皮瓣形成

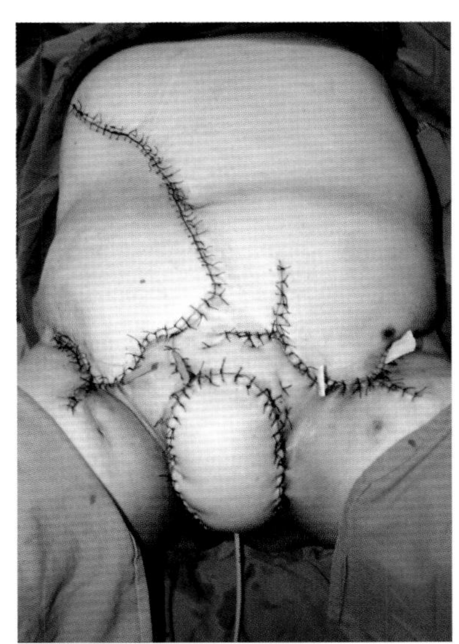

图 34-3　双侧下腹壁旋转皮瓣修复腹股沟创面，胸脐皮瓣修复外阴创面

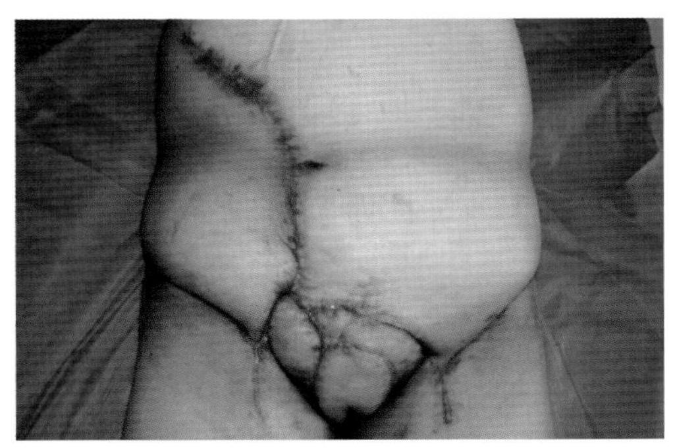

图 34-4　胸脐皮瓣修薄再造阴道口及尿道口 3 个月后随访

三、临床讨论

患者既往有糖尿病史6年余，血糖控制不理想亦是切口难以愈合的原因之一。患者以口服二甲双胍0.5g，3次/天，吡格列酮15mg，1次/天，餐前皮下注射优泌林70/30早24U，晚16U，血糖难以控制。将餐前皮下注射优泌林70/30增加到早38U，晚24U，血糖才得以控制。双侧腹股沟淋巴结清扫术后淋巴漏，是淋巴结清扫术后比较常见的并发症。淋巴结清扫术后早期常出现切口淋巴漏，通过常规的换药治疗创面难以已愈合。可以通过局部引流、压迫或负压封闭引流来处理，以减少淋巴液漏出对切口愈合的影响，等待创面形成的瘢痕收缩将淋巴管断端压闭。

四、专家点评

外阴癌根治术后切口裂开与张力过大有关。外阴部皮肤肿瘤扩大切除术后创面缝合张力大时，应采用皮肤移植或皮瓣转位的方法来修复。若勉强直接拉拢缝合，必然会导致切口裂开。而一旦切口裂开，随之而来的切口感染则不可避免。这是切口不能Ⅰ期愈合的常见局部原因。腹壁下血管蒂长，形成的岛状胸脐皮瓣旋转可修复胸、腹壁、腹股沟髋部和大腿等部位的创面。本例将其用于外阴再造。腹壁下动脉多数起于髂外动脉的前壁，经腹股沟韧带内2/5与3/5交界处斜向内上升，于半环线的前方进入腹直肌鞘内，在腹直肌鞘后叶与肌之间上升至脐旁，沿途有2列4～5排的肌皮穿支，其中以脐旁穿支最粗，与肋骨平行、指向肩胛下角，并与肋间动脉外侧支吻合，这是腹壁下血管蒂岛状胸脐皮瓣的解剖基础。

主要参考文献

[1] 刘安铭，邹永根，罗旭超，等．胸脐岛状皮瓣修复髋部和大腿骨外露的临床应用[J]．实用骨科杂志，2018, 024(008):751-753.

[2] 范启申，王世明，张尔坤，等．胸脐皮瓣的解剖研究与临床应用[J]．中华显微外科杂志，1987, 10(3):129-131.

病例35　腹腔镜下带蒂小肠袢阴道再造术

一、基本资料

患者女，22岁。主诉：青春期无月经来潮检查发现无阴道5年余。患者于5年前因青春期无月经来潮于外院行相关检查考虑“先天性无阴道”，未予以治疗，今为进一步治疗就诊我院。患者一般状况良好，生命体征平稳，精神心理状态稳定，无既往基础疾病。

专科查体：女性体态，乳房发育正常，外阴女性型，外观正常，阴毛生长均匀，尿道开口正常，尿道口后方无阴道开口，局部皮肤无红肿破溃。

肛门指检：肛周外观平整，肛门指检未扪及明显肿块，未及宫颈，指套无染血。

盆腔MRI显示：双侧附件区上方异常信号影，子宫及阴道未见显示，盆腔少许积液。

入院诊断：先天性无阴道。

二、诊疗经过

院后完善相关术前检查，未见明显手术禁忌证。本例患者鉴别诊断：①女性假两性畸形：染色体应为46，XX，根据患者专科查体及盆腔影像学检查可鉴别排除。②真两性畸形：同一患者体内睾丸与卵巢并存，该患者有卵巢，无子宫及阴道，根据患者影像资料可鉴别。结合患者为青年女子，制订手术方案如下：腹腔镜下带蒂小肠袢阴道再造术。手术及治疗简要过程如下。

腹腔镜下带蒂小肠袢阴道再造术：

1. 全麻成功后，患者取截石位，常规消毒铺巾。

2. 先取脐下切口，穿刺进腹。CO_2 人工气腹，气腹压力：12mmHg，腹腔镜探查小肠，确定回肠位置，取右下腹一处，左下腹两处穿刺点，距回盲部约1m设计切取肠袢约15cm，分离肠系膜，彻底止血后，使用切割闭合器切取肠袢（图35-1）；将两侧切口拉近，行侧侧吻合（图35-2），并缝合两个吻合肠袢肠系膜间隙。

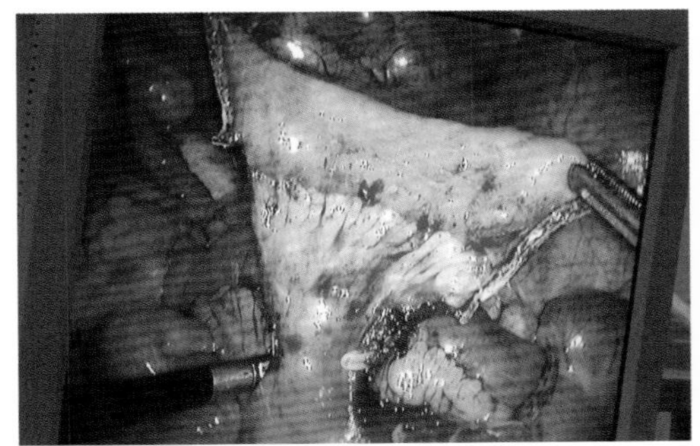
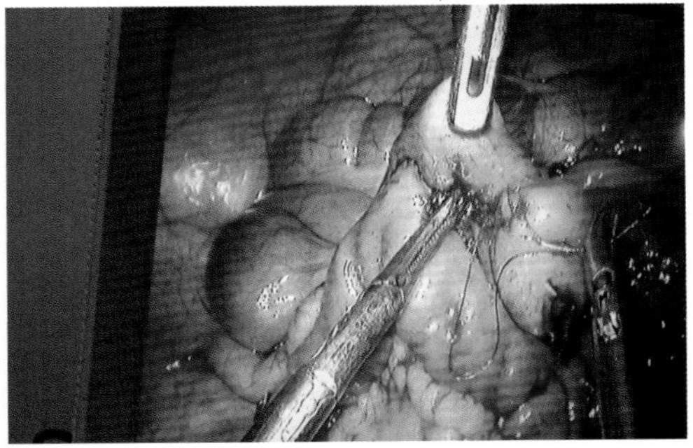

图35-1　使用切割闭合器切取肠袢

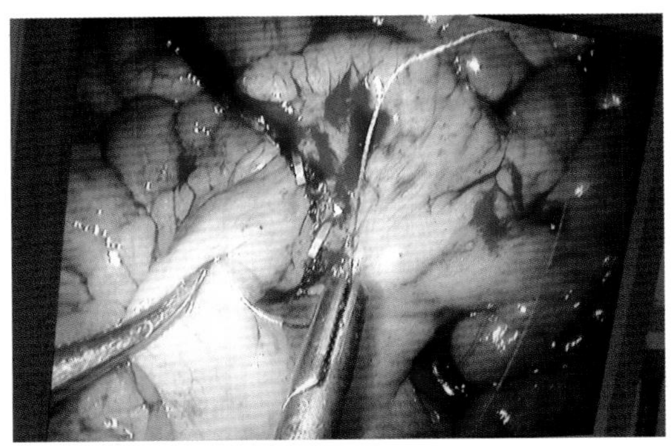

图35-2　残余回肠行侧侧吻合

3. 行阴道腔穴成形手术，显露外阴前庭，插入导尿管，于正常阴道开口处做“X”形切口。术者左手示指伸入直肠内作引导，防止在分离阴道腔隙过程中穿破直肠；采用液压法造穴，右手持硬膜外穿刺针水平方向进入4～6cm，再沿直肠生理弧度稍向下方伸入10～12cm，拔除针芯，回抽无血、无尿、无气后，注入肾上腺素生理盐水溶液200ml，边注射边退针，拔针后用两示指伸入腔隙继续扩大腔穴，以能容纳三指为宜（图35-3），以示指为引导，在腹腔镜下将直肠子宫陷凹处腹膜打开。

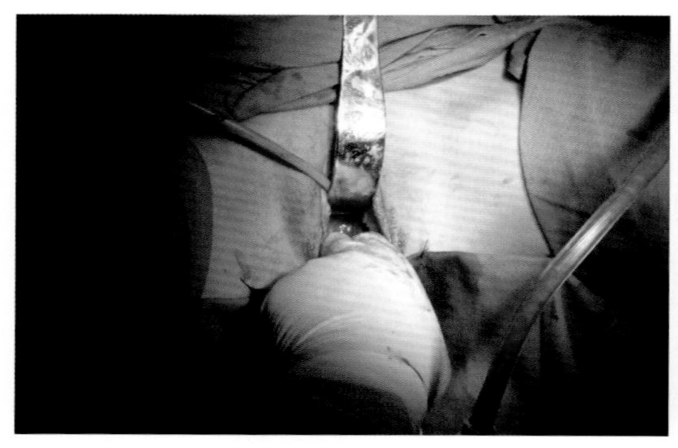
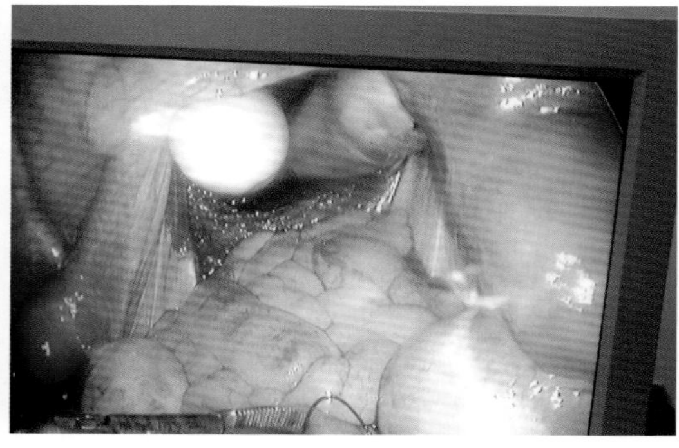

图 35-3　扩大阴道腔穴约三指

4. 将切取小肠一端缝线作为牵引（图 35-4），从腹膜开口处将小肠送入阴道腔穴中，使小肠外膜与腔穴组织面相互对合贴紧形成阴道，将小肠与阴道口交叉缝合固定（图 35-5），阴道内部用碘仿纱条填塞，阴道口缝合数针，行包裹式包扎，再造阴道腔穴留置橡胶引流管一根（图 35-6），术毕。

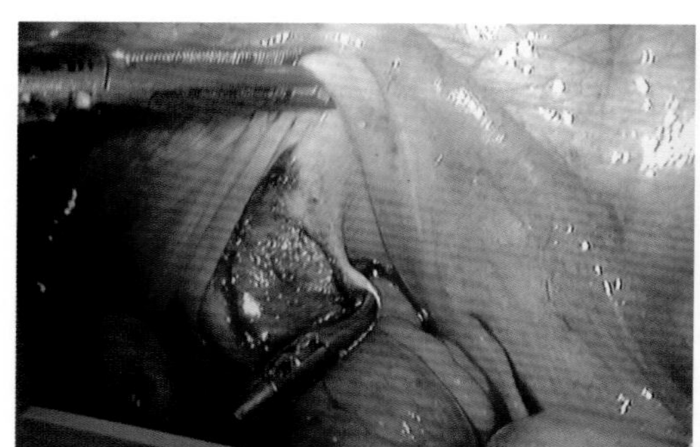
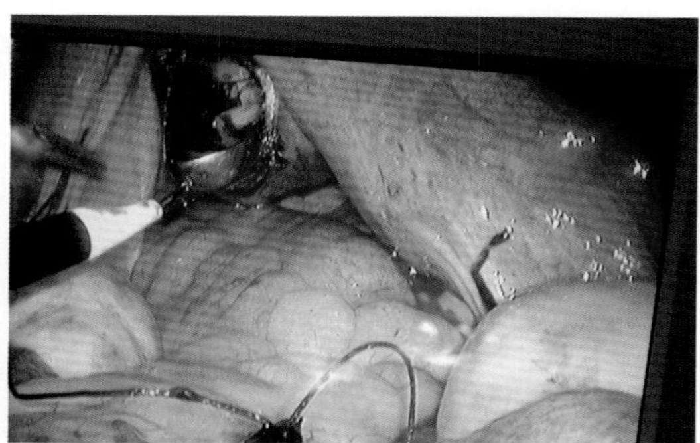

图 35-4　将切取小肠一端缝线作为牵引

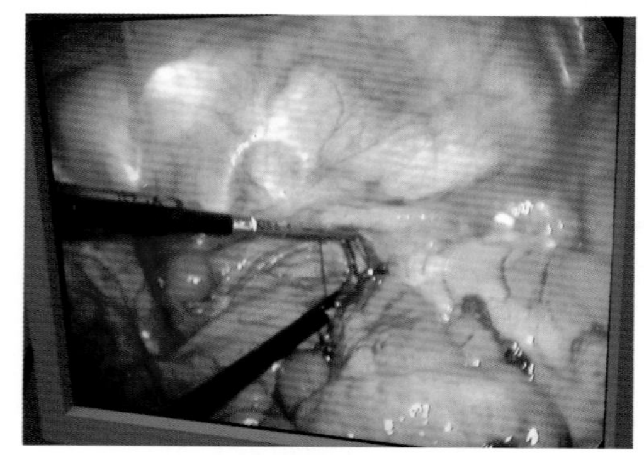

图 35-5　回肠与腔穴缝合固定

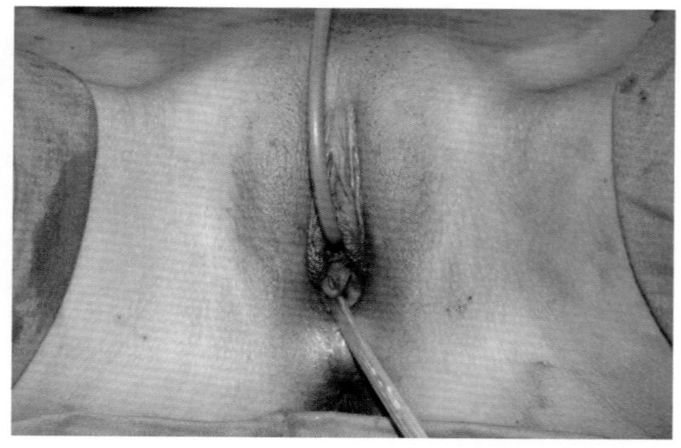

图 35-6　术后放置引流管，阴道内部碘伏纱布填塞

5. 手术顺利，麻醉满意，术中出血约 100ml，术后患者安返病房。

患者术后第二天血常规 WBC：$15.2 \times 10^9/L$ ↑；中性粒↑ 78.2%，考虑到患者术区位于会阴部，且切去肠袢为远端回肠，肠腔内菌群较多，故需延长抗生素使用时间，同时予以止血、补液等对症治疗。术后 10d 后，患者一般情况良好，换药探查再造阴道腔可容纳两指，黏膜面完整，可见少量淡黄色肠液分泌，准予出院。

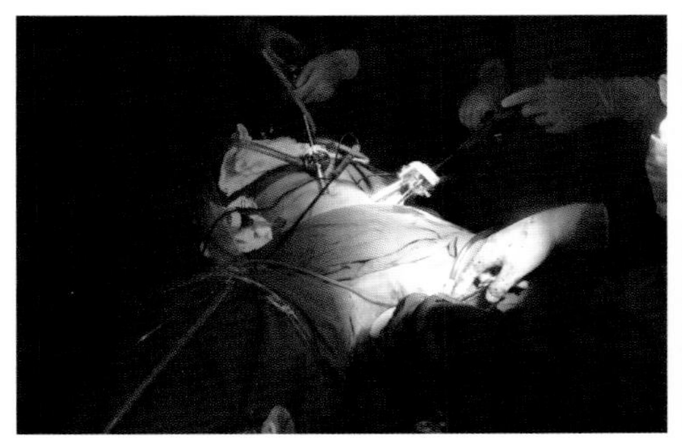
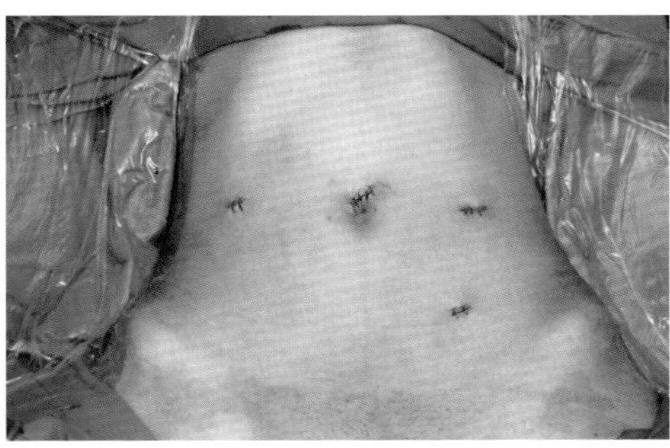

图 35-7　术中腹腔镜操作及腹部打孔示意图

三、临床讨论

1. *先天性无阴道*　先天性无阴道（congenital absence of the vagina）又称 MRKH 综合征（Mayer-von Rokitansky-Küster-Hauser Syndrome），新生女婴中患病率约为 1/5000，但此数据仍缺乏证据。目前多认为先天性无阴道是由于某些致畸因素的影响，导致基因突变，在胚胎发育过程中副中肾管未发育或副中肾管尾端发育停滞未向下延伸，阴道板不能形成所致的一种先天性发育缺陷。患者通常具有 46，XX 染色体核型，除阴道缺失外智力与体格大多发育正常，由于卵巢性腺激素的产生是正常的，第二性征的发展和青春期进展正常，具有典型的女性第二性征和性心理，乳房和阴毛发育正常，女性血清睾酮和青春期雌二醇水平正常，初次就诊多因青春期原发性闭经，严重影响患者生活质量。影像学检查中 MRI 在显示详细的 Müllerian 结构（残余子宫或完全不发育），包括残余子宫中的子宫内膜方面优于计算机断层扫描（CT）。MRI 还能显示卵巢和胚胎外畸形，与腹腔镜检查具有高度一致性。青春期前子宫的影像诊断应谨慎，因为存在假阳性地风险。对于前庭陷窝较深、模具扩张后能满足患者，使用顶压法阴道成形的方式来创造一个足够的直径和长度的阴道，但是要注意避免扩张器压迫尿道导致继发性损伤。也有研究表面重复可以创造出一个有功能的阴道。先天性无阴道通常无须尽早治疗，因为儿童是无法耐受和配合医师在他们的体内长时间放置扩张器的，因此儿科外科医师、泌尿科医师和妇科医师应该避免为患有 MRKH 的女孩早期创造阴道。手术方式再造阴道各有利弊，术式包括阴唇皮瓣代阴道（williams 法）、前庭黏膜上提术（Vecchietti 手术）、腹膜代阴道法、乙状结肠 / 回肠代阴道成形术、Mclndoe 法、胎儿皮代阴道、羊膜代阴道、口腔代黏膜、头皮代黏膜和组织工程学技术等。

2. *带蒂小肠袢阴道再造术*　选择距回盲部约 1m 的肠袢，一方面，该部位肠袢口径更符合正常阴道口径；另一方面，该部位肠系膜弓形成的蒂部长短合适，满足回肠袢转移至阴道的同时，不影响肠道功能。切取肠袢长度以转移至阴道腔穴后与再造阴道外口无张力吻合为原则，转移后肠管牵拉至外阴，多余肠管可予以切除，根据阴道正常解剖特征，一般切取 12 ～ 15cm 回肠袢为宜，肠管过短，肠管与阴道口缝合后张力过大，术后增加肠管血运障碍风险且会影响术后效果。

四、专家点评

本术式具有以下优点：①随着腔镜技术的发展，腹腔镜下肠袢切取技术已成熟，患者副损伤小，术后肠道功能恢复快，一般术后24h内恢复肛门排气，本组无肠梗阻、肠瘘等肠道手术并发症发生。②肠袢切取与液压造穴可同时进行，大大缩短手术时间。③处女膜痕迹中心处做“X”形切口，减少了阴道口皮肤回缩的牵拉力，同时远端肠管可做斜形切除，从而增加阴道口口径，可有效避免阴道口狭窄。④再造阴道壁黏膜柔软、腔隙宽敞，肠道少量的肠液分泌，可起到阴道自净及润滑作用，更符合阴道的生理要求。⑤可避免皮瓣法阴道再造术后，部分患者阴道外口出现阴道脱垂表现，同时会阴部无可见瘢痕。⑥先天性无阴道或男性假两性同体患者，一般均有不同程度的自卑心理，该法仅腹部遗留腹腔镜切口瘢痕，切口小而隐蔽，更易被患者接受。

本术式缺点及术中注意事项：术后早期肠液分泌较多，但肠液无明显异味，一般3个月后肠液分泌会逐渐减少。术中切取肠袢长度适中，以与阴道口无张力缝合为宜，多余肠管可予以切除，肠管过长是肠液分泌量多的原因之一。切取肠管，有发生肠梗阻、肠瘘等肠道手术并发症的风险，术中注意以下操作可明显降低肠道并发症的发生：①术中肠袢切取后应缝合关闭肠系膜，以防止局部肠管嵌顿发生肠梗阻可能；②直肠膀胱窝处腹膜开口大小适中，以能容纳2指为宜，开口过大，腹腔内容物有从腹膜开口脱出并发生嵌顿风险，开口过小，会导致转移肠袢血运障碍可能；③切取肠袢后，肠管需确切吻合，以防止肠瘘的发生。

主要参考文献

[1] 李文娟 . 先天性无阴道的治疗进展 [J]. 医学临床研究 , 2011, 28(3):532-534.

[2] 黄向华 . 先天性无阴道的手术治疗 [J]. 实用妇产科杂志 , 2009, 25(9):516-518.

[3] 王淑琴 , 谭谦 , 林樾 , 等 . 腹腔镜下带蒂回肠襻转移阴道再造术 [J]. 中国美容医学 , 2018, 27(11):10-13.

[4] Aittomaki K, Eroila H, Kajanoja P. A population-based study of the incidence of Mullerian aplasia in Finland [J]. Fertil Steril, 2001, 76:624-625.

[5] D’Alberton A, Santi F. Formation of a neovagina by [J]. Obstet Gynecol, 1972, 40:763-764.

[6] Herlin MK, Petersen MB, Brännström M. Mayer-Rokitansky-Küster-Hauser(MRKH)syndrome: a comprehensive update[J]. Orphanet J Rare Dis, 2020, 15(1):214.

[7] Laufer MR. Congenital absence of the vagina: in search of the perfect solution. When, and by what technique, should a vagina be created？ [J] Curr Opin Obstet Gynecol, 2002, 14(5):441-444.

病例 36　预制尿道髂腹股沟皮瓣阴茎再造术

一、基本资料

患者男，25岁。主诉：发现无月经8年，睾丸下降术后1年。患者出生后自认性别为女性，8年前进入青春期后月经迟迟不来潮且双侧乳房不发育，1年前就诊于徐州人民医院，查染色体示“46，XY”，腹部B超示无子宫，双侧隐睾。全麻下行“双侧睾丸下降”，术后恢复良好。现为进一步治疗复诊本院，门诊拟“男性假两性畸形”收治入院。患者一般状况良好，生命体征平稳，精神心理状态稳定，无既往基础疾病。

专科检查（图36-1）：男性外貌，喉结不明显。双侧乳房未发育，外阴形态异常，双侧睾丸分离，阴茎发育短小，尿道口位于阴茎根部下方，尿道口后方可见类似处女膜样结构，棉签探查为一深约2cm的盲端，外阴女性型，外观正常，阴毛呈倒三角分布，较浓密，阴蒂阴唇形态可，尿道开口正常，阴道开口可容纳一指半。

入院后完善各项辅助检查，盆腔多普勒超声示：盆腔空虚，未见女性性腺器官。

入院诊断为：男性假两性畸形。

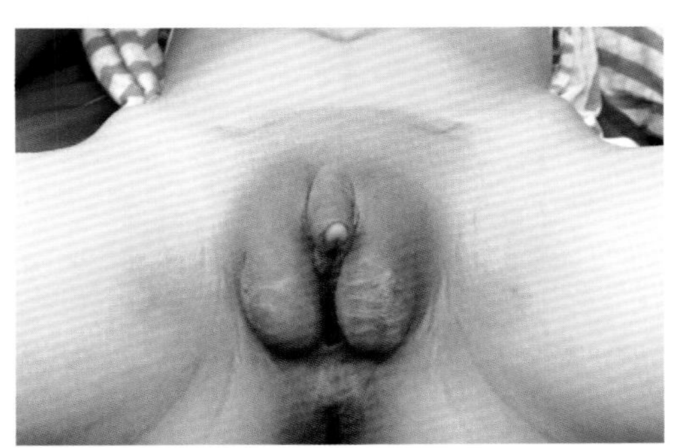

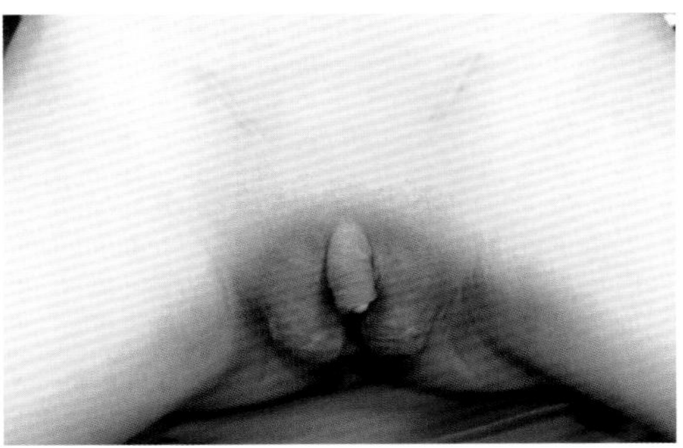

图36-1　患者第一次手术前会阴部外观，可见外阴女性型

二、诊疗经过

入院后完善相关术前检查，未见明显手术禁忌证。本例患者鉴别诊断：

女性假两性畸形：染色体应为46，XX，根据患者染色体及盆腔影像学检查可鉴别排除。

真两性畸形：同一患者体内睾丸与卵巢并存，该患者无卵巢，根据患者B超可鉴别。

结合患者情况，制订手术方案如下：一期行“阴道封闭术＋尿道成形术”，二期行“尿道预制术＋取皮植皮术＋会阴部整形术”，三期“髂腹股沟皮瓣阴茎再造术＋肋软骨切取术＋阴茎海绵体支架成形术＋尿道成形术＋取皮植皮术”。

手术及治疗简要过程如下。

（一）阴道封闭术＋尿道成形术

1. 患者取截石位，麻醉满意后常规消毒铺无菌巾单、留置24号导尿管。

2. 充分暴露阴道，切除尿道口后方类似处女膜样组织，并完整切除阴道盲端黏膜组织，充分止血后缝合封闭阴道外口。

3. 在左右睾丸内侧黏膜设计自尿道口至阴茎头处宽约0.8cm长条形黏膜瓣，切开黏膜，沿切缘皮下分离后将黏膜瓣包绕尿管，并缝合形成尿道内膜，两侧切口沿皮下向两侧分离形成任意皮瓣，充分止血后缝合两侧黏膜，包绕导尿管形成尿道外膜（图36-2）。亚甲蓝注水试验证实无渗漏后缝合外侧皮肤。

4. 术毕，术程顺利，术中麻醉满意，术中出血约40ml。

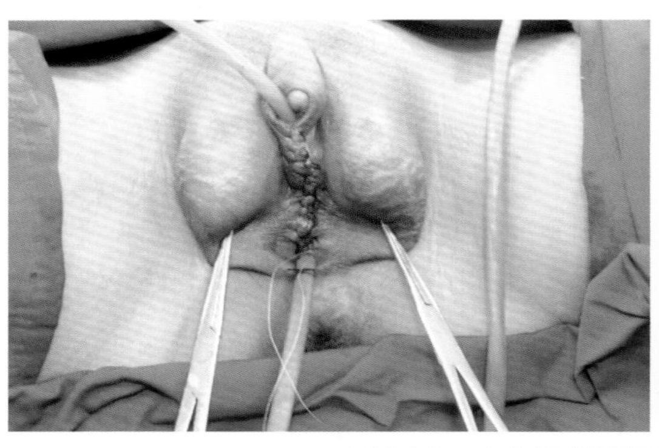
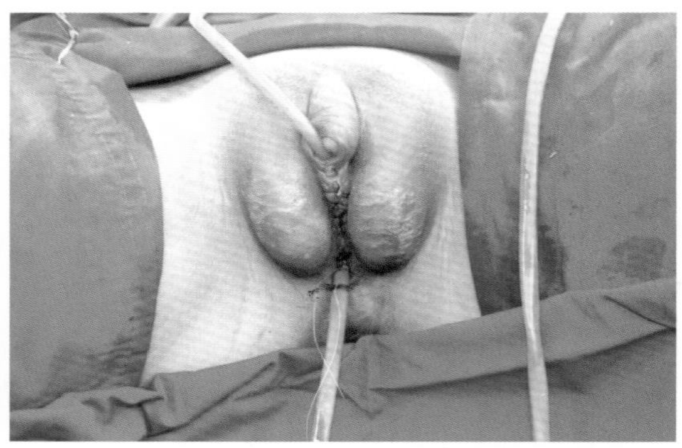

图 36-2　患者阴道封闭术、尿道成形术术后外观

（二）尿道预制术 + 取皮植皮术 + 会阴部整形术

1. 麻醉满意后，患者取仰卧位，常规消毒、铺巾。

2. 取右上臂内侧全厚皮片大小约 2.5cm × 10cm，供区用 4-0 薇乔、5-0 普里灵分层间断缝合。

3. 将皮片内翻包裹缝合 24 号导尿管（图 36-3），预设计右下腹髂腹股沟皮瓣，将预置尿道沿血管蒂延长线方向埋置于皮瓣下方脂肪浅层，并缝合固定（图 36-4）。

4. 于两侧睾丸内侧切开皮肤及皮下组织并设计连续三角皮瓣，仔细对合后用 4-0 薇乔缝合，形成阴囊整体外观，皮瓣下方留置皮片引流一枚（图 36-5）。

5. 手术顺利，术后安返病房。

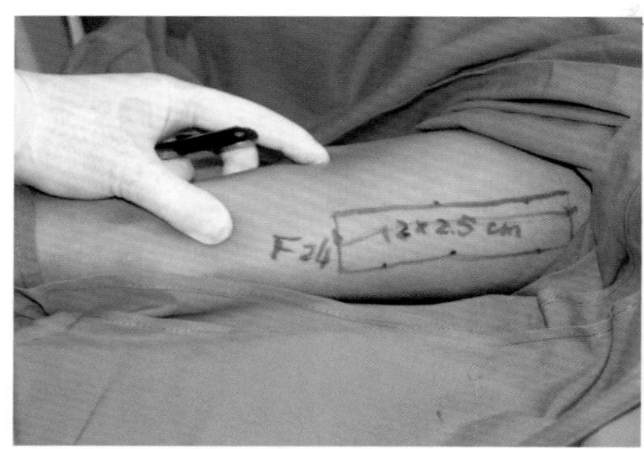

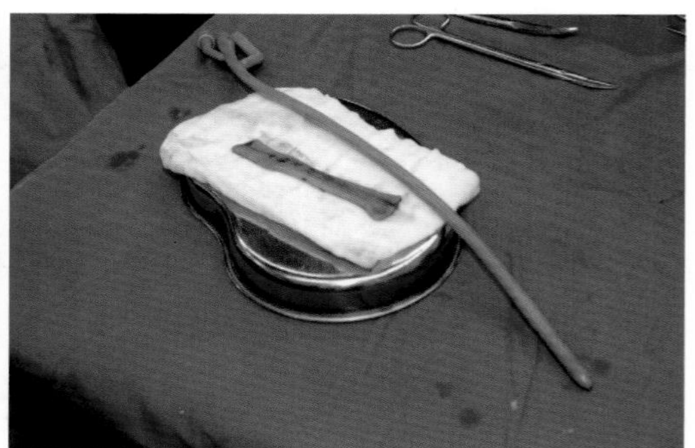
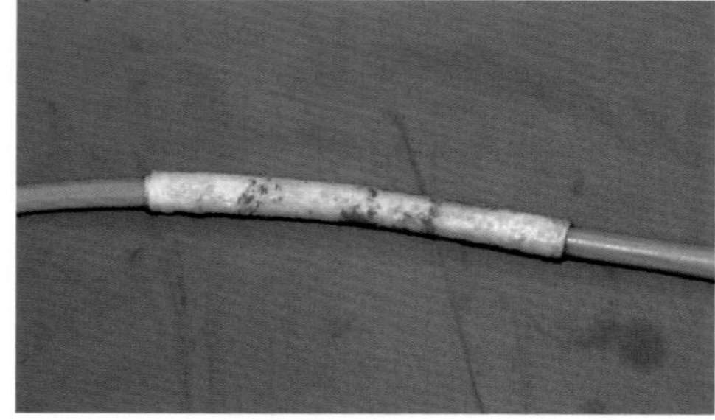

图 36-3　取右上臂内侧全厚皮片 2.5cm × 10cm，包裹缝合 24 号导尿管

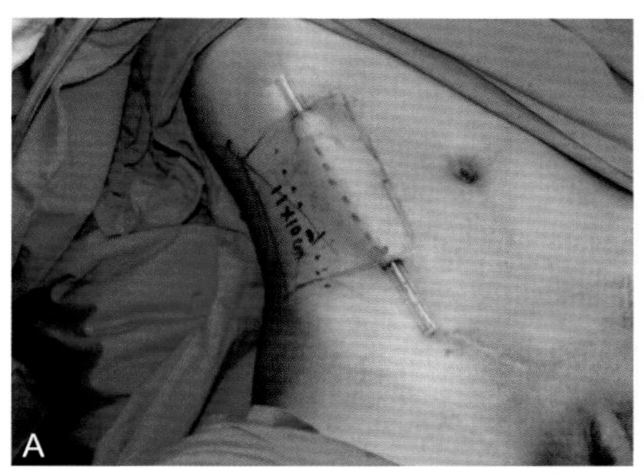
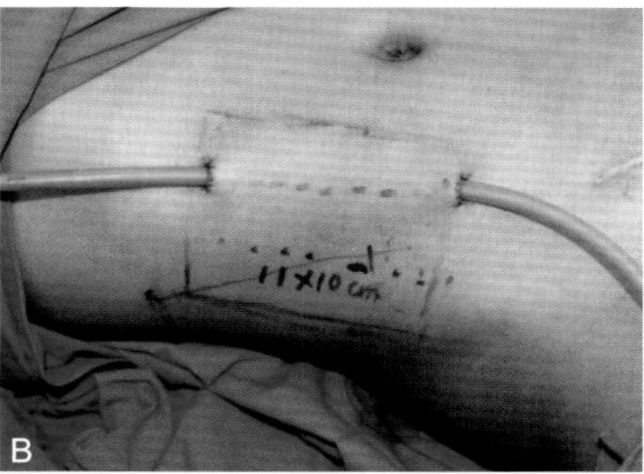

图 36-4　预制尿道埋植

A. 设计右季肋预制尿道埋植受区；B. 预制尿道埋植于右侧季肋区皮下

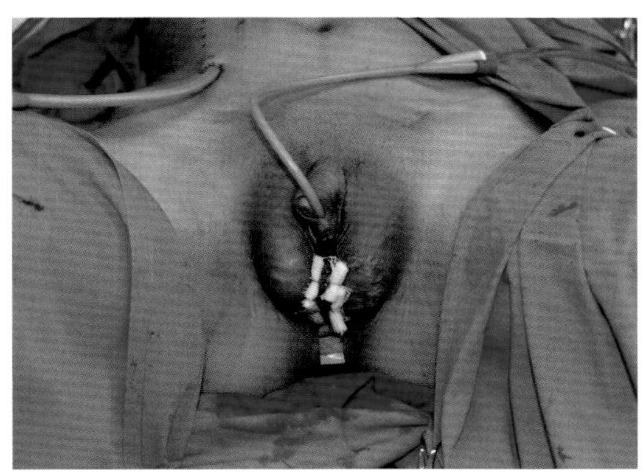

图 36-5　会阴部整形后外观，缝合睾丸中间皮肤

髂腹股沟皮瓣阴茎再造术 + 肋软骨切取术 + 阴茎海绵体支架成形术 + 尿道成形术 + 取皮植皮术。

1. 患者取仰卧位，麻醉满意后，术区常规消毒铺巾。

2. 设计右下腹髂腹股沟皮瓣（大小 11cm × 10cm）并以亚甲蓝标记，多普勒血流探测仪探测皮瓣蒂部血管走向，沿设计线切开皮肤及皮下组织至深筋膜层，沿深筋膜表面由皮瓣远端向近端分离，多普勒血流探测仪探查近端血管蒂部，明确血管位置及血管走向后，沿血管走向方向设计皮肤切口至耻骨联合，切开皮肤至真皮深层，皮下沿真皮深层向两侧仔细分离，注意保护深层蒂部血管，自远端向近端仔细分离血管蒂部，将皮瓣转移至计划位置，检查蒂部张力适中，无明显扭转，皮瓣血运良好，创面彻底止血，皮瓣保护备用（图 36-6）。

3. 右上腹第 7 肋间设计 5cm 切口线，沿设计线切开皮肤、皮下组织至肋软骨骨膜表面，尖刀沿肋软骨正中纵行切开肋软骨骨膜至肋骨表面，骨膜剥离子沿骨膜下钝性分离，游离肋软骨，切取长约 10cm 肋软骨（图 36-7），充分止血后，检查胸膜完整后，逐层缝合关闭切口；将肋骨用 2-0 薇乔缝合于皮瓣内侧正中，形成支架，翻卷缝合皮瓣边缘形成柱状外观。

4. 以亚甲蓝标记阴茎腹侧及冠状沟切口，完整分离包皮与海绵体，保留系带处皮肤，转移皮瓣至阴茎部，缝合皮瓣边缘，去除多余皮肤（图 36-8）。

5. 皮瓣供区血管蒂部区域间断缝合后测量腹壁约 15cm × 10cm 皮肤缺损，于右大腿外侧气动取皮刀切取相应大小断层皮片，取皮区无菌敷料覆盖，均匀加压包扎。切取皮片 11 号尖刀均匀打孔后备用，右腹部冲洗彻底止血后，将皮片缝合固定于腹壁缺损处并打包固定（图 36-9），腹带加压包扎。手术顺利，术中出血少，术后患者安返病房。

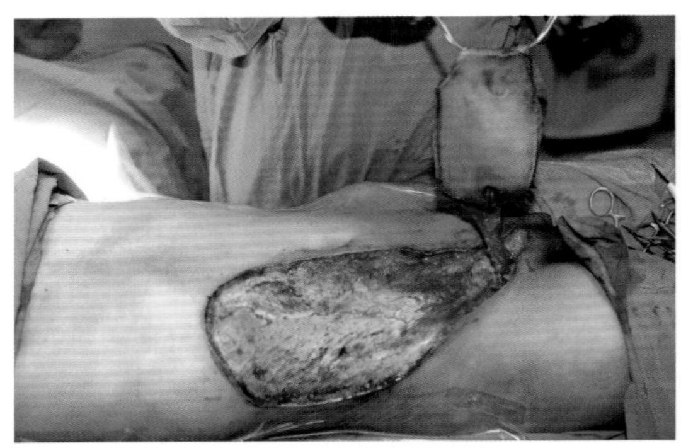

图 36-6　右上腹带蒂皮瓣

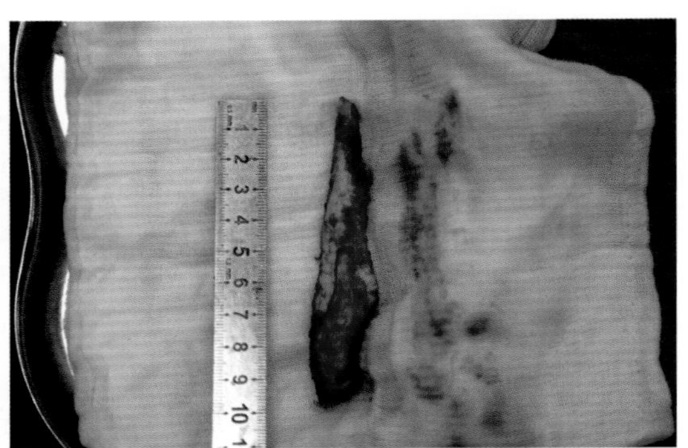

图 36-7　切除游离肋软骨 10cm

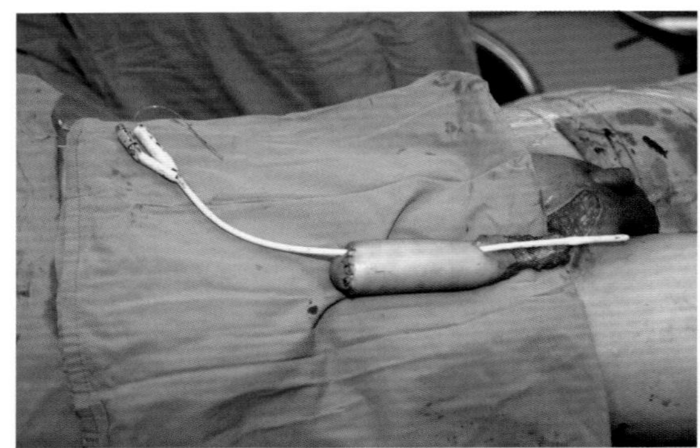

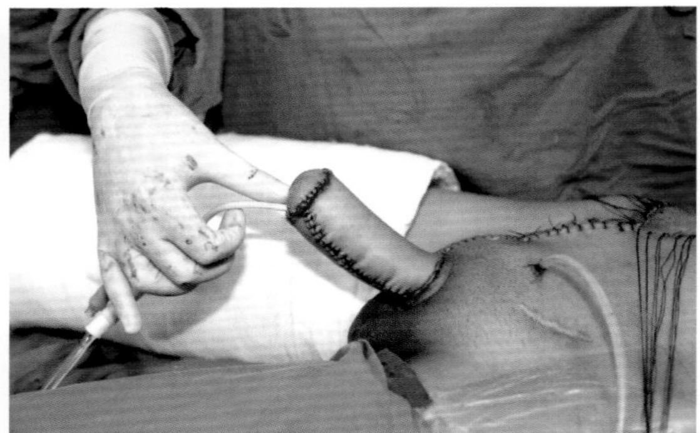

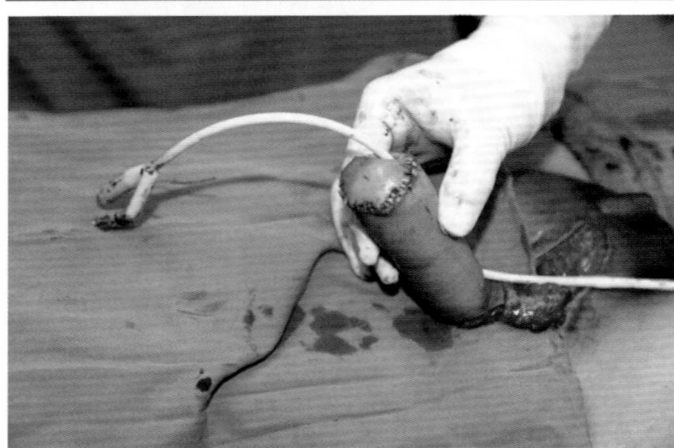

图 36-8　带蒂皮瓣包裹自身原有阴茎，肋骨缝合于皮瓣内侧，形成支架，缝合外观形成柱状外观

三、临床讨论

1. 男性假两性畸形　男性假性畸形是指患者性染色体为 46，XY，性染色质阴性，具有睾丸但是其外生殖器外观与其性别不一致。例如患者有 46，XY 核型及睾丸，但其有分辨不明的生殖器或完全的女性表现型。此病潜在已知发病机制包括永久性苗勒管综合征（PMDS），雄激素不敏感，和类固醇 5α-还原酶缺乏 3 类。

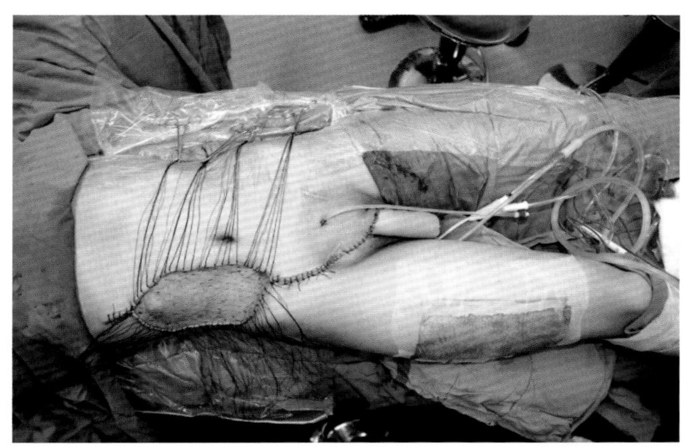

图 36-9　右侧大腿取皮片拉网移植于右腹部皮瓣供区

（1）持续性苗勒管综合征（PMDS）：是一种以男性子宫和输卵管持续存在为特征的疾病。46,XY 男性以发育良好的苗勒管衍生物为特征，有隐睾和其他正常的男性内外生殖器。单侧隐睾、腹股沟疝合并患儿睾丸横过移位是 PMDS 的常见表现（80%），子宫、输卵管和两个睾丸都在疝囊中。

（2）睾丸女性化综合征：是男性假两性畸形较为常见的类型，根据其生理发生机制又称为遗传性雄激素不敏感综合征（the inherited disorder androgen insensitivity syndrome，AIS）。由于 X 染色体决定雄激素受体基因突变，靶细胞雄激素受体缺失，雄激素无法发挥生物效应，影响男性化发育。同时睾酮经芳香化酶催化转变为雌激素，雌激素受体未受影响，则表现出女性第二性征。

（3）类固醇 5α - 还原酶缺乏：是一种常染色体隐性双性疾病，由 5α - Ⅱ型还原酶基因突变引起。典型表现是发育不全的男性生殖器和前列腺。在青春期初期，尽管仍然缺乏二氢睾酮，但他们的睾丸激素水平会正常地升高。它们的肌肉组织像其他成年男性一样发育。青春期后，有这种情况的男性阴毛和体毛大量缺乏。

2. 阴茎再造术　Bogoras（1936）是最早用皮管法构建阴茎外科医师，此后皮肤皮瓣逐渐取代传统的带蒂管状皮瓣用于阴茎重建。传统皮管法阴茎再造术，因皮管内无固有轴向血管，需要通过“皮瓣延迟”机制保证存活，即使如此仍有皮管远端坏死发生。轴型皮瓣因包含知名动静脉，使得手术成功率大大增加。腹壁及髂腹股沟带蒂皮瓣标志着最初皮管法向轴型皮瓣法的转变。目前应用的皮瓣种类很多，如下腹部带蒂筋膜皮瓣、脐旁岛状皮瓣、前臂游离皮瓣等。另外，再造阴茎是否有足够的硬度以满足性生活需要，是手术成功与否另一重要标准。阴茎支撑体有自体软骨、骨及人工假体。Bogoras 皮管法构建的阴茎采用肋软骨支撑，此方法至今仍在使用。但是自体软骨移植远期易变形或吸收，并且永久勃起也会给患者带来不便。

人工阴茎假体由惰性材料制成，分为可膨胀和不可膨胀两种。人工假体不仅使再造阴茎获得硬度，还可以随意调节阴茎角度。有研究比较自体软骨支撑体和混合自体软骨 + 膨体支撑体材料再造阴茎远期外观形态，表明单纯自体软骨由于组织量较少，远期阴茎头表明松软，会形成“鲨鱼头”外观，而混合支撑体由于使用膨体构建龟头支撑形态，远期阴茎头形态稳定较理想。然而由于植入人工假体的阴茎缺乏感觉，假体对阴茎皮肤长期压迫可能造成缺血坏死或感染，因此，学者提出通过吻合神经来降低人工假体并发症对发生率。此外，尿道吻合口狭窄和尿道瘘也是阴茎再造术后常见对并发症。尿道内毛发生长，长期会形成尿道结石，因此往往采用毛发较少区域设计尿道。

理想的再造阴茎应该满足以下几点要求：①阴茎外形接近正常，并且有良好的触觉及性感觉。②能够满足基本功能，包括排尿和性生活需要。③供区瘢痕小。④适用于先天性畸形、创伤肿瘤继发阴茎缺如和易性患者。⑤尽可能减少手术次数。更为理想的皮瓣设计及手术方式仍需改进和发展。

主要参考文献

[1] Stocker DJ, Vigersky RA. Chapter 44-Male Hypogonadism[M]. In: McDermott MT, editor. Endocrine Secrets (Fifth Edition). Philadelphia: Mosby, 2009:376-384.

[2] Misra M, Lee MM. CHAPTER 7-Intersex Disorders[M]. In: Moshang T, editor. Pediatric Endocrinology: Mosby, 2005:103-123.

[3] Jones RE, Lopez KH. Chapter 5-Sexual Differentiation[M]. In: Jones RE, Lopez KH, editors. Human Reproductive Biology(Fourth Edition). San Diego: Academic Press, 2014:87-102.

[4] Liang J-y, Chang H-C, Hsu G-L. Penis Endocrinology[M]. In: Skinner MK, editor. Encyclopedia of Reproduction (Second Edition). Oxford: Academic Press, 2018:376-381.

[5] 张旭东，杨松林．阴茎再造术的进展 [J]. 中华医学美学美容杂志，2003, 9(6):375-377.

[6] 何清濂，林子豪，刘琪．双血管腹壁筋膜蒂皮瓣一期阴茎再造术 [J]. 中华医学杂志，1987, 100:255-259.

[7] Sun GC, Huang JJ. One-stage reconstruction of the penis with composite iliac crest and lateral groin skin flap[J]. Ann Plast Surg, 1985 Dec, 15(6):519-528.

[8] Hage JJ, Winters HA, Van Lieshout J. Fibula free flap phalloplasty: modifications and recommendations[J]. Microsurgery, 1996, 17(7):358-365.

[9] 刘阳，陈付国，程开祥．不同形态支撑体植入对再造阴茎龟头形态的影响 [J]. 组织工程与重建外科杂志，2011, 07(4):211-213.

[10] Levine LA, Zachary LS, Gottlieb LJ. Prosthesis placement after total phallic reconstruction[J]. J Urol, 1993 Mar, 149(3):593-598.

[11] Jordan GH, Alter GJ, Gilbert DA, et al. Penile prosthesis implantation in total phalloplasty[J]. J Urol, 1994 Aug, 152(2 Pt 1):410-414.

[12] Levine LA, Elterman L. Urethroplasty following total phallic reconstruction[J]. J Urol, 1998 Aug, 160(2):378-382. PMID: 9679882.

第三部分　四肢美容整形

病例 37　示指岛状皮瓣修复拇指深度损伤一例

一、基本资料

患者男，32 岁。在工作中被 380 福特交流电打伤，右拇指指间关节处为入口，出口在大腿。经过换药 14d，骨外露，伤口不愈合（图 37-1）。术前检查正常，无手术禁忌证。

二、诊疗经过

取拇指创面做一布样，然后在示指近节背侧及手背处画出皮瓣范围和血管蒂的切口线。沿血管蒂切口线切开皮肤解剖游离第一掌背动脉及伴行静脉，神经（如果动脉变异，将筋膜蒂尽可能留宽，皮瓣也可以成活。）然后从远端及两侧于深筋膜下将皮瓣掀起，游离足够长和宽的蒂。经皮下隧道引到清创好的创面，无张力缝合。如张力大，可以将拇指靠近示指以减少张力。操作中注意尽量保护血管周围的疏松组织以使得皮瓣静脉血能够通过尽量多的迷宫通路反流，见图 37-2。

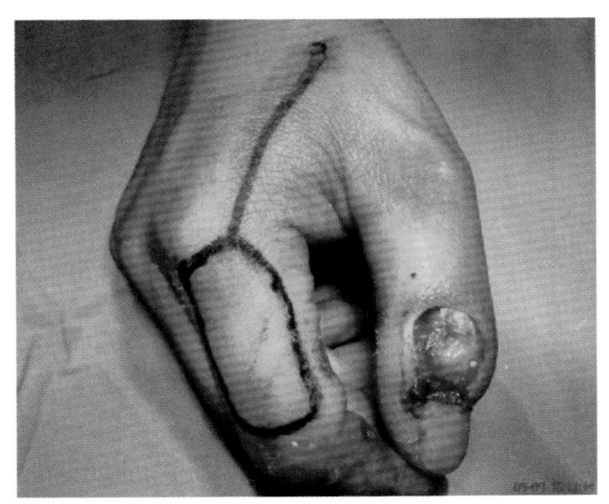

图 37-1　指间关节外露肌腱断裂手术前

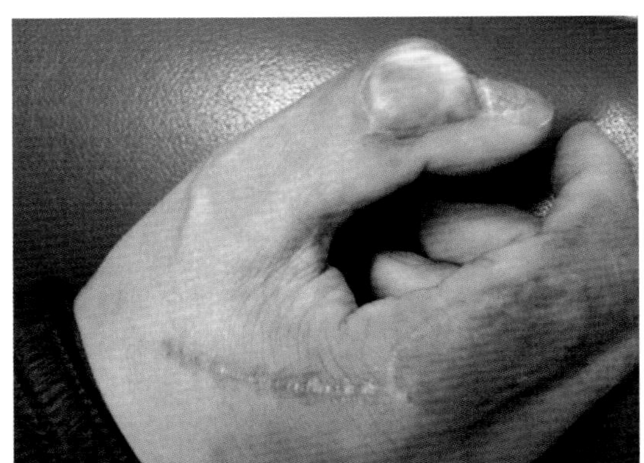

图 37-2　指间关节外露肌腱断裂手术后

三、临床讨论

1. 手是日常生活中及社会发展最常用的工具，手部功能则是建立在精细而复杂的手部解剖结构的基础上，按骨骼系统大体可分为腕、掌、指三部分，按手部解剖组织特点可分手掌、手背及手指部，又因解剖组织和功能的分区不同进行逐级细分，分别承载着手部感觉和运动两个生理功能。因此手部损伤也较为常见，损伤后手部皮下组织少，容易导致皮肤软组织缺损，合并肌腱、骨、关节外露及神经血管等损伤的情形，临床上针对手部不同组织结构的损伤有多种多样的修复方式，但对手部损伤后手功能及外形的修复，不能仅停留在换药、清创、残端修复、腹部带蒂皮瓣等简单粗糙的方式来处理。

2. 显微外科发展史。自 1960 年第二军医大学屠开元、山东省立医院王志先分别在国际上首次开展断肢再植动物实验，1963 年上海市第六人民医院陈中伟院士在国际上开展首例断肢再植的成功，开创了我国显微外科新纪元，从再植实验到再植成功，到上海华山医院杨东岳第 2 足趾移植拇再造，1979 年北京积水潭医院沈祖尧开展血管束预构皮瓣，在我国皮瓣外科发展中，钟世镇开展了显微外科系统解剖，并主编出版了《显微外科解剖学》，推动了我国显微外科，尤其是皮瓣外科的发展，并最早提出“皮瓣供区血管类型”，在皮瓣发展中，顾玉东提出点、线、面的设计原则，于 2006 年顾玉东、侯春林主编《皮瓣外科学》，2013 年唐茂林、徐永清、张世民主编《穿支皮瓣的应用解剖与临床》专著，湖南湘雅医院唐举玉在复杂创面中坚持个性化原则，创新采用组合、嵌合、分叶、联体、削薄穿支皮瓣等方法，追求以最小供区损害，达到完美修复效果。正是前辈一代代地传承与发展，使得我国显微外科发展走在世界尖端，也极大地推动了皮瓣领域的多元化发展。

3. 手背部岛状皮瓣的应用解剖学原理。掌背动脉近端皮支血管发出较少，但远端掌指关节部位发出的皮支血管数量较多（4 ～ 6 支），位置主要是在掌背动脉及指总动脉吻合的 2 ～ 3cm 区域，且管径粗大。指固有动脉岛状皮瓣在走行全程发出的背侧皮支血管较多。本案例中示指背动脉主要动脉起源于桡动脉及拇主要动脉，发出分支后在第 1 骨间背侧筋膜浅面走向远侧，主要呈动脉干型及网状型两种形式分布。示指背动脉外径在示指近节 1/3 部位为（0.31 ± 0.016）mm，中 1/3 部位（0.35 ± 0.012）mm，远侧 1/3 部位（0.28 ± 0.014）mm，血管口径较小，但较为恒定。示指近节指背皮肤神经支配来自桡神经浅支，在掌背和近节指背处与动脉并行，容易被包括在皮瓣的神经、血管蒂内，而中远节指背皮肤神经支配主要来源于正中神经的指掌侧固有神经，在近侧指间关节附近斜越至指背。指背皮下静脉较为丰富，在指跟两侧集合成为两支指背静脉，汇入手背静脉网。第 Ⅱ ～Ⅳ掌心动脉，分别在掌骨或掌骨间隙下掌面下行，末端走向指蹼，在掌指关节的近侧，与相应的指总动脉吻合，在掌心动脉或指总动脉交叉处有分支形成指蹼穿支，指蹼穿支动脉来源于掌心动脉或指总动脉向手背发出皮支与相应的第 2 掌背动脉沿途发出的掌背穿支，直径为（0.350 ± 0.129）mm；蒂长为（5.956 ± 1.328）mm 与掌心动脉发出的皮支之间互吻合形成皮支链，供应相应组织的营养。

4. 手部皮支链皮瓣的血供原理。皮支链皮瓣主要是通过深筋膜血管网和真皮下血管网来提供血液供应。深筋膜里的皮支分为上、下行支，相邻上下行支相互吻合形成血管链，具有恒定的结构，且走行与主干血管长轴一致，横向与其他皮支链吻合。因此皮支链的次级分支遍布皮肤组织，能够实现相邻组织的跨区供血。

5. 示指背岛状皮瓣的优缺点：掌背穿支血管，来源于指主要动脉关节穿支，不牺牲手指部主要血管，且血管长度足够修复拇指末端缺损，修复拇指部位缺损有较好的优势，拥有良好的两点辨别觉，皮瓣组织邻近，不破坏手指部主干血管的血运，手指部触觉不受影响，在皮瓣比例上的选择上近端可以在第 Ⅱ 掌骨中段以远跨掌指关节，远端可达近指间关节背部，具有较大可供修复面积的空间。缺点：只能修复邻近组织缺损。

第 Ⅱ 、Ⅲ掌骨背指蹼穿支皮支链皮瓣：皮瓣近端可以到腕掌关节背部横纹处，远端可达掌指关节部位，可以修复近节手指任何一侧皮肤缺损及中节近端部的皮肤缺损，亦因相邻组织修复外形相近，无臃肿，完全不破坏手部主干血管的血运，可以 180° 倒置血管蒂不会扭转，切取方便，根据Ⅱ～Ⅳ指蹼穿支可以修复邻近缺损，避免手部皮瓣修复后的植皮。缺点：血管蒂短，血管口径过小，所以指蹼穿支不适合完全游离。

四、专家点评

手部缺损区修复方式灵活多样，其修复目的应以手部损伤最小化得到最大限度的修复，从而实现手部解剖结构、外形及功能的最佳修复效果，避免术后残疾或严重畸形等需二次或多次手术给患者带来二次的心理损害。而供区修复往往行取皮、植皮或者拉拢缝合等方式。该案例采取皮支链血管解剖及原理，对手部组织复合缺损受区及供区组织间缺损均以邻近组织解剖及组织学相似性为特征，有效解决了供区不损伤轴心动脉及重要神经，将皮瓣神经血管束带入皮瓣对受区进行感觉功能重建，实现了以最小供区获得最佳修复效果的目。但我们在手术操作过程中对穿支血管皮瓣修复仍是以解剖学为基础，对血管走势，血管穿支进行定点，可行 B 超定位，提高手术安全性，在皮瓣设计上遵循点、线、面设计原则，手术过程中必须对血管进行精细解剖，避免血管再次损伤或术中防止血管过度牵拉，防止张力过大对血管压迫，出现血管危象。对“Z”或“S”形设计，有利于减少张力及瘢痕组织牵拉，有助于手功能的恢复。在手功能损伤后的修复，骨、关节、附属韧带及肌腱的修复同样重要，如涉及神经、血管的吻合还必须在显微镜下进行操作，有利于更好的重建感觉功能；对术后手部康复功能加以重视。

此例患者外形良好，功能基本恢复。轻度垂指畸形。带第 1 掌背动脉的示指皮瓣岛状移植修复拇指的效果较好，但据报道约有 5% 的病例皮瓣发生坏死，其原因是部分患者第 1 掌背动脉有解剖异常，示指近节背侧皮瓣不能由第 1 掌背动脉独立养活。我们遇到一例，只有明显的静脉没有动脉，但因为保留了较宽的筋膜蒂，虽然皮瓣血供欠佳，但还是成活了。所以，我们认为示指岛状皮瓣是修复拇指深度损伤的首选。电烧伤和热压伤按照过去传统的保守方法治疗，等待焦痂自然分离，深部组织如肌肉、肌腱、血管、神经等常因暴露而致继发感染，坏死，出血，常危及患者生命，电烧伤创面即使愈合，也要遗留严重功能障碍；目前，国内外许多著名学者经过大量研究认为，早期切痂清创，行 I 期皮瓣修复，能使创面达到 I 期愈合，能避免继发感染，减少瘢痕粘连和关节僵直，防止继发出血，缩短病程，并能最大限度恢复肢体功能，降低截肢率。为提高手术成功率，应注意以下问题：手术时机及方法：我们认为，只要全身条件允许，没有严重并发症，切痂清创越早越好。术前亚甲蓝染色，术中彻底切除坏死组织，酌情保留间生态组织，尽量保留未坏死的血管、神经。皮瓣的选择：应选择血运丰富的皮瓣，不仅抗感染能力强，且有利于间生态组织的再生和复活。早期皮瓣修复成功的关键是要防止皮瓣下感染。要掌握好手术时机，积极进行创面早期处理，手术时应充分探查，彻底清除坏死组织，选择血供丰富的皮瓣或肌皮瓣，应用抗生素和进行皮瓣下负压引流。

主要参考文献

[1] 杨锦，杨晓东，等 . 游离骨间背动脉桡背侧穿支皮瓣修复手指皮肤软组织缺 [J]. 中华显微外科杂志，2015, 38(4):407-408.

[2] 谢恩光，何国，等．穿支皮瓣修复手部皮肤软组织缺损疗效观察 [J]. 中国烧伤创疡杂志，2020, 32(2):108-110.

[3] 付强，郭泉，等．吻合掌背动脉皮瓣的示指背皮瓣修Ⅴ复拇指缺损一例 [J]. 中华显微外科杂志，2013, 36(2):160-162.

[4] 葛元，黄佳温，等．示指背侧皮瓣的显微外科解剖学．解剖学杂志，1982, 8(2):110-113.

[5] 顾玉东．皮瓣移植修复创面的发展及临床应用原则 [J]. 中华移植杂志（电子版），2011, 5(1):5-6.

[6] 侯春林，刘小林．中国显微外科历史回顾 [J]. 中华显微外科杂志（电子版），2015, 38(5):417-419.

[7] 张文龙，赵刚，马爱国，等．指掌一侧固有动脉背侧支皮瓣的显微解剖与临床应用 [J]. 中华显微外科杂志，2015(38):107-110.

[8] 程晖，付磊，陈福扬，等．指固有动脉皮支血管链逆行侧方皮瓣修复用于手指软组织缺损中的效果观察 [J]. 贵州医药，2018, 42(11):63-64.

[9] 史强，潘维诚，刘樾，等．腹部带蒂超薄皮瓣在手和前臂皮肤软组织损伤中的临床应用 [J]. 实用临床医药杂志，2019, 23(18):8-10.

[10] 王运涛，甘文莉，彭冲，等．第二掌背动脉远段皮支链的应用解剖 [J]. 解剖学研究，2015, 37(5):417-420.

[11] 陈以慈，沈其卫，吴孟欣，等．手部血管的观察Ⅰ．动脉来源、掌浅弓的构成和分支 [J]. 中国临床解剖学杂志，1983(1):58-61.

病例 38　改良 Moberg 岛状皮瓣联合 SDMA 逆行岛状皮瓣修复电烧伤后手指皮肤缺损

一、基本资料

患者男，29 岁。主诉：右手电烧伤局部疼痛伴破溃 7d。患者 7d 前不慎被 220V 家用电烧伤右手，当即晕厥，被家人送入当地医院，20min 后患者清醒，急诊行心电图检查，结果提示Ⅲ导 T 波低平，心内科会诊建议详查心肌标志物及心脏超声，结果未见异常。急诊行补液、肌内注射破伤风等对症支持治疗，留观后症状好转离院。后右手出现多发水疱，于当地医院换药处置。近 7d 来水疱干瘪结痂伴脓性渗出，现为求进一步治疗来诊。患者一般状态良好，生命体征平稳，专科查体可见右手示指近、中节掌侧不规则长条形创面，大小约 4.0cm × 1.5cm，表面可见结痂，远端结痂周围可见少量脓性渗出，周围组织略红肿，示指、中指近节桡侧和中指、环指近侧指间关节（proximal interphalangeal joint，PIP）背侧以及拇指指端均可见大小不等结痂创面，未见异常渗出，周围略红肿，局部压痛阳性，主动屈伸示指活动受限，余指活动基本正常，各指端感觉血供未见异常。入院诊断为：右手电烧伤，Ⅲ度烧伤。

二、诊疗经过

本例无须鉴别诊断，明确诊断为：右手电烧伤，Ⅲ度烧伤。结合患者病情，考虑结痂下可能存在肌腱、血管等组织变性或感染可能（图 38-1 ～图 38-3）。

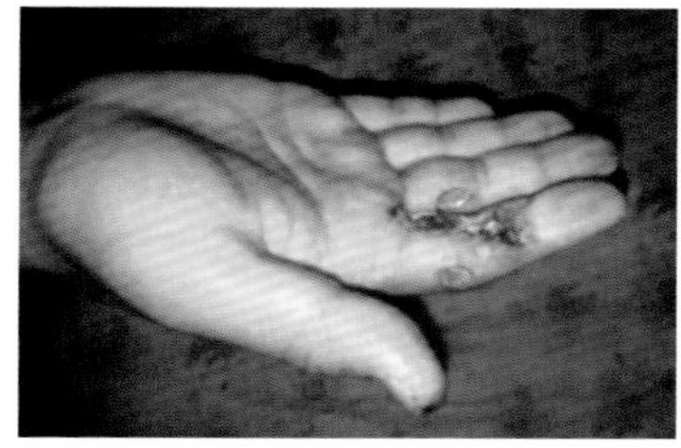
图 38-1　清创前手掌斜位

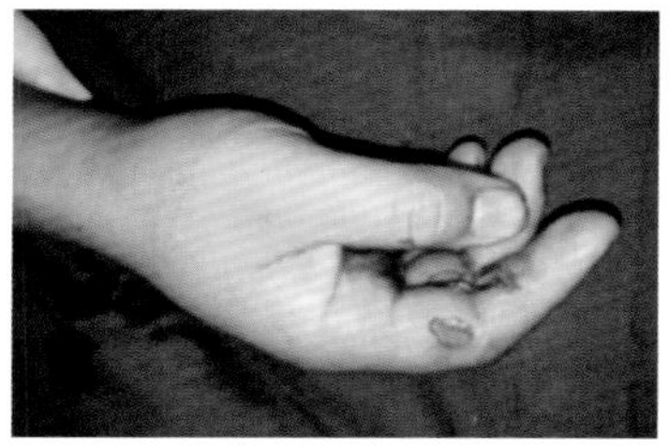
图 38-2　清创前桡侧位

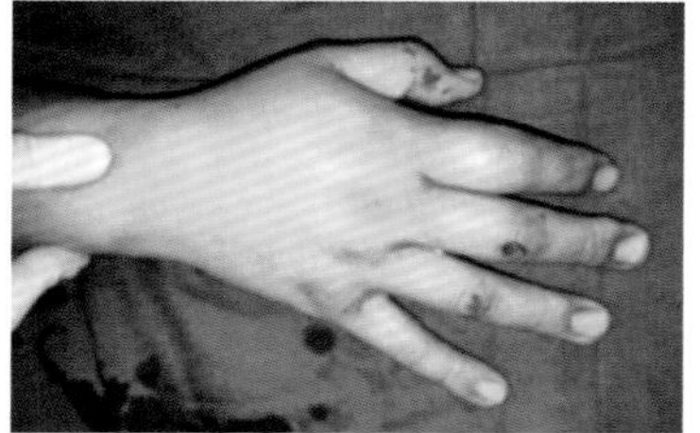
图 38-3　清创前手背观

拟制定分期方案包括：一期清创探查 + 负压辅助愈合治疗系统（vacuum assisted clousure，VAC），二期行皮瓣转移修复。手术及治疗简要过程如下：

一期行慢性溃疡修复术 +AC 负压引流术。术中清除结痂后可见示指掌侧创面大小约 4.5cm × 1.5cm，累及深筋膜层，肌腱及指神经血管束完好，拇指指端遗留皮肤缺损创面，大小约 1.2cm × 0.8cm，累及皮下深层，余创面清创后潜行分离均可拉拢缝合（图 38-4 ～图 38-6），后遗留创面应用 VAC 覆盖，1 周后予以拆除，可见示指近、中节掌侧皮肤及拇指远节指端皮肤软组织肉芽生长良好，未见异常渗出，创缘无红肿（图 38-7 ～图 38-12）。

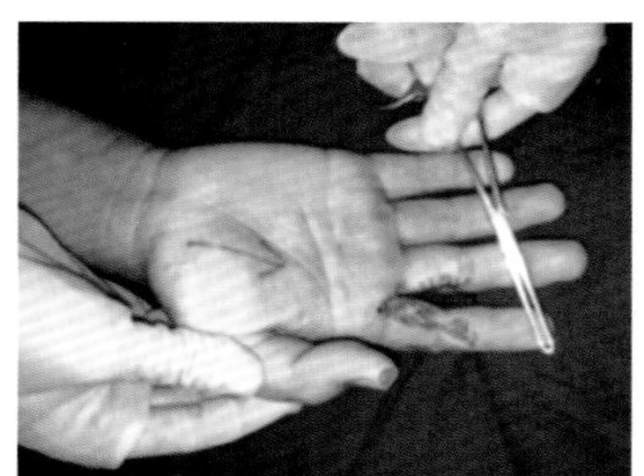
图 38-4　一期清创后手掌观

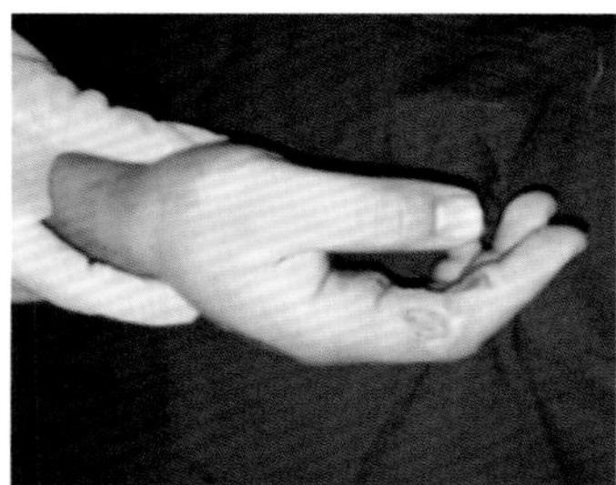
图 38-5　一期清创后桡侧位

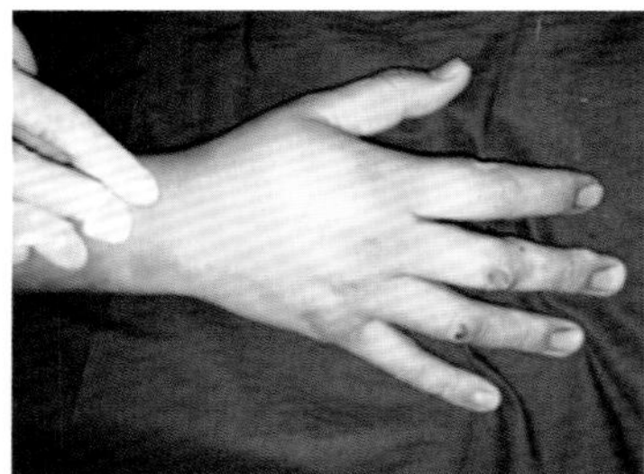
图 38-6　一期清创后手背观

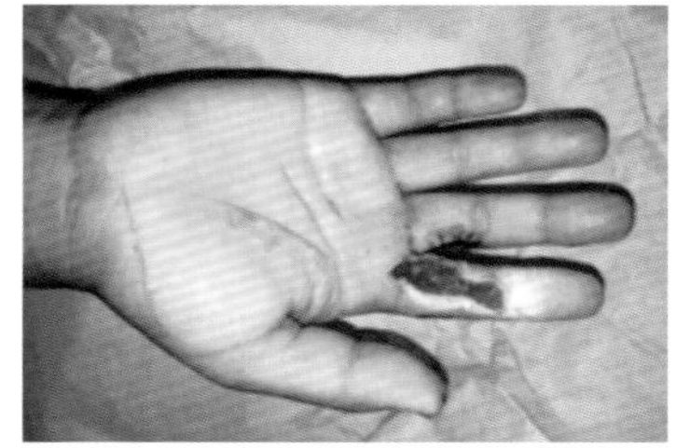
图 38-7　VAC 后手掌观

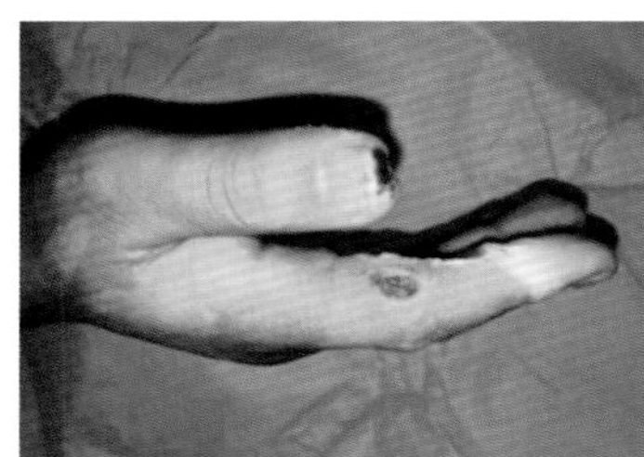
图 38-8　VAC 后桡侧位

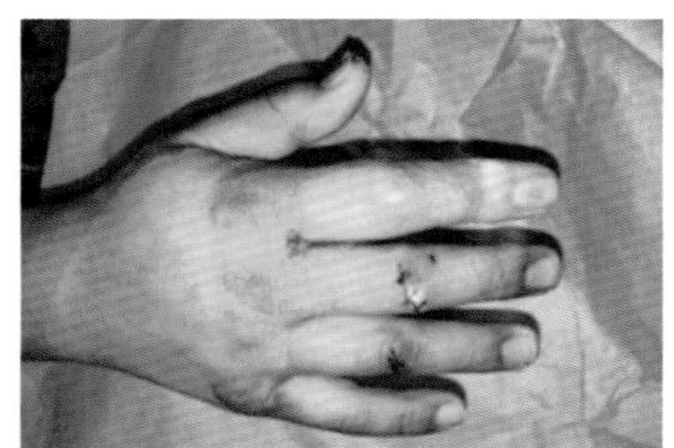
图 38-9　手背观

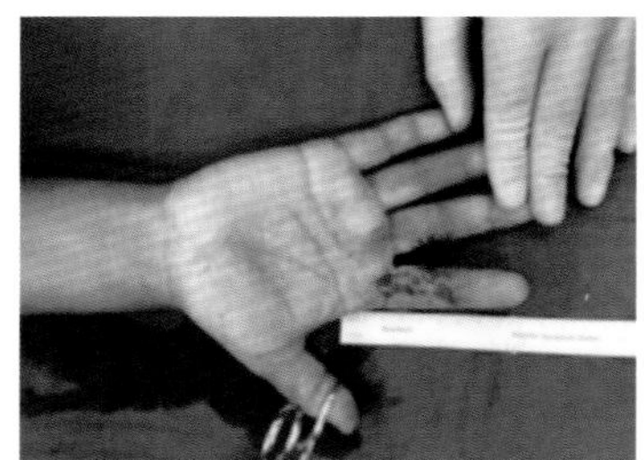
图 38-10　示指创面长度

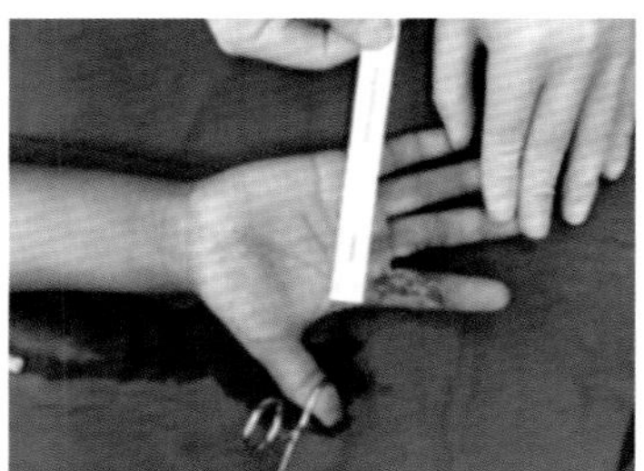
图 38-11　示指创面宽度

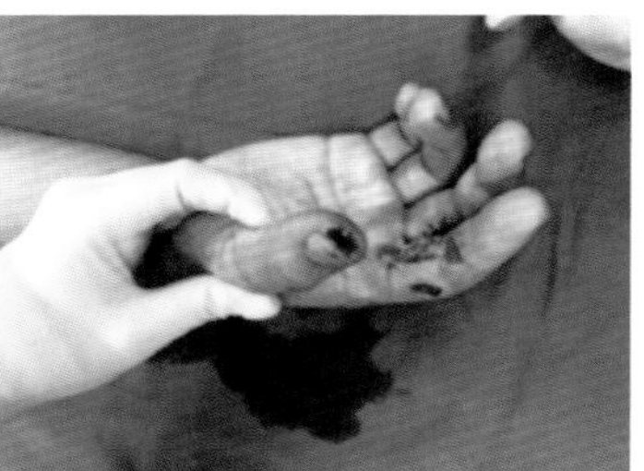
图 38-12　拇指残端创面

二期行改良 Moberg 岛状皮瓣联合第 2 掌背动脉（second dorsal metacarpal artery，SDMA）逆行岛状皮瓣修复拇指指端和示指近中节掌侧皮肤缺损区域创面。皮瓣设计及切取：首先以拇指残端创面为底设计 V 形皮瓣，以桡侧指动脉走行为轴线设计锯齿状切口线，切开皮肤皮下，仔细分离，显露桡侧指神经血管束，连同 V 形皮瓣于屈肌腱鞘浅方进行潜行分离掀起皮瓣及进入皮瓣供血的桡侧指神经血管束，同时注意保留尺侧指神经血管束在原位，向远端推进，适度修剪底边三角形皮缘，无张力覆盖拇指指端缺损区域，见拇指指端外形良好，逐层缝合（图 38-13，图 38-14）。后以第 2 ～ 3 指蹼近端 1.5cm 处为蒂部旋转点，以 SDMA 体表投影为轴线，设计创面相应大小的皮瓣切取范围，大小约 6.0cm × 2.0cm，注意岛状瓣与蒂部间距离的设计，避免旋转掌侧时蒂部张力过大，影响皮瓣血供。沿设计切口线切开皮肤皮下，于伸肌腱、骨间肌间仔细分离，寻及掌背动脉注意保护，仔细分离并结扎分支，于远端 1/3 水平，伸肌腱腱联合远端位置以血管夹夹闭 SDMA，观察皮瓣血供良好，予以结扎 SDMA，逆行掀起皮瓣，旋转覆盖示指掌侧创面，见创面覆盖完全，外形满意，逐层缝合皮下皮肤，手背遗留创面予以拉拢缝合。术后无须石膏固定（图 38-15 ～图 38-19）。

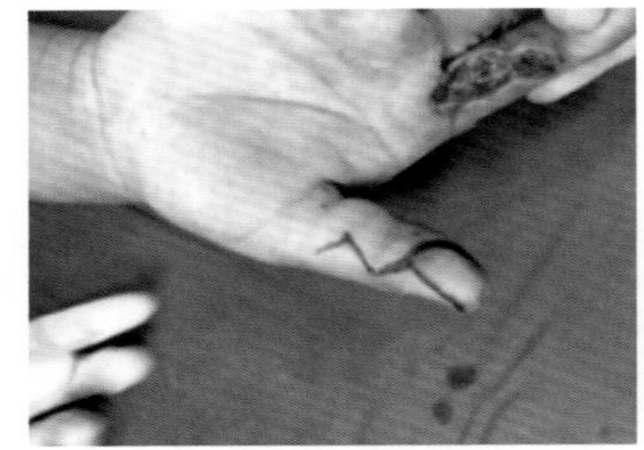
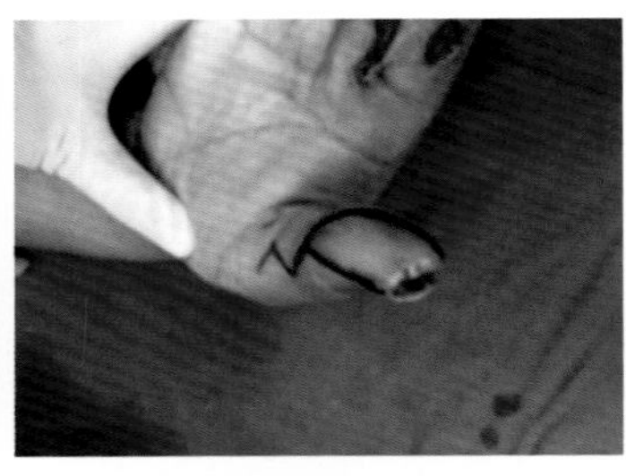

图 38-13　拇指 Moberg 岛状皮瓣设计

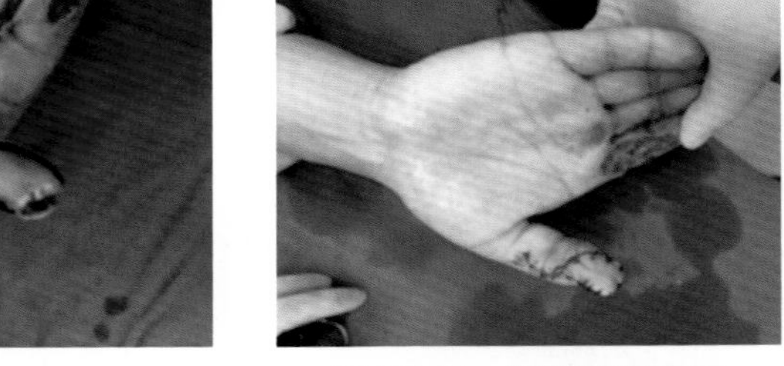

图 38-14　拇指顺行皮瓣

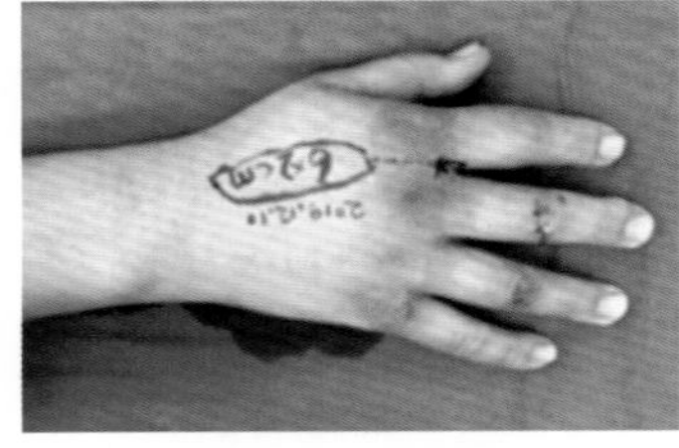

图 38-15　皮瓣设计

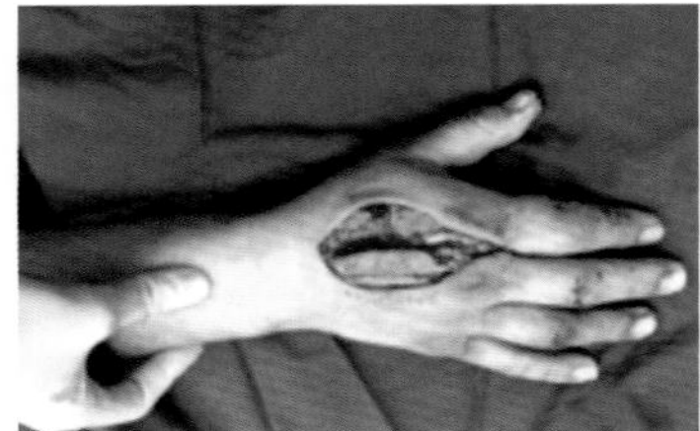

图 38-16　皮瓣切取

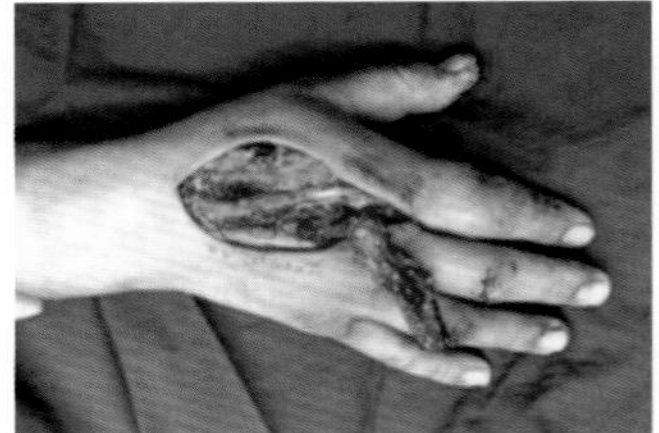

图 38-17　皮瓣蒂部

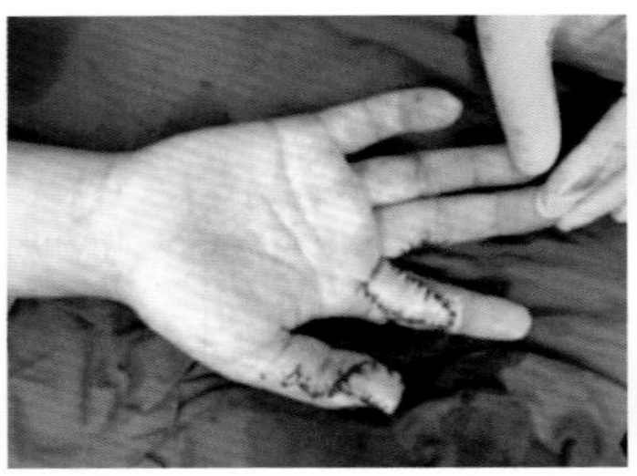
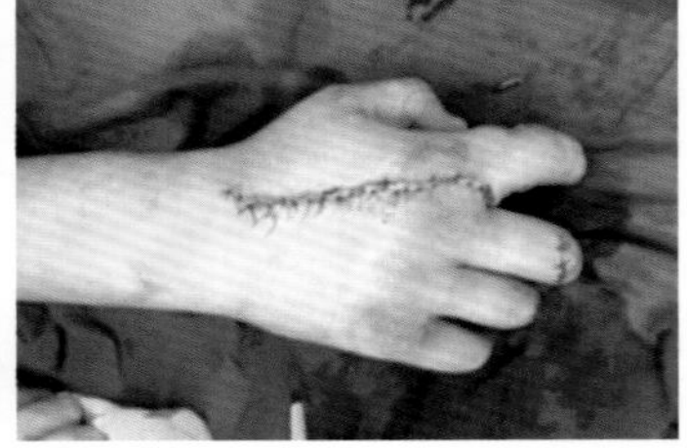

图 38-18　术后即刻

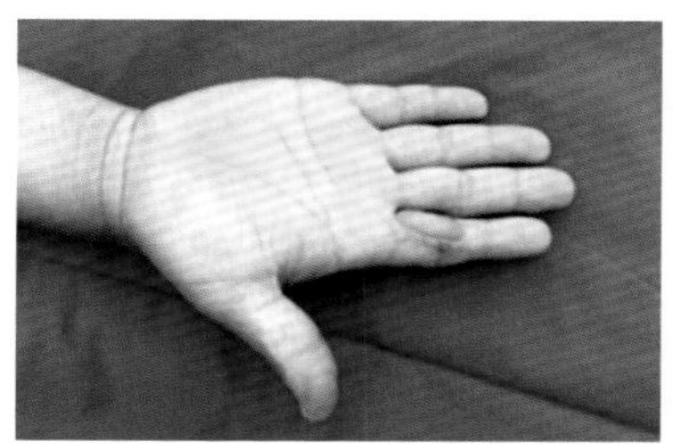
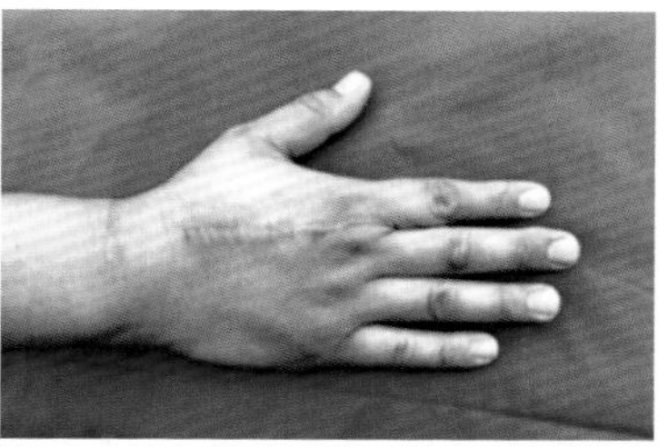

图 38-19　术后 6 个月

三、临床讨论

电烧伤定义为由电弧所致的体表热烧伤和由电流通过人体所引起的电接触性烧伤，电烧伤创面的特点是早期损伤较轻，迟发坏死的损伤较大，可出现继发感染，导致早期扩创困难，不能及时判定组织坏死范围。本例患者早期仅有水疱形成，后期出现水疱干瘪结痂，伴痂下脓性渗出，术中清除表面结痂，可见烧伤累及皮肤全层，诊断为Ⅲ度电烧伤。手部的烧伤创底直接植皮效果相对较差，尤其位于手掌侧的皮肤组织缺损，选择合适的皮瓣修复，是手部电烧伤创面的最佳适应证。

通常手部缺损的修复需考虑以下原则：①应用质地、色泽相似的皮肤软组织进行修复。②尽量使用局部皮瓣。③尽可能保留供区主干血管，最大程度减小供区损伤。不同手和手指的指端缺损，手术适应证的选择不同。优势手的修复要求相对较高，拇、示、中指的修复较环指、小指修复更重要，其中拇指因其重要的功能占比，修复的手术适应证选择更为严格，外伤后行皮瓣修复的适应证更强。拇指指端缺损的修复方法包括保守换药、游离皮片移植、推进皮瓣、岛状皮瓣、筋膜瓣、踇甲瓣、穿支皮瓣或组织工程方法等。修复方法的选择范围非常广泛，最终决定修复的类型取决于患者的特定缺陷、受伤机制、年龄及功能需求和目标。本例患者拇指指端缺损属于皮肤软组织缺损，无骨质或肌腱外露，但考虑患者为青年男性，患手为优势手拇指，功能要求较高，需应用具有感觉和可靠血供的皮瓣进行修复。患手其余手指存在多发电烧伤损伤，邻指皮瓣的应用受到一定的限制，结合“宁近毋远、宁简毋繁”的原则，予以应用改良 Moberg 岛状皮瓣进行修复，重建拇指指端感觉和外形，并维持拇指原有长度，无须屈曲位制动固定。

传统上，因手背皮肤的质地、色泽和纹理与手指皮肤相似，且手背的皮肤相对松弛，可供利用皮肤面积大，故以掌骨背动脉系统为基础设计带蒂或岛状皮瓣修复手或手指的缺损已成为经典。临床上以第 1、2 掌背动脉系统为基础设计的岛状皮瓣为多见。本例患者示指创面位于近中节，且创面跨越 PIP 关节，重建示指皮肤缺损区域耐磨特性、恢复手指屈伸功能尤为重要。故选择以第 2、3 指蹼近端 1.5cm 背侧为皮瓣蒂部旋转点的 SDMA 逆行岛状皮瓣进行修复。本例患者术中操作时，保留了指伸肌腱及腱联合组织，仅切取了 SDMA 远端 1/3，在蒂部处理时保留了筋膜组织及少部分腱周组织，以保护蒂部内穿支血管及皮支血管，降低手术难度、减小创伤的同时保证了皮瓣的血供。供区可直接缝合，不需要植皮。

四、专家点评

1964 年，Moberg 首次描述了拇指掌侧推进皮瓣，该皮瓣以拇指两侧指神经血管束为基础，为指尖缺损的患指提供具有感觉和良好血供的皮肤覆盖，自此以后，Moberg皮瓣一直被用作修复拇指指端缺损的相对简单、可靠的皮瓣修复选择之一。但因传统Moberg皮瓣需要切断背侧支血管，可能会导致拇指背侧皮肤的坏死。故许多学者针对Moberg皮瓣进行了不同的改进，在不影响拇指其他部位血供和感觉的同时，进行拇指指端缺损的修复，均得到了良好的效果。本例患者采用保留尺侧指神经血管束，推进带有桡侧指神经血管束的改良Moberg皮瓣进行拇指指端缺损的修复，拇指外形满意，效果良好。

手背皮肤因其相对松弛的特性和具有与手其他部位皮肤质地和厚度相似的特点，一直被认为是修复手指软组织缺损的较好选择。Earley和Milner于1987年首次描述了SDMA皮瓣用于修复虎口区及第2指蹼部位皮肤软组织缺损，随后SDMA皮瓣在手部创伤修复中被广泛应用。然而，传统的SDMA皮瓣需牺牲第2掌背动脉主干血管、切断指伸肌腱并破坏部分骨间肌组织，创伤相对较大。有学者对SDMA进行详细的解剖学研究，发现在SDMA血管轴上有两处主要的皮支血管丛分布，分别位于第2～3掌骨头中点和第2～3指伸肌腱腱联合远端位置。故以SDMA皮支链为血供设计皮瓣可保留SDMA主干，不用破坏伸肌系统及骨间肌。本例患者术中解剖分离SDMA并予以保留主干部分，仅留取远端1/3于皮瓣内，修复示指近中节掌侧皮肤缺损，效果良好。

此外，在手外伤过程中，时常伴有肌腱和骨组织的缺损，以SDMA系统为基础复合组织瓣内，示指伸肌腱（保留示指固有伸肌腱）及掌骨可作为肌腱及骨组织修复重建的组织来源，是手部小面积复合组织缺损修复的选择之一。综上所述，应用改良Moberg岛状皮瓣及SDMA逆行岛状皮瓣进行手外伤中手指创面的修复实用性强，值得推广。

主要参考文献

[1] 金秀，王涛，蒋子平，等．四肢电烧伤创面的皮瓣修复 [J]. 中华显微外科杂志，2015, 38(2):120-122.

[2] 刘江华，滕国栋．拇指指端缺损修复的治疗进展 [J]. 中华显微外科杂志，2015, 38(6):617-620.

[3] 许喜生，胡永才，欧才生，等．多个皮瓣修复手部多处深度电烧伤 24 例 [J]. 中华烧伤杂志，2011, 27(6):472-473.

[4] Chi Z, Lin D, Chen Y, et al. Routine closure of the donor site with a second dorsal metacarpal artery flap to avoid the use of a skin graft after harvest of a first dorsal metacarpal artery flap [J]. Plast Reconstr Aesthet Surg, 2018, 71(6):870-875.

[5] Iwuagwu F, Chowdhry M, Delikonstantinou I. Free second dorsal metacarpal artery flap for digital reconstruction: When you cannot go local, you can go free [J]. Plast Reconstr Aesthet Surg, 2018, 71(6):921-923.

[6] Jindal R, Schultz BE, Ruane EJ, et al. Cadaveric Study of a Z-Plasty Modification to the Moberg Flap for Increased Advancement and Decreased Morbidity [J]. Plast Reconstr Surg, 2016, 137(3):897-904.

[7] Katz TL, Hunter-Smith DJ, Matthew Rozen W. Reverse second dorsal metacarpal artery vascularized bone flap for index distal bone loss: A case report[J]. Microsurgery, 2016, 36(3):250-253.

[8] Liu P, Qin X, Zhang H, et al. The second dorsal metacarpal artery chain-link flap: an anatomical study and a case report [J]. Surg Radiol Anat, 2015, 37(4):349-356.

[9] Moberg E. Aspects of sensation in reconstructive surgery of the upper extremity [J]. Bone Joint Surg Am, 1964, 46:817-825.

病例 39　腹部带真皮血管网的超薄带蒂皮瓣修复指背深度损伤

一、基本资料

患者男，29 岁。在工厂工作时候被热轧辊压伤，伤后无流血，皮肤苍白发硬，疼痛。来院后诊断为示指及中指指背热压伤，给换药治疗。3 周后远端指间关节外露，伸肌腱外露，不能愈合，见图 39-1。

二、诊疗经过

手术方法：反复冲洗创面，彻底清除坏死软组织及骨组织。修补损伤肌腱组织。按清创后创面面积在腹壁设计并切取相应大小的皮瓣。将皮瓣掀起，细心修剪皮瓣的皮下脂肪，皮瓣中部及远端脂肪在真皮下 3mm，不要损伤真皮下血管网。提起皮瓣时可以透光见到完整道真皮下血管网。皮瓣修剪成斜坡形，近蒂部保留全层脂肪。皮瓣供区创面移植皮片覆盖，皮瓣适当加压包扎。术后 7d 进行皮瓣血运阻断训练，每次阻断时间为 30min，当阻断后皮瓣颜色无明显变化时，表明皮瓣在受区已获得血液供应，行断蒂手术或者部分断蒂。

结果：患者皮瓣成活良好，手指活动自如，外观美观不臃肿，见图 39-2。

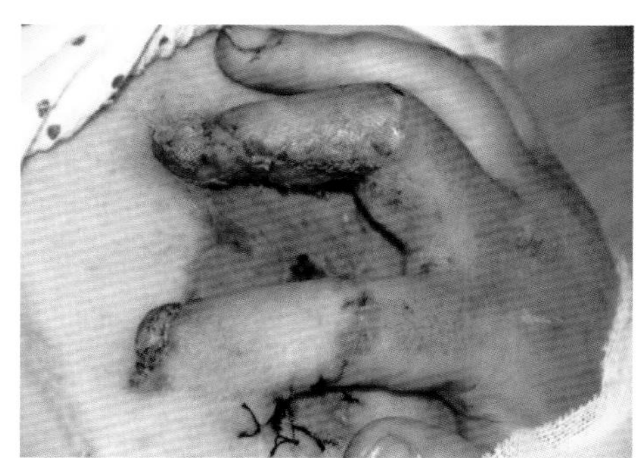

图 39-1　术前

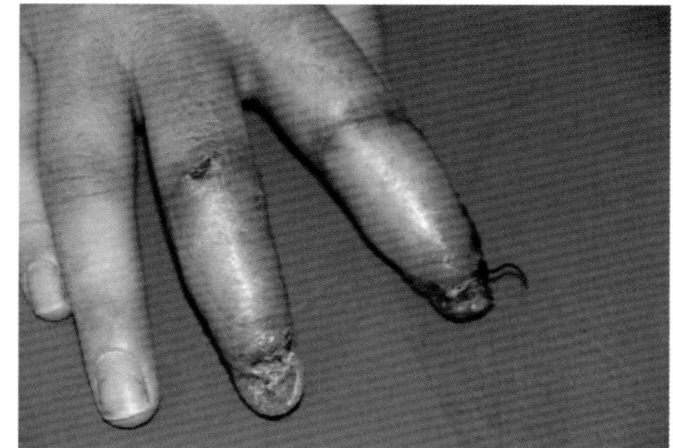

图 39-2　术后

三、临床讨论

腹部皮瓣是临床最常用的皮瓣。可修复单指、多个于指、手掌部或背部皮肤缺损，切取灵活方便，可大可小。手部软组织缺损修复以往多采用传统腹部厚皮瓣，此种皮瓣较臃肿，往往需要行分指和二期修薄去脂术，治疗期长，术后指外形不佳，固定时间较长，常发生关节僵硬，影响功能恢复。

应用腹部超薄皮瓣可较好地解决问题。皮瓣血液循环的快速建立，静脉回流障碍是影响随意皮瓣远端成活的关键因素。超薄皮瓣减轻了皮瓣远端静脉回流的负担，增加了皮瓣小静脉断端与受区小静脉断端的吻合，更利于重建血液循环。另外，带蒂超薄皮瓣由于皮瓣下密集丰富的血管网，受区周缘和基底接触面大，有利于血管的吻接及新毛细血管长入，可在 1 周左右断蒂。术后皮瓣薄，质地软，外观好，基本上不需要后期的皮瓣整复手术。

四、专家点评

超薄皮瓣修复应注意几点，以提高皮瓣的成活率。

1. 皮瓣修薄时注意保护真皮下血管网，是保证术后皮瓣成活的关键，避免损伤，以保证丰富的血运。

2. 游离皮瓣蒂部不要损伤供应血管，可从皮瓣边缘向内侧剥离，中间可以用钝性剥离。靠近蒂部时适当增皮瓣厚度，将整块皮瓣游离后再远端部分修薄，避免破坏真皮下血管网。

3. 超薄皮瓣修复要求清创彻底，止血充分，术后适当加压保证皮瓣成活。

4. 蒂部位置设计要合理，皮瓣转位后蒂部应尽可能宽松，使手与腹部有一定距离，从而避免蒂部扭曲或受压，影响支瓣的血液供应。

主要参考文献

[1] 张志宇，夏连科，李清洋，等. 腹部超薄皮瓣在手外伤中的应用 [J]. 实用手外科杂志，2011, 25(4)：293-294.

[2] 蒙家辉，张文作，曾业龙，等. 腹部超薄皮瓣修复手部创面的远期疗效分析 [J]. 中华手外科杂志，2009, 25(5)：290.

[3] 农德毅，白宇，庄小强，等. 腹部超薄皮瓣移植急诊修复手皮肤缺损 19 例 [J]. 解剖与临床，2005, 10(1)：61, 63.

[4] 韩军涛，李军，高晓文，等. 腹部超薄皮瓣修复小儿手指深度电烧伤创面的效果 [J]. 中华烧伤杂志，2018, 34(8)：513-515.

[5] 周丹亚，李学渊，滕晓峰，等. 腹部超薄任意皮瓣修复手部皮肤缺损的临床体会 [J]. 实用手外科杂志，2011, 25(1)：78-79.

[6] 罗立群，徐启文，徐祗郜，等. 带蒂真皮下血管网皮瓣修复手前臂皮肤软组织缺损 [J]. 中国修复重建外科杂志，2004, 18(5)：405.

病例 40　阔筋膜张肌穿支皮瓣修复大腿上外侧鳞状细胞癌切除后创面

一、基本资料

患者女，61 岁。主诉：左大腿皮肤肿物 10 余年，迅速增大伴表面破溃出血 1 年。患者 10 余年前于左大腿上端外侧发现一豆粒大小肿物，肿物表面颜色略深，缓慢增大，近 1 年来肿物生长速度增快，突出皮肤表面生长，肿物表面出现反复破溃出血，自行给予消毒处理，于当地医院取部分肿物行病理检查，病理结果回报鳞状细胞癌，为行进一步治疗来我院就诊。

患者一般状态较好，无其他基础疾病，生命体征平稳。专科查体可见左大腿上端外侧一大小约 3.0cm × 3.0cm 大小肿物，突出皮肤表面生长，呈褐色，表面有破溃出血，与周围正常皮肤界线尚清。进一步完善各项辅助检查，如血尿常规、凝血功能、肝肾功能、血糖等生化指标，肝炎、艾滋病、梅毒等传染性疾病标志物检测，心电图及胸部 X 线检查均无异常。同时于我院行病理切片免疫组化会诊，确诊为皮肤鳞状细胞癌。入院诊断为：左大腿上外侧鳞状细胞癌。

二、诊疗经过

本例患者术前行病理检查，确诊为鳞状细胞癌，无须鉴别诊断。患者肿物直径 3.0cm 左右，按照鳞状细胞癌治疗原则，切除范围应为距肿物边缘 2.0cm，故肿物切除后皮肤缺损面积应为 7.0cm × 7.0cm 左右，缺损位于左大腿上外侧大转子处，本病例选择阔筋膜张肌穿支皮瓣修复此处缺损。治疗及简要手术过程如下：术前在髂嵴及膝上 5.0cm 范围内设计阔筋膜张肌穿支皮瓣，预计皮瓣旋转点位于髂前上棘下 8.0cm 处，以多普勒超声探测到血管穿出点位置基本与此相同，同时沿阔筋膜张肌走行方向可继续探测到血管走行，按照预计创面大小和形状绘制出皮瓣轮廓（图 40-1）。手术选择全身麻醉进行，首先标记手术切除范围，距肿物边缘 2.0cm，将肿物及周围皮肤完整切除，深度切除至深筋膜达肌肉表面（图 40-2）。

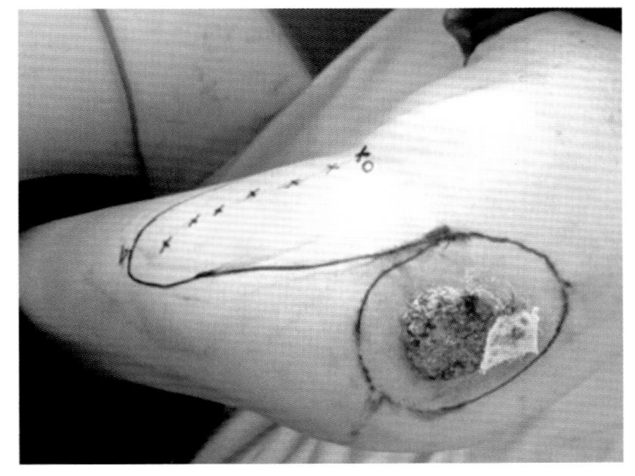

图 40-1　术前病灶

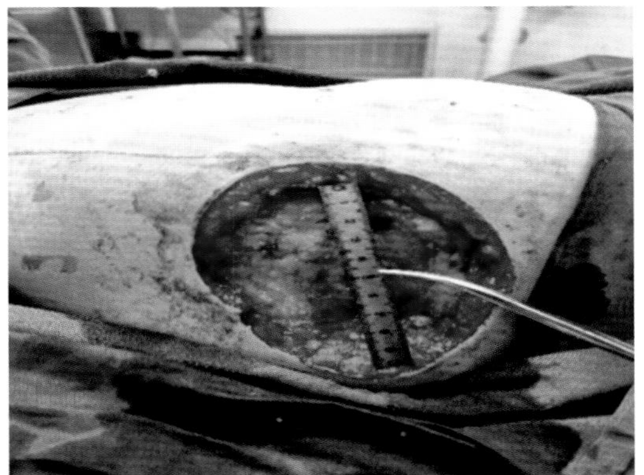

图 40-2　术中皮肤缺损

创缘及创面深方组织送术中冷冻病理检查证实未见癌细胞。按术前设计首先于皮瓣前上方切开，找到阔筋膜张肌与股直肌间隙，按此层次由远端开始掀起皮瓣，至术前标记的髂前上棘下 8.0cm 处仔细寻找阔筋膜张肌穿支血管束，此血管为旋股外侧动脉穿支，保护此血管束不受损伤（图 40-3），在阔筋膜深层继续解剖，最后切开皮瓣上缘皮肤，此处应注意尽量不切断肌肉，使皮瓣向后旋转，闭合大转子处创面，供瓣区可直接拉拢缝合（图 40-4）。术后给予抗感染对症治疗，同时限制左下肢活动，翻身时注意躯干与下肢保持一致，减少髋关节屈伸活动。术后可见皮瓣完全成活（图 40-5），2 周拆线。术后 3 个月复查可见皮瓣成活好，患肢活动基本正常（图 40-6）。

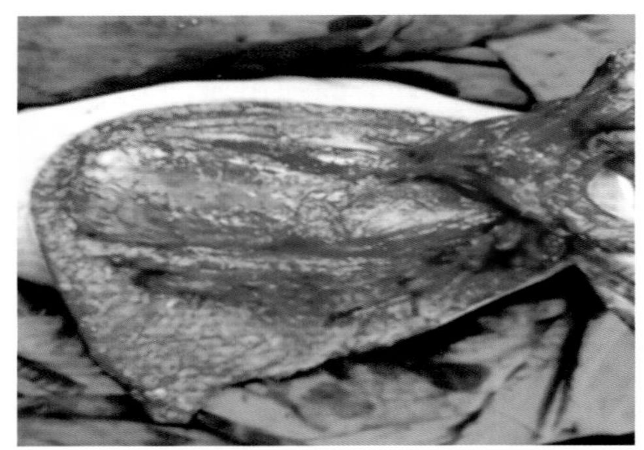
图 40-3　切取、掀起皮瓣

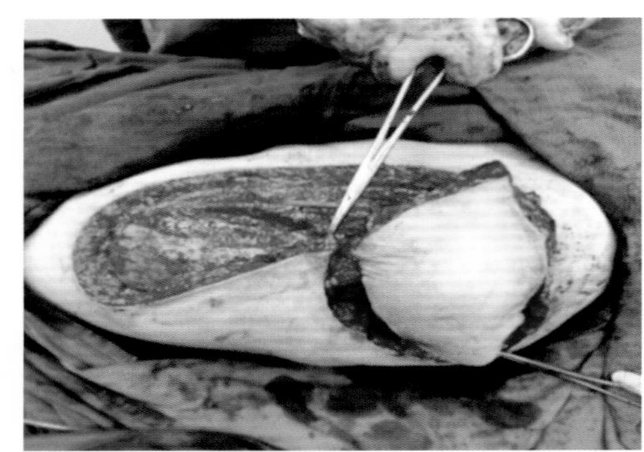
图 40-4　皮瓣转移至创区

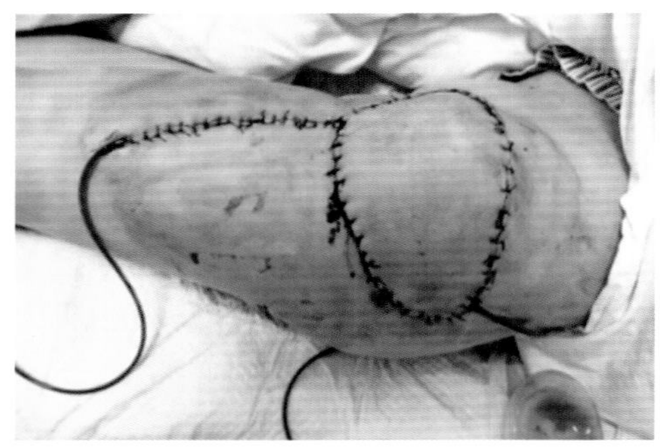
图 40-5　术后第 1 天

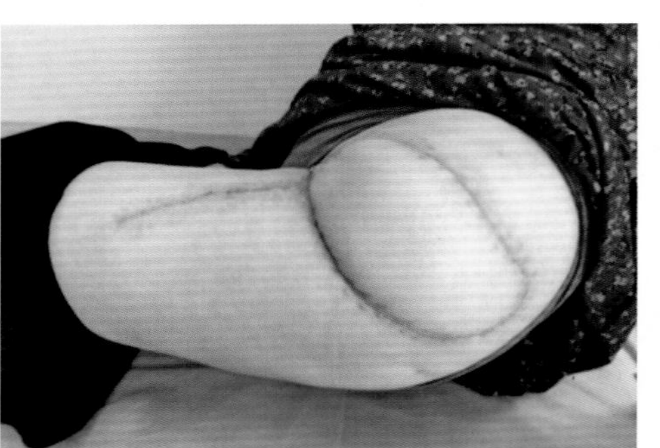
图 40-6　术后 3 个月

三、临床讨论

1. 皮肤鳞状细胞癌：临床上常见的皮肤恶性肿瘤包括基底细胞癌、鳞状细胞癌、恶性黑色素瘤、隆突性皮肤纤维肉瘤等。在我国，鳞状细胞癌是最常见的皮肤恶性肿瘤，其发生率占皮肤恶性肿瘤 50% ～ 60%，但是国内不同医院对于皮肤鳞癌的构成比例报道差异较大，可能与样本量大小、样本选择偏倚有关。其致病原因与长期暴露在紫外线下或者是皮肤长期感染破溃相关。皮肤鳞癌多为单发，肿瘤大小 1.0 ～ 10cm，多以溃疡型、菜花样或结节样肿物为主要表现。结节状或菜花状肿物表面为暗红色或毛细血管扩张，中央常见角质性物质增生，可见痂皮，强行剥离后易出血。目前手术切除是治疗包括皮肤鳞癌在内的皮肤恶性肿瘤的首选方法。为预防术后复发，手术切除的范围应足够大，这直接关系到患者的预后。一般要求切除皮肤鳞癌时，切口距病变边缘应大于 1.0 ～ 2.0cm。与此同时，皮肤鳞癌应根据肿瘤侵犯深度决定切除的深度。一般来说，四肢的皮肤鳞癌切除深度应达到肌肉层，将皮肤表面深筋膜一并切除。

2. 阔筋膜张肌穿支皮瓣：有稳定血管蒂的阔筋膜张肌皮瓣已被证明是一种多功能和可靠的皮瓣，可用于各种复杂的重建手术。阔筋膜张肌位于大腿外侧，起于髂嵴前部，全肌包在阔筋膜两层之间，向下延续为髂胫束，止于股骨外侧髁，其主要营养血管为旋股外侧动脉横支，旋股外侧动脉起源于股深动脉深支，在股直肌和股外侧肌之间走行于股神经分叉部的侧后方，然后分为升支、横支和降支，其中横支营养阔筋膜张肌，在髂前上棘下 8.0cm 处进入阔筋膜张肌肌腹的前内侧，其末端终止于阔筋膜张肌在髂前上棘区的附着处。旋股外侧动脉横支的外径在其起始处为 2.0 ～ 3.0mm，成人血管蒂的长度为 4.0 ～ 6.0cm。静脉回流通常是通过 1 ～ 2 条和动脉网并行的伴行静脉完成，直径达 2.0 ～ 4.0cm 时处的横支汇入旋股外侧静脉，然后汇入股静脉。皮瓣内有胸 12 脊神经的外侧皮支和股外侧皮神经支配，前者支配皮瓣上部感觉，后者支配大腿前外侧皮肤感觉。阔筋膜张肌皮瓣有着适于皮瓣移动和血管吻合的较长血管蒂的特点，容易制成穿支皮瓣和游离皮瓣。同时该皮瓣具有广泛、可靠和稳定的血管支配肌肉和皮肤领域，血管解剖的变异较小，血管穿出点的位置基本位于髂前上棘以下 8.0cm 的股直肌和股外侧肌之间。皮瓣内可包含第 12 胸神经外侧皮支或大腿的股外侧皮神经，故该皮瓣转移后可具有良好的感觉。皮瓣可作为薄至 5.0mm 的穿支皮瓣，也可作为带有全部皮肤、筋膜、肌肉和骨的巨大皮瓣切取。如果皮瓣的切取宽度小于 8.0cm 或者仅切取肌肉组织，则供区可直接缝合。牺牲阔筋膜张肌虽然可能会导致供区轻度的功能障碍和畸形，如影响膝关节稳定性、局部凹陷、感觉丧失等。但是阔筋膜张肌是一条可被代偿的肌肉，膝关节功能会逐渐恢复。根据不同的需要，阔筋膜张肌皮瓣可有不同的构成，如制成肌皮瓣、包括髂骨的骨肌皮瓣或肌骨瓣，或者是单纯的皮瓣，它还可以包括阔筋膜和部分的髂胫束。皮瓣上界可达髂前上棘上方 2.0cm，前后界可超过阔筋膜张肌前缘和后缘 2.0cm，下界在膝上 5.0cm，最大范围可切取 40.0cm × 15.0cm。由于阔筋膜张肌皮瓣具有血管恒定、血管蒂长、切取面积较大、可包含肌肉骨骼、供区大多可直接拉拢缝合等诸多优点，一方面可作为游离皮瓣的供区，还可以作为带蒂皮瓣修复同侧的腹壁、腹股沟部、会阴部、坐骨结节部及大转子处软组织缺损。

3. 本例病例中，术前有病理诊断确诊为皮肤鳞状细胞癌，肿瘤切除后的创面位于左大腿大转子处，皮肤缺损直径约 7.0cm，深度达肌肉表面，修复此处缺损可供选择皮瓣较多，游离皮瓣包括股前外侧皮瓣、背阔肌皮瓣，带蒂皮瓣包括臀大肌下部肌皮瓣、股薄肌肌皮瓣、股二头肌肌皮瓣，股后侧皮瓣、半腱肌半膜肌肌皮瓣、阔筋膜张肌肌皮瓣等。但是选择游离皮瓣手术较为复杂，手术风险大，因局部缺损大选择背阔肌切取移植后对上肢功能存在影响，另一方面切取其他带蒂皮瓣难以达到完美修复局部缺损和重建感觉功能的需要。因此我们选择阔筋膜张肌肌皮瓣作为修复此缺损的皮瓣，根据术前的血管标记定位，术中较为容易地找到该皮瓣的穿支血管束，将此肌皮瓣制成穿支皮瓣，同时保留皮瓣的感觉神经，由于供区的宽度小于 8.0cm，可直接拉拢缝合，避免供区植皮，修复效果比较满意。

四、专家点评

鳞状细胞癌是一种比较常见的皮肤恶性肿瘤，手术切除为其首选的治疗方式，为达到根治的目的，肿瘤切除后所产生的创面往往较大较深，这样的创面就需要血供良好，同时有一定厚度的肌皮瓣来修复。本病例肿瘤切除后创面位于大转子处，而阔筋膜张肌皮瓣是修复大转子区压疮的首选皮瓣，故选择此皮瓣作为此处创面修复的供区。此皮瓣可切取的面积大，局部转移覆盖的范围广，同时因包括肌肉成分，故有很好的填塞作用，可用于游离移植的供区，也可行局部带蒂转移。本病例皮瓣成活较好，术后随访可见因为供区可直接拉拢缝合故局部外形满意，切取肌肉移植后下肢功能基本不受影响，由此可见阔筋膜张肌皮瓣优点较多，可广泛应用于临床。

主要参考文献

[1]　侯春林 . 皮瓣外科学 [M]. 上海：上海科学技术出版社 , 2013.

[2] 孙家明 . 皮瓣与重建外科 [M]. 北京：人民卫生出版社 , 2011.
[3] 周晓 . 肿瘤整形外科学 [M]. 杭州：浙江科学技术出版社 , 2013.
[4] 段坤昌 . 皮瓣手术入路彩色图谱 [M]. 沈阳：辽宁科学技术出版社 , 2003.
[5] Srinivas JS, Panagatla P, Damalacheru MR. Reconstruction of Type Ⅱ abdominal wall defects: Anterolateral thigh or tensor fascia lata myocutaneous flaps? [J]. India J Plast Surg, 2018, 51(1): 33-39.
[6] 陈黎明 , 刘毅 , 张诚 , 等 . 改良的阔筋膜张肌肌皮瓣修复大转子创面 [J]. 中国美容医学 , 2019, 28(04):17-19.

病例 41　保留 Choke 血管区穿支皮瓣修复髋部肿瘤缺损

一、基本资料

患者女，31 岁，左髋部隆突性肉瘤。检查：肉瘤位于左髋部，拟切除范围约 21cm × 19cm。

二、诊疗经过

术前应用便携式超声多普勒在旋股外侧动脉穿支体区探到 3 条穿支血管，设计旋股外侧动脉穿支皮瓣，穿支皮瓣面积 21cm × 19cm，血管蒂约 4cm，以含阔筋膜的皮瓣部，通过隧道转移修复创面，供区皮片移植修复（图 41-1）。术后皮瓣全部成活，常规放疗。随访 4 年，肉瘤无复发。

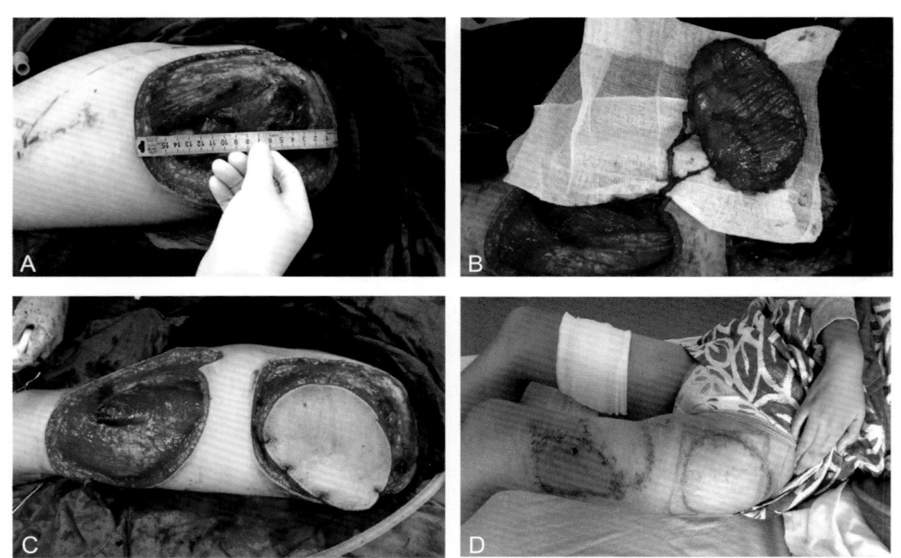

图 41-1　病例 41 诊疗经过

A. 左髋部肉瘤扩大切除即刻；B. 股前外侧穿支皮瓣切取；C. 股前外侧穿支皮瓣转移；D. 术后 1 个月

三、临床讨论

自由式穿支皮瓣的应用：

1. 术中，在穿支皮瓣的切取及转移时，层次深于传统皮瓣，沿深筋膜深层，包含部分肌膜，以保护好深筋膜下 Choke 血管区；理论依据为，相邻穿支体区通过直接或间接血管吻合方式进行连接，直接连接也就是真性吻合，血管管径较大，主要走行于筋膜层及脂肪层，位于两个穿支体之间起直接沟通作用；因此由真性吻合相连的两个独立解剖学供区在切取后，蒂部血供可无障碍向远端输送，故两个独立的解剖学供区可看成一个大解剖学供区；皮瓣面积可安全地再向邻近的由 Choke 血管连接的动力学供区扩展，间接连接血管位于真皮下，通过真皮下血管丛的反流将两个穿支体连接起来。

2. 术前皮瓣设计时，蒂部尽可能包含更多穿支、靠近穿支主干、远离 Choke 血管区，皮瓣主轴与穿支血管方向一致；即在四肢时，该方向与四肢轴向一致，在躯干则与身体中线垂直。

四、专家点评

在为患者设计皮瓣时，尽量选用同源穿支；穿支血管在进行跨区灌注时，首先对来自同一源动脉的相邻穿支体进行灌注，其次才对来自不同源动脉的相邻穿支体进行灌注；因为 Choke 血管有动静脉之分，皮瓣术后水肿对静脉影响较大，故术后常规应用地塞米松。

主要参考文献

[1] 洪嘉昀，余道江，孙卫，等．保留 Choke 血管区穿支皮瓣修复躯干部肿瘤缺损的效果 [J]. 中华医学美学美容杂志，2019, 25(5):364-367.

[2] Aho JM, Laungani AT, Herhig KS, et al. Lumbar and thoracic perforators: vascular anatomy and clinical implications [J]. Plastic & Reconstructive Surgery, 2014, 134(4):635e-645e.

[3] Saint-Cyr M, Schaverien MV, Rohrich RJ. Perforator flaps:history, controversies, physiology, anatomy, and use in reconstruction [J]. Plast Reconstr Surg, 2009, 123(4):132e-145e.

病例 42　穿支皮瓣修复膝部软组织缺损

一、基本资料

患者女，43 岁，患者因交通事故致左股骨、髌骨多发性骨折，伤后于骨科行股骨髓内钉、髌骨钢丝捆绑固定，术后 2 周膝部软组织缺血坏死，髌骨及部分钢丝外露。检查：左膝部软组织缺损面积为 4.5cm × 3.5cm，可见裸露髌骨及钢丝，创面周围可见碾压伤瘢痕及手术瘢痕，关节活动受限。

二、诊疗经过

清创后，在缺损周围应用便携式多普勒超声探测仪探查所有穿支血管，优选穿支血流流速最快且软组织移动度较好的部位，作为皮瓣供区，设计 1 个自由式穿支皮瓣修复创面，并预留缺损右下方穿支血管作为备用。皮瓣切取面积为 11.0cm × 4.5cm，穿支血管蒂管径为 0.5cm、长 0.7cm，采用“螺旋桨”皮瓣旋转 170° 修复创面。供区直接拉拢缝合。术后皮瓣成活良好，创面及供区切口均 I 期愈合。患者获随访 2 年，膝部外形及膝关节活动度恢复满意（图 42-1）。

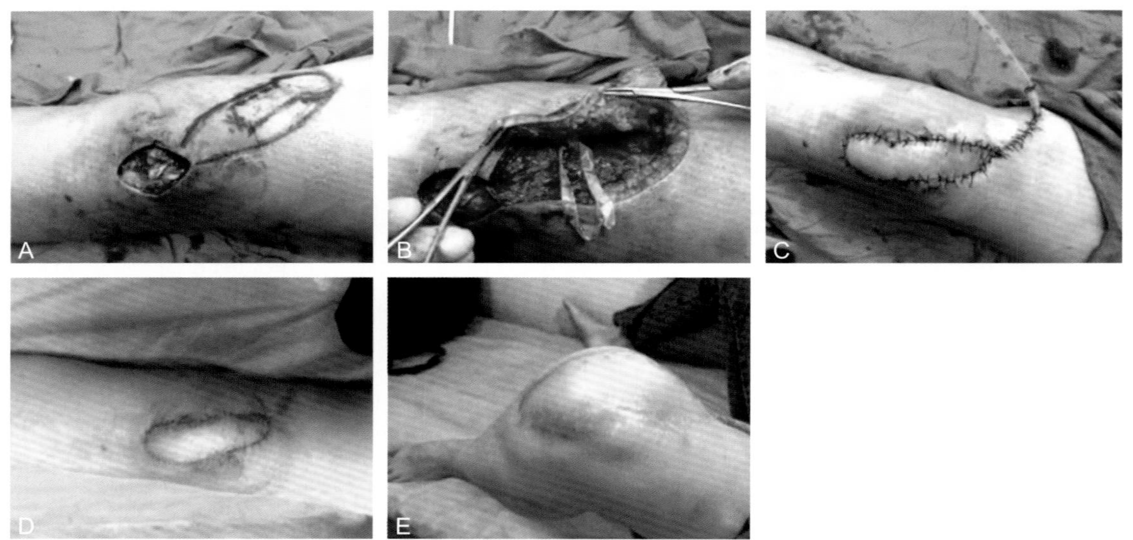

图 42-1　病例 42 诊疗经过

A. 术前创面及皮瓣设计；B. 术中寻找穿支血管；C. 皮瓣修复后即刻；D. 术后 3 个月膝部外观；E. 术后 2 年膝关节屈曲功能

三、临床讨论

膝关节前方及内、外侧基本无肌肉覆盖，该部位发生软组织缺损时常伴有骨、韧带或关节外露，需采用皮瓣修复。穿支皮瓣无须关注源血管，解决了传统穿支皮瓣设计与操作中因血管解剖异常及解剖标志移位造成的困难。

四、专家点评

膝周丰富的知名动脉及其分支通过交通支相互联系，形成膝周软组织供血网络，这是膝周穿支皮瓣的解剖基础。多普勒彩超的应用不仅解决了穿支血管变异大、走行难以预测这一难题，还能帮助寻找管径粗、流速快的穿支血管，增加皮瓣存活率。术中除了确保筋膜蒂内有穿支，对于周围细小穿支的保护，形成“穿支束”，有利于静脉回流。

主要参考文献

洪嘉昀，余道江，孙卫，等．保留 Choke 血管区穿支皮瓣修复躯干部肿瘤缺损的效果 [J]. 中华医学美学美容杂志，2019, 25(5):364-367.

病例 43 游离背阔肌肌皮瓣修复大腿Ⅳ度急性放射性损伤

一、基本资料

患者右大腿Ⅳ度急性 ^{192}Ir 放射性损伤。初期：放射性损伤皮肤局部发红，水疱形成，渐红肿严重，触之较硬，呈实质性硬性水肿，触压痛明显，以外侧上段为主，外侧下段渐出现类似红色皮损。受照 2 个月后，右大腿前外侧的上段及下端出现明显的黑色皮革样坏死皮肤及软组织。

二、诊疗经过

入院后初期给予镇痛，分区换药、保护创面，抗炎、抗感染，促进微循环等治疗。受照 2 个月清创后创面分别约 7.0cm × 6.0cm、4.0cm × 4.0cm。受照后 120d 行第 1 次清创加右侧联合皮瓣修复：术中发现，受照区肌肉坏死，基底深达骨面，创面约 34.0cm × 18.0cm。行联合皮瓣（右侧背阔肌肌皮瓣加肩胛骨皮瓣）游离移植修复，股动静脉的穿支血管近端与胸背动、静脉血管端吻合，皮瓣血液循环良好（图 43-1）。但受照后 130d，因吻合血管血栓形成，经溶栓、抗凝等处理，转移的皮瓣部分坏死。受照后 263d 行第 2 次清创加左侧背阔肌肌皮瓣修复：步骤与第 1 次类似，但受区血管为右侧臀上动脉及臀上静脉，覆盖皮瓣为左侧背阔肌肌皮瓣，皮瓣成活良好，但皮瓣下积液较多，经负压封闭引流技术（VSD）处理后，皮瓣与基底建立血供，创面完全愈合，外形理想，并恢复大部分功能（图 43-2）。

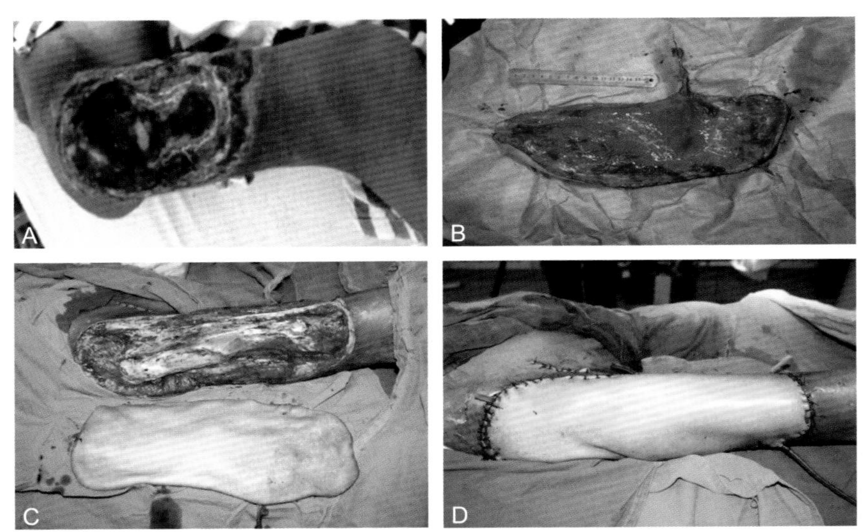

图 43-1 病例 43 诊疗经过一

第 1 次清创术。A. 术前创面；B. 游离联合背阔肌肌皮瓣；C. 修复设计；D. 第 1 次术后

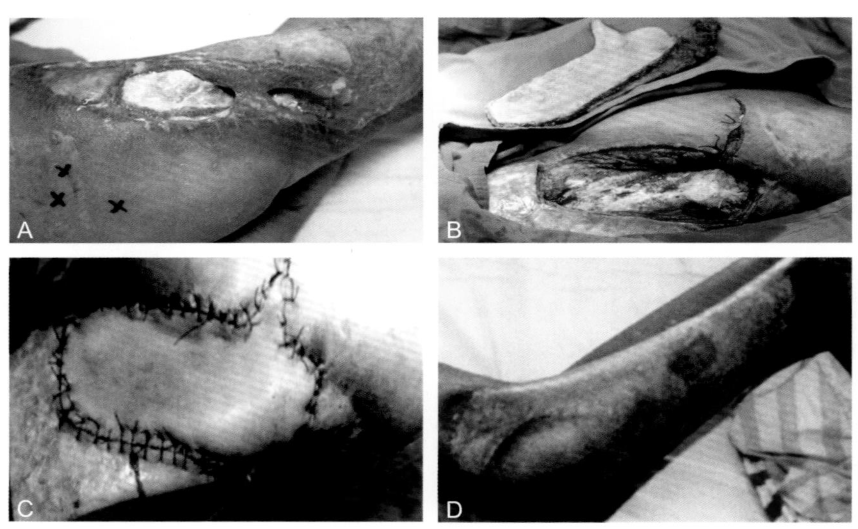

图 43-2　病例 43 诊疗经过二

第 2 次清创术。A. 术前创面；B. 修复设计；C. 第 2 次术后；D. 第 2 次术后 6 个月

三、临床讨论

背阔肌肌皮瓣血供丰富，含有血供良好的肌肉组织，吸收炎症及抗感染能力强。并且所含的组织量大，血管位置恒定，血管蒂长，管径粗大，适合显微吻合，皮瓣易于设计和转移，转移到受区后易于塑形，非常适用于本例局部损伤严重，骨外露，缺损面积巨大的患者。术中清创只求相对彻底，可以保留间生态组织，对于血管神经束周围的坏死组织清创时不必完全清除，可依靠肌皮瓣的生物性清创作用，逐渐吸收和清除。这一点对于急性放射性损伤的修复极为合适，可以最大限度地保护及利用间生态组织，进而间接缩短放射性损伤的病程及修复过程。

四、专家点评

临床上，游离皮瓣移植 10d 后出现栓塞等血管危象非常罕见。此例栓塞也提示，辐射对血管的损伤有一定的远后效应，血管内皮细胞、血管平滑肌等血管组织结构的恢复需较长时间，在进行显微手术吻接血管时，受区血管尽量远离受照区域。本例患者术前虽然进行了股部的血管三维重建，图像显示血管通畅，但仍然出现血栓。所以，在放射性损伤创面的显微修复时，不仅要重视受区血管的结构性改变，更要重视亚损伤所致的血管功能性改变，如血管弹性、血管内皮细胞的再生能力等。

主要参考文献

余道江，刘玉龙，王优优，等．南京“5.7”事故受照者急性放射性皮肤损伤的修复 [J]. 中华放射医学与防护杂志，2016, 36(5):368-371.

第四部分　瘢痕美容整形

病例 44　面颈部巨大瘢痕修复（换脸术）

一、基本资料

患者女，15 岁，以“烧伤后面颈部及四肢瘢痕形成 8 年”为主诉入院。患者 8 年前被火烧伤面颈部及四肢，于当地医院多次行面部及四肢植皮术，术后移植皮片挛缩，至面部形态不良、手指及足趾功能障碍。查体：患者全面部、颏下及颈上部瘢痕，双侧眉毛大部分缺失，在眉头处留有少量毛发组织，正常内外眦结构缺失，睫毛缺失。双眼睑闭合不全，下睑外翻。面中下部可见多处交错瘢痕，瘢痕色深，质硬，瘢痕表面无破溃。上下唇瘢痕挛缩致下唇外翻，口唇形态不佳。颏部后退，开口轻度受限。双耳后可见挛缩后瘢痕，致耳部向后牵拉，耳部形态不良。双手及腕部可见挛缩性瘢痕，瘢痕牵拉手指，至手指掌指关节背伸、指间关节屈曲畸形，手部功能障碍。双侧足背及踝部可见挛缩瘢痕组织，瘢痕牵拉足趾，至足部跗跖关节背屈、跖趾关节趾屈畸形、足（功能）碍（图 44-1）。

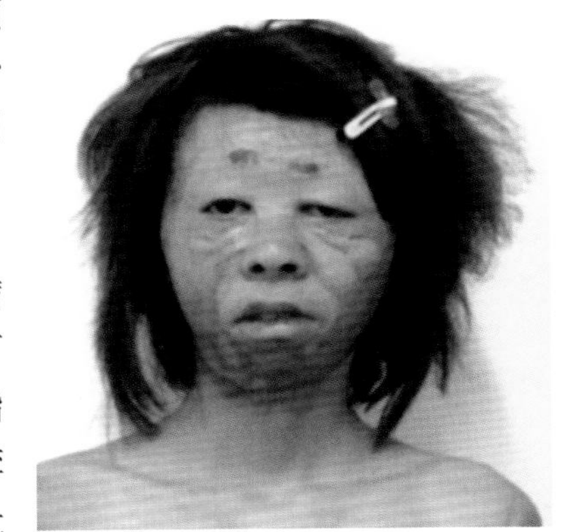

图 44-1　术前

二、诊疗经过

本例患者无须鉴别诊断，明确诊断为：复杂性全面颈部瘢痕，双下睑外翻畸形，双眉残缺畸形，下唇外翻畸形，颏部后退畸形。结合患者实际情况，首先，行胸三角区皮肤扩张术，颈横皮瓣扩张术，同时行背部组织扩张。然后进行胸三角扩张皮瓣带蒂转移，断蒂后再扩张，反复多次扩张后修复残存畸形。

手术经过：在患者胸三角区、颈下部及背部置入 5 枚 600 ～ 800ml 柱形扩张器，经 4 个月的注水（图 44-2），获得足够的皮肤后，切除面颈部瘢痕，创面应用扩张后胸三角皮瓣转移修复（图 44-3）。这一周期手术以胸廓内动脉为蒂，因此在皮瓣掀起和分离过程中对胸廓内动脉穿支（第 2、3 肋间胸骨旁 2cm）进行了重点保护，皮瓣远端在患者轻微低头位可覆盖至距离下睑约 1cm 的位置，完整切除面中部瘢痕，以皮瓣完整覆盖，剩余皮瓣卷曲形成皮管，胸部残余创面利用颈横皮瓣扩张所产生的皮肤进行覆盖，避免胸部植皮。术后对皮管进行间断夹闭训练，4 周后断蒂，利用蒂部皮管向颏颈部位转移，修复颏颈部瘢痕切除后的缺损，改善颏颈粘连的问题。术后由于皮瓣回缩，在下睑区域形成瘢痕并牵拉下睑外翻。同时，残余部分颊侧瘢痕未能切除，此后为修复剩余下睑及侧颊部瘢痕，同时解决下睑外翻的问题，在转移于面部的皮瓣下植入 70ml 柱形扩张器，分别进行 1 ～ 3 次的面部同期再扩张（图 44-4），最终完全修复全颜面部瘢痕。在此期间，同时于内眦处设计“Z”形皮瓣，以调整内眦状态；使用瘢痕磨削术治疗鼻唇部浅表瘢痕；松解右侧耳轮角瘢痕，设计 V-Y 皮瓣推进，整复耳廓畸形；松解左侧耳轮角瘢痕，设计耳后舌形皮瓣旋转覆盖创面，整复耳廓畸形；对称设计双侧唇红缘，沿颏部原瘢痕边缘切口切开，于皮下筋膜浅层分离掀起皮瓣；又于颏下部掀起双侧带蒂脂肪筋膜瓣，翻转覆盖于颏部，以增加颏部长度及突度，同时修整皮瓣以改善颏窝形态，再配合颏部假体植入，成功解决了患者由于常年瘢痕压迫引起的下颏骨质萎缩、发育不良的问题。经过多次手术的逐步修复调整，患者外观明显改善，面部皮肤光滑，质地柔软，手术切口隐蔽，眼睑、口唇及颏部畸形得到修复（图 44-5）。

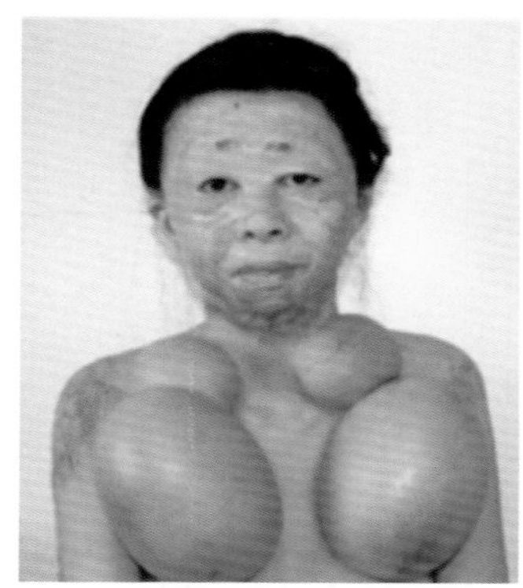

图 44-2　扩张后

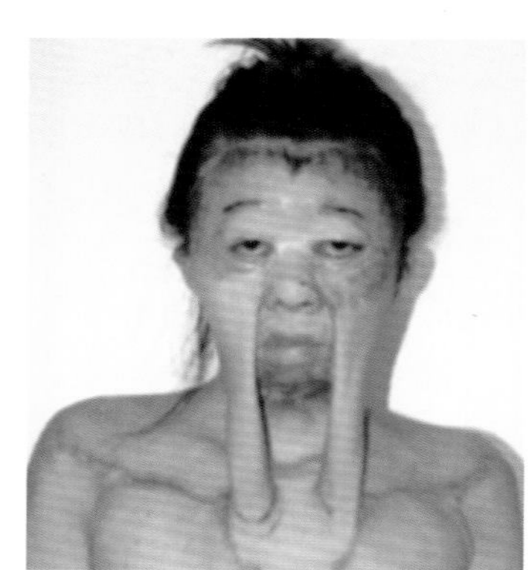

图 44-3　皮管转移术后

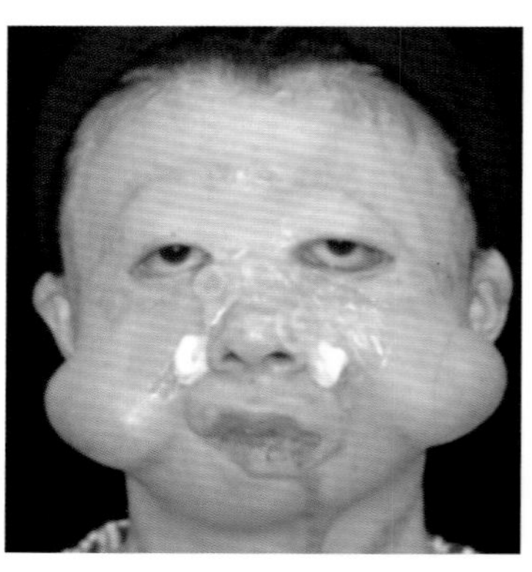

图 44-4　胸部扩张皮瓣转移后同期再扩张

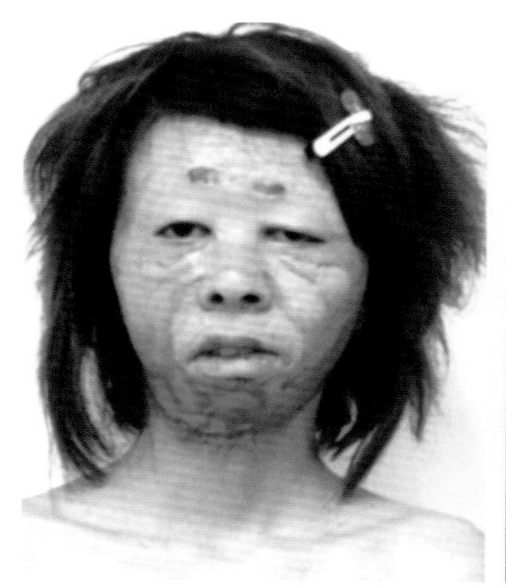

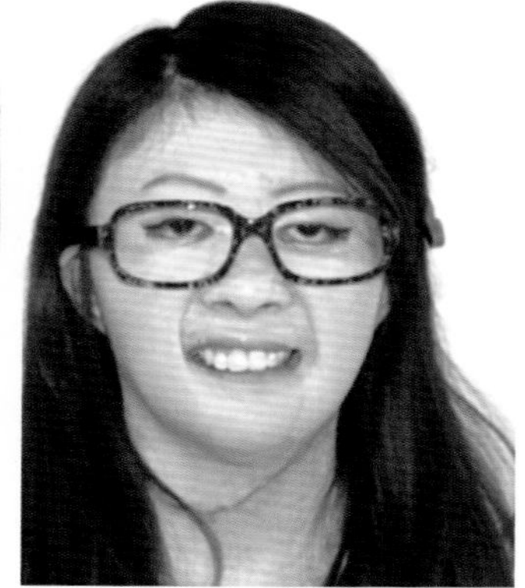

图 44-5　术前术后对比

三、临床讨论

1. 胸三角皮瓣（Deltopectoral flap）　自 1965 年 Bakamjian 首先报道后，该皮瓣因其与面颈部相邻，故术后色泽、质地、弹性优于其他远位皮瓣，成为面颈部缺损修复与再造常用的皮瓣供区。胸三角皮瓣上界为锁骨下线，下界为第 5 肋骨或第 4 肋骨，沿腋前线的尖部向外延伸，最远可达肩三角肌区，内侧界为胸骨外缘 2cm，最大面积 10cm × 20cm ～

12cm × 22cm，旋转轴点在第 2、3 肋间胸骨旁 2cm 处。

2. 预扩张的胸三角皮瓣　常规胸三角皮瓣虽组织量大、肤质佳，适合用于面部修复，但其组织较厚，转移后局部臃肿，且供区缺损较大，需植皮修复，因此采取预扩张的方法既可保留传统轴型皮瓣的优势，又可使皮瓣扩张变薄，修复效果更佳，同时供区可以直接缝合，避免继发损伤。扩张器埋植时应当根据患者测量情况选择适当的扩张器大小，切口可设计在肩峰处，在深筋膜上钝性剥离，避免损伤血管蒂，在胸大肌、三角肌间沟处注意胸肩峰动脉，如损伤宜将其穿支结扎。

3. 皮瓣的重复扩张　胸三角区域与面部有一段距离，加之转移于面部的胸三角皮瓣术后会出现回缩，对周围组织进行牵拉。因此，在修复时我们首次尝试在断蒂的胸三角皮瓣下方多次进行皮肤软组织扩张术，改善皮瓣厚度及形态，改善对周围组织的牵拉。该病例中，我们共在左侧颊部转移后的胸三角皮瓣进行了三次扩张器的置入，右侧进行了两次扩张器的置入。目前国内外尚无此项技术的报道。通过我们的实践探索发现，转移后的断蒂皮瓣在愈合 3 个月后可进行扩张器置入，其血供状况及愈合能力均与正常组织相同。

4. 全面部瘢痕修复　针对全面部损毁性创伤修复，有学者利用同种异体全面部移植来治疗，但该手术在手术伦理、患者心理和移植后排斥反应等方面情况复杂，复制或发展不易。也有学者利用扩张预构皮瓣技术重建毁损脸面，但该技术需要精细的显微外科技术、干细胞移植技术以及术中血管造影技术等多种技术支持，距离全面推广仍有较长的路要走。全面部瘢痕切除后皮肤缺损面积大，但骨骼形态基本保留，一方面需要大量的组织进行修复，另一方面，需要充分考虑面部分区特点。因此我们提出利用多种手段对面部进行分区修复：面颊部范围最广，显露面积最大，需要质地柔软、色泽与面部类似的胸三角区域皮肤进行修复；额部相对隐蔽，形态规整且易于固定包扎，适宜全厚皮片修复；鼻部解剖复杂，轮廓感强，适宜行全鼻再造；眼睑及口唇可适当保留瘢痕组织充分松解，重建功能的前提下利用邻近组织进行创面修复。分区修复能最大程度上保障各个区域的特色，实现外观和功能的同期修复。

5. 颏颈胸粘连的修复　面部大面积瘢痕常伴随颈部瘢痕和颏颈粘连，导致颈部活动受限、关节疼痛、下颌后退、毛囊炎甚至呼吸受限。轻中度的挛缩或线性瘢痕通常使用局部切除配合 Z 形整形术进行矫正，避免直线的垂直瘢痕，进而改善症状。更严重的挛缩首先需要完全释放收缩的组织，包括松解或切除皮肤的瘢痕，同时进行深方浅层肌肉的瘢痕松解，这一过程应当在术中采取肩下垫枕头后仰的体位来保障松解彻底。然后进行表面重新覆盖，胸三角皮瓣和颈横动脉皮瓣是常用的选择，当皮肤容量不足时，同样可以选择结合软组织扩张技术，从有限的区域获取更大的皮肤，但要注意扩张器埋植的位置与层次，避免压迫气管、颈内静脉和颈动脉等重要结构。若邻近的皮肤无法使用，游离皮瓣或全厚皮片植皮亦可考虑，游离皮瓣需注意皮瓣厚度，过厚的组织可能造成局部臃肿与低头受限，植皮会有一定的挛缩概率，同时术中做好创面的严密止血，提高皮片存活率。

四、专家点评

由于邻近可用组织过少，面颈部大面积的瘢痕畸形修复是整形外科的难题，全世界范围的整形外科医师都在不断为之努力。当整个面部均发生严重瘢痕和收缩时，大部分或全部美学面部单元发生异常，应将其分区更换，重建的方法选择应在美学单位内保持一致，建议：利用植皮来修复前额和上唇，利用皮瓣或扩张皮瓣来修复面颊部和颏部。植皮容易发生收缩、僵硬和色沉，因此手术时应当适度大于所需的面积，并且质量以全厚皮片为佳。皮瓣柔软收缩率低，但体积厚，容易掩盖了面部表情，建议配合软组织扩张技术来综合应用。

当前的很多美容手术概念同样适用于瘢痕患者，包括：利用除皱手术的技巧来切除耳前瘢痕；脂肪抽吸术来塑造面部轮廓减轻皮瓣臃肿；隆颏术来改善下巴位置和由于瘢痕挛缩导致的短下颌畸形。

该病例患者面颈胸部大面积瘢痕，术者通过利用其前胸部残余的正常皮肤创新性地进行多次扩张，成功解决了患者面颊部和颏部的瘢痕，这为我们的治疗提供了良好思路。同时在额部、唇周选择性地利用了全厚皮片移植，配合隆颏术的使用，综合性改善了患者的皮肤和面部形态的问题，取得了良好的术后效果。

主要参考文献

[1] 王炜 . 中国整形外科学 [M]. 杭州：浙江科学技术出版社 , 2019.

[2] Santoru Nagata. Plastic Surgery: Indications and Practice[M]. Philadelphia: Saunders, 2008.

[3] Dobbs D, Gibson JAG, Hughes S, et al. Patient-Reported Outcome Measures for Soft-Tissue Facial Reconstruction: A Systematic Review and Evaluation of the Quality of Their Measurement Properties [J]. Plast Reconstr Surg, 2019, 143(1):255-268.

病例 45　胸部巨大瘢痕疙瘩多发溃疡合并急性感染

一、基本资料

患者女，63 岁，护师。胸前痤疮感染引起肿物 40 余年，日益增大，无消退情况，出现反复破溃 2 年，伴发红肿、严重疼痛、难以入眠来诊。曾行药物外用，效果不好。曾进行部分手术切除植皮术，肿物又复发。

查体：胸部中央两乳房间可见 12cm × 6cm ～ 10cm × 1.5cm 肿物，色红，质硬，压痛，表面不平整，牵拉乳房变形，中部可见 1.5cm × 1.5cm 三处溃疡，深约 1.0cm，放置引流条（图 45-1）。右侧乳房外侧可见 15cm × 3cm × 0.5cm 肿物，色红，质硬，以边缘明显（图 45-2）。

诊断：胸部巨大瘢痕疙瘩并发溃疡、急性感染。

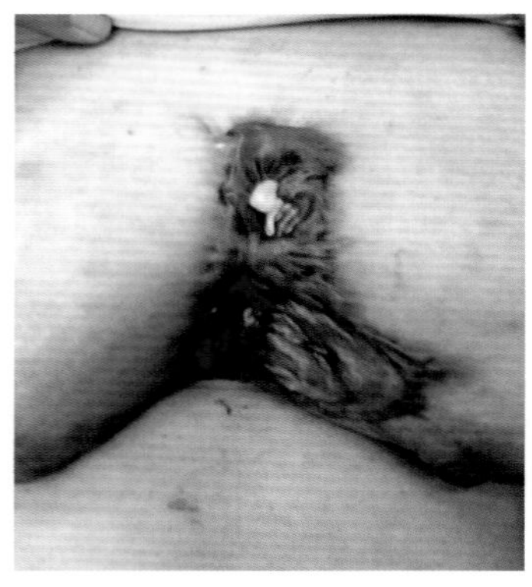

图 45-1　治疗前（正位）

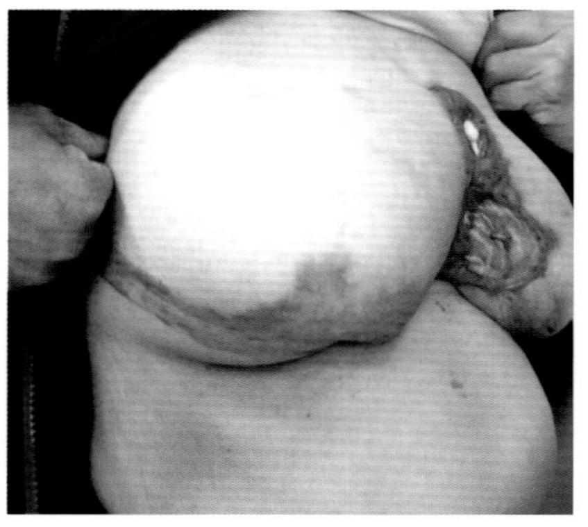

图 45-2　治疗前（右前斜位）

二、诊疗经过

入院后进行全身检查，进行血常规、尿常规、肝肾功能、血糖、血脂及传染病八项化验，结果除 WBC 及血脂增高外，无明显异常。全身给予静滴抗生素，局部给予换药，7d 后患者没有不适感觉，化验血常规正常，给予全麻 + 局部肿胀麻醉下胸部瘢痕疙瘩切除、减张缝合及局部皮瓣转移术（图 45-3 ～图 45-5），手术顺利，见瘢痕切除后创面宽度达 15cm。

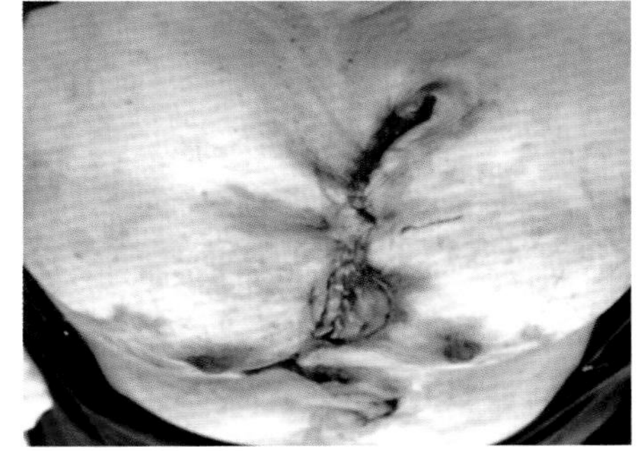
图 45-3　术中切除瘢痕疙瘩病变及溃疡

术后处理：全身静脉滴注抗生素及营养支持治疗 5d，口服积雪苷片、曲尼斯特、维生素 C、维生素 E 治疗；切口局部隔天换药一次，局部外用抗菌促愈药物，8d 间断拆线，10d 全拆缝合线；术后第 2 天给予皮肤浅层放射治疗 SRT-100 治疗，电压 70kV，每次 400rad，隔日一次，共照射 5 次；加强与患者的交流，对症治疗异常情况。

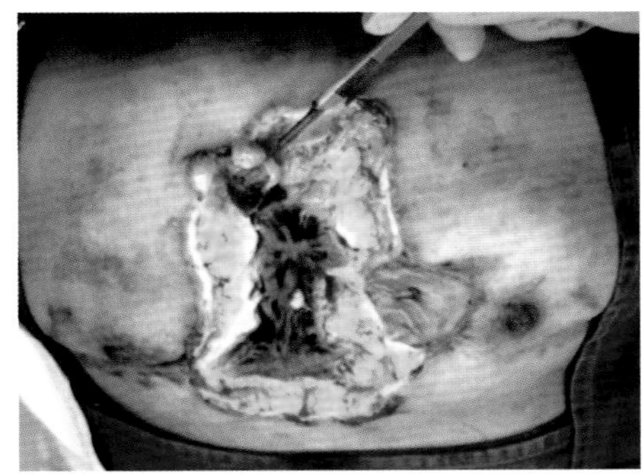
图 45-4　术中瘢痕疙瘩切除后创面

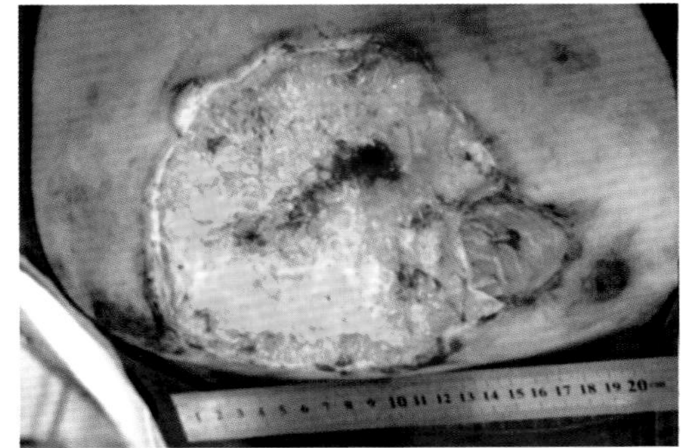
图 45-5　术中分层减张缝合、局部皮瓣转移

术后患者恢复顺利，拆线后出院回家，继续口服抗瘢痕及维生素类药物 3 个月，外用抗菌促愈药物 1 个月后改为抗瘢痕增生药物 12 个月。每 1 ～ 3 个月患者到院随访一次。根据瘢痕增生情况给予瘢痕内药物注射治疗和 SRT 强化放疗，直到病情稳定，停止治疗（图 45-6 ～图 45-9）。

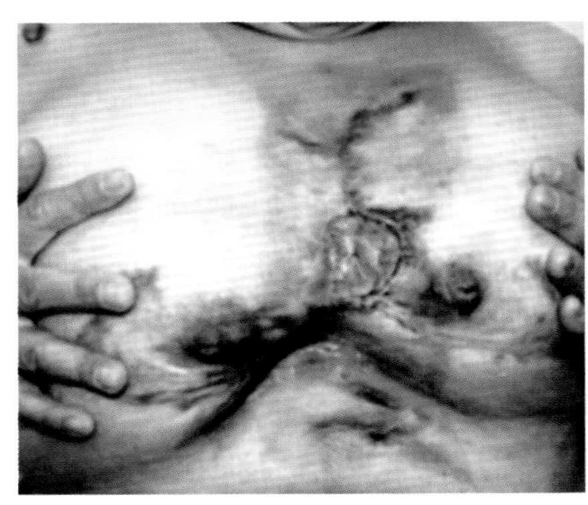
图 45-6　治疗后 1 个月

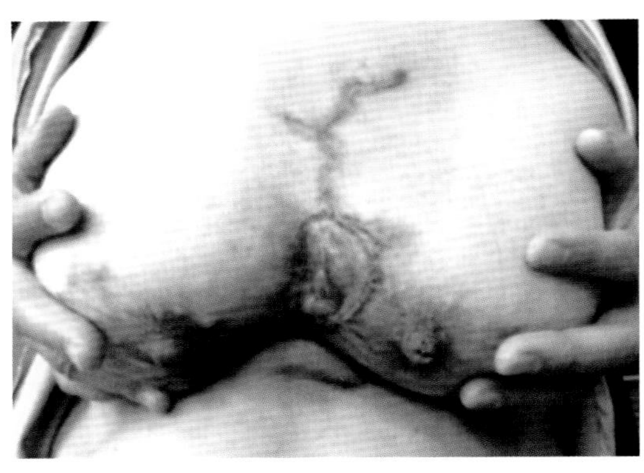
图 45-7　治疗后 3 个月

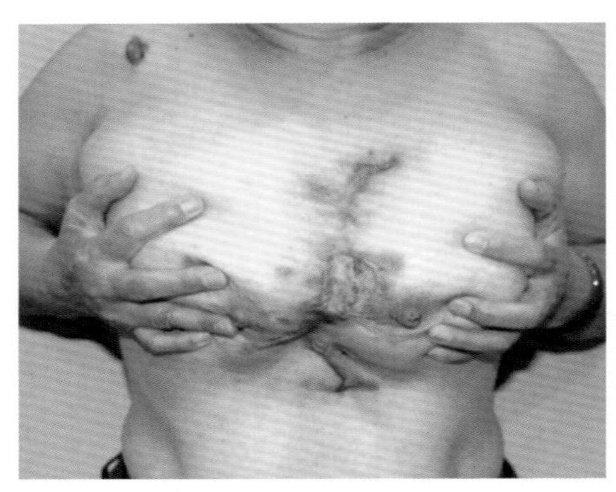
图 45-8　治疗后 12 个月

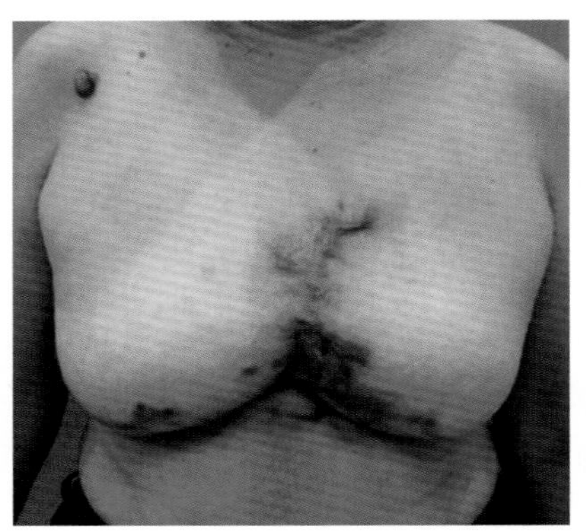
图 45-9　治疗后 24 个月

三、临床讨论

1. 该例患者为典型的瘢痕疙瘩。瘢痕疙瘩诊断目前主要是临床标准，一般应当符合以下条件：

（1）肿块隆起于皮肤表面，坚硬，表面光滑发亮，界线欠规则，1 年内无退缩征象。

（2）病变超过原始损伤边缘，向周围正常组织发生浸润，呈蟹足状生长。

（3）具有持续性生长、发红、痛痒等临床症状，无自愈倾向，不能自行消退。

（4）单纯手术切除后极易复发，且复发范围可超过原瘢痕范围。

2. 瘢痕疙瘩并发溃疡时，应以手术切除病变为主，才可以彻底治愈溃疡。瘢痕疙瘩呈持续性增生，随着时间的延长日益增大，痤疮引起的小的瘢痕疙瘩可以相互融合为大的，达到一定程度血供障碍会出现破溃、溃疡；加上瘢痕疙瘩是不健康的组织，皮脂腺丰富，皮质淤积易于合并感染，造成皮肤溃破。瘢痕疙瘩并发溃疡时，单纯换药较难以愈合，应以手术切除病变为主，才可以彻底治愈溃疡。该患者是护士，瘢痕疙瘩溃疡 2 年，换药难以愈合，且并发急性感染，最后通过手切除病变，才彻底治愈瘢痕疙瘩溃疡。

3. 瘢痕疙瘩手术后一定要有预防复发的措施，并定期复查，动态治疗：瘢痕疙瘩的治疗方法较多，每种方法都有一定的复发率，目前还是国际难题，没有特效方法，一般均需要采用多种方法综合治疗，并定期复查，根据切口瘢痕的情况实施动态治疗，直到瘢痕比较稳定。本例患者手术后采用了皮肤浅层放射 SRT-100 治疗，预防瘢痕的增生，效果较好，随访 2 年，病情基本稳定，瘢痕疙瘩没有明显复发。

四、专家点评

该患者为医护人员，胸前巨大瘢痕疙瘩，由痤疮感染引起，病史较长，曾手术切除植皮，皮片边缘瘢痕疙瘩复发，没有消退现象，且并发溃疡 2 年和急性感染，是典型的瘢痕疙瘩患者，一定程度上反映了瘢痕疙瘩的特点和治疗的困难。

作者在对瘢痕疙瘩病变有了充分认识的基础上，大胆采用手术切除 + 术后 SRT 皮肤浅层放射治疗、定期复查动态综合治疗的策略，既较好地去除了瘢痕疙瘩病变，又治愈了溃疡，术后 2 年时间没有明显的复发，取得了较好效果，值得借鉴。

主要参考文献

[1] 蔡景龙 . 瘢痕的治疗方法评价及展望 [J]. 中华医学杂志 , 2013, 93(14):1041-1043.

[2] 蔡景龙 . 瘢痕防治 2016 观点 [M]. 北京：科学技术文献出版社 , 2016.

[3] 蔡景龙 . 瘢痕美容外科学 [M]. 杭州：浙江科学技术出版社 , 2015.

[4] 蔡景龙 . 现代瘢痕学 [M]. 2 版 . 北京：人民卫生出版社 , 2008.

[5] 陈光宇 , 蔡景龙 . 创伤性瘢痕的防治策略 [J]. 中华创伤杂志 , 2014, 30(5):385-387.

[6] 付小兵 , 王正国 , 李建贤 . 中华创伤医学 [M]. 北京：人民卫生出版社 , 2013.

[7] 李世荣 . 现代美容外科学 [M]. 北京：人民军医出版社 , 2014.

[8] 王志军 , 刘林嶓 . 美容外科学 [M]. 北京：人民卫生出版社 , 2012.

[9] 吴宗耀 . 烧伤康复学 [M]. 北京：人民卫生出版社 , 2014.

病例 46　肩部瘢痕疙瘩药物注射 8 年

一、基本资料

患者女，28 岁，家庭妇女。 左肩部及左上臂痤疮感染引起肿物 10 余年，日益增大，无消退情况，伴有痒痛不适，行药物外用及瘢痕内药物注射 3 年，效果不理想，病变继续增大，仍有痒痛不适于 2011 年 11 月 15 日来诊。

查体：左肩部可见 10cm × 6cm × 0.3cm 瘢痕，大部分平坦，皮肤萎缩变薄，毛细血管显露，部分周边色红，质硬，高出皮肤表面；左上臂可见 6cm × 5cm × 0.3cm 瘢痕，大部分平坦，皮肤萎缩变薄，毛细血管显露，部分色红，质硬，高出皮肤表面（图 46-1）。

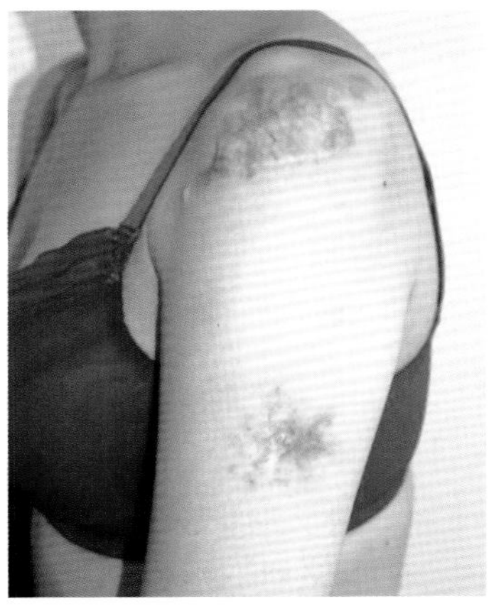

图 46-1　治疗前

诊断：左肩部及左上臂瘢痕疙瘩，药物注射治疗后复发。

二、诊疗经过

患者在门诊治疗，先进行了全身检查，进行了血常规、尿常规、肝肾功能、血糖、血脂及传染病八项化验，结果无明显异常。然后给予左肩部瘢痕疙瘩曲安奈德 40mg+ 苯海拉明 20mg+2% 利多卡因 2ml 瘢痕内药物注射控制瘢痕生长，患者感到瘢痕发红、发硬、高出皮面和有痒痛不适时过来复查，每 2 ～ 3 个月行瘢痕内药物注射一次（图 46-2）。直到 2015 年 1 月 5 日采用了瘢痕内药物注射的同时应用皮肤浅层放射治疗系统 SRT-100 进行治疗，电压 70kV，单次照射剂量 350rad，每周 1 次，总计 5 次为 1 个疗程，瘢痕增生复发得到控制，随访到 2018 年 2 月 6 日治疗后 3 年时间，瘢痕增生没有复发，彻底治愈（图 46-3 ～图 46-5）。

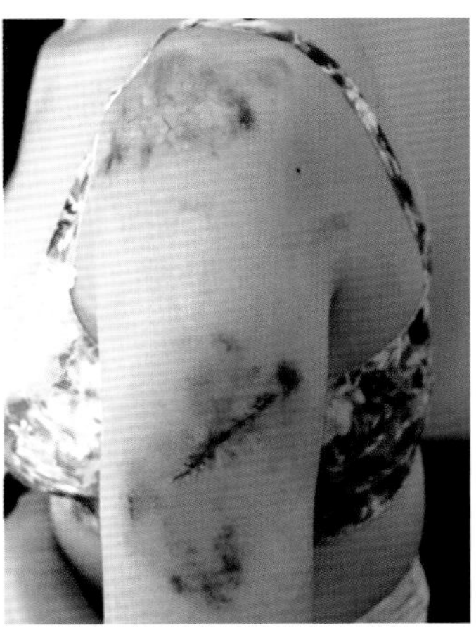

图 46-2　治疗中

2011 年 12 月 24 日对左上臂瘢痕疙瘩进行了部分手术切除改形缝合术 + 切口药物注射曲安奈德预防瘢痕复发，术后配合抗瘢痕药物外用和定期复查，瘢痕有发红、发硬、高出皮面和有痒痛不适时过来复查，给予瘢痕内药物注射，每 2 ～ 3 个月治疗 1 次，未采用 SRT-100 进行治疗，以与肩部瘢痕疙瘩采用 SRT-100 治疗作对比，随访到 2018 年 2 月 6 日，瘢痕增生得到彻底治愈（图 46-5）。

治疗过程中，加强与患者的交流，患者能够认识到该病治疗的复杂性和艰难性，积极配合治疗，平时不喝酒，不吸烟，不吃辣椒，精神乐观，生活快乐。

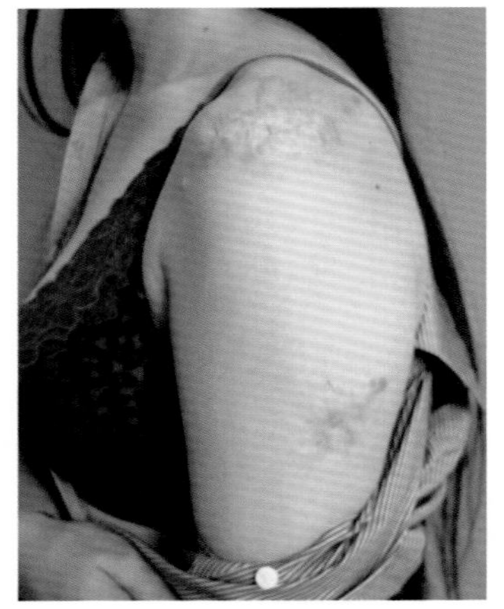

图 46-3　治疗后 1 年

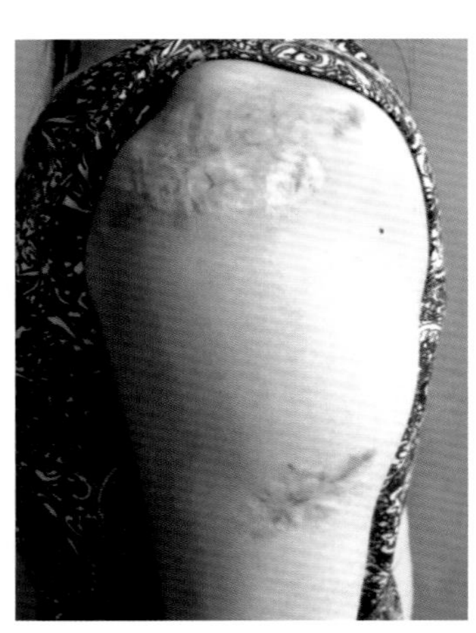

图 46-4　治疗后 2 年

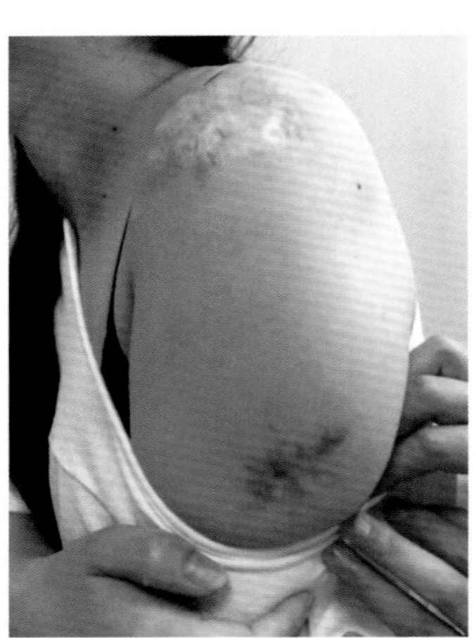

图 46-5　治疗后 3 年

三、临床讨论

1. 该例患者为典型的瘢痕疙瘩。诊断依据：一是病变位于瘢痕疙瘩高发部位，二是瘢痕持续生长，范围越来越多，超过了原来皮肤受损伤的范围，三是瘢痕内药物注射有效，注射后瘢痕变平变软，但停药后又复发，不能自行消退。

2. 该例患者反映了瘢痕内药物注射可能达到的疗效：能够抑制瘢痕增生，但不能够缩小瘢痕的面积，停止瘢痕内药物注射后复发率较高，难以利用该方法彻底控制瘢痕疙瘩的复发。该例患者以曲安奈德为主要药物，瘢痕内药物注射时间长达 10 年，虽然没有明显的全身性不良反应，但注射部位局部出现了皮肤萎缩、凹陷及毛细血管显露等副作用，提示我们：曲安奈德能够用多长时间？多大总量？不好定论，我们要注意密切观察其疗效和副作用，并与患者做好沟通交流，征得患者的理解和配合。

3. 该例患者左肩部瘢痕疙瘩在坚持瘢痕内药物注射 8 年后，及时采用新技术皮肤浅层放射治疗系统 SRT-100 进行联合治疗，取得了彻底治愈瘢痕疙瘩的良好效果，并与左上臂瘢痕疙瘩手术切除 + 切口药物注射治疗后复发采用瘢痕内药物注射治疗控制瘢痕疙瘩复发进行了自身对照研究，证实了瘢痕疙瘩要采用多种方法联合应用的综合治疗思路，定期复查随访，根据病情变化调整治疗方案的动态综合疗法的正确性和有效性。

四、专家点评

瘢痕疙瘩的治疗是非常困难的，是国际医学难题。如何在现有的治疗技术的条件下，提高瘢痕疙瘩治疗的有效性，探讨彻底控制瘢痕疙瘩复发的措施，值得探讨。本例就是一个很好地探讨瘢痕疙瘩彻底治愈方法的例证。

该例左肩部瘢痕疙瘩瘢痕内药物注射治疗后复发，用了 8 年时间仍在复发，后采用了瘢痕内药物注射与 SRT-100 联合治疗，随访 3 年，瘢痕疙瘩没有复发，取得了彻底控制瘢痕疙瘩复发的良好效果，并与自身左上臂瘢痕疙瘩手术切除 + 切口药物注射治疗后复发采用瘢痕内药物注射治疗控制瘢痕疙瘩复发进行了自身对照研究，证实了瘢痕内药物注射与 SRT-100 联合治疗的良好效果，皮肤浅层放射治疗可以提高瘢痕内药物注射治疗的疗效，优于单纯应用瘢痕内药物注射治疗；证实了蔡景龙教授 2002 年提出的瘢痕治疗要采用多种方法联合应用的综合治疗思路及定期复查随访、根据病情变化调整治疗方案的动态综合疗法的正确性和有效性。

主要参考文献

[1]　蔡景龙 . 瘢痕防治 2016 观点 [M]. 北京：科学技术文献出版社 , 2016.

[2]　蔡景龙 . 瘢痕整形美容外科学 [M]. 杭州：浙江科学技术出版社 , 2015.

[3]　蔡景龙 . 现代瘢痕学 [M]. 2 版 . 北京：人民卫生出版社 , 2008.

[4]　李世荣 . 现代整形美容外科学 [M]. 北京：人民军医出版社 , 2014.

[5]　付小兵 , 王正国 , 李建贤 . 中华创伤医学 [M]. 北京：人民卫生出版社 , 2013.

[6]　王志军 , 刘林嶓 . 美容外科学 [M]. 北京：人民卫生出版社 , 2012.

[7]　吴宗耀 . 烧伤康复学 [M]. 北京：人民卫生出版社 , 2014.

[8]　蔡景龙 . 瘢痕的治疗方法评价及展望 [J]. 中华医学杂志 , 2013, 93(14):1041 -1043.

[9]　蔡景龙 . 瘢痕的诊断内容及防治的动态疗法 [J]. 疑难病杂志 , 2002, 1(4): 256.

病例 47　胸肩背部多发瘢痕疙瘩的治疗

一、基本资料

患者女，21 岁，学生。胸肩背部痤疮感染引起肿物 5 年，红硬高起，日益增大，伴有痒痛不适，曾行药物外用及瘢痕内药物注射，效果不理想，病变继续增大，仍有痒痛不适。

查体：胸部可见 0.5cm × 0.5cm × 0.3cm ～ 3cm × 1cm × 0.6cm 瘢痕 20 余个（图 47-1），左右肩部可见 0.5cm × 0.5cm × 0.3cm ～ 2cm × 1cm × 0.6cm 瘢痕各 10 余个，背部可见 0.3cm × 0.3cm × 0.2cm ～ 0.8cm × 0.7cm × 0.4cm 瘢痕 10 余个，大小不等，色红，质硬，高出皮肤表面。

诊断：胸肩背部多发瘢痕疙瘩。

二、诊疗经过

给予胸部及双肩部较大的瘢痕疙瘩肿胀局部麻醉下手术切除精细减张缝合加术后皮肤浅层放射系统 SRT-100 治疗，小的瘢痕疙瘩给予曲安奈德 40mg+5- 氟尿嘧啶 50mg+2% 利多卡因 3ml 瘢痕内药物注射 +SRT-100 治疗，手术的同时进行瘢痕内药物注射治疗，治疗后第 2 天开始 SRT-100 治疗，电压 70kV，单次照射剂量 350rad，隔天一次，总计 5 次为 1 个疗程，同时给予静脉滴注抗生素 3d 预防感染，配合曲尼斯特口服治疗，每次 1 片（0.1g），每日 3 次，总计服用 3 个月（图 47-2）。

患者每 3 个月到院复查一次，或感到瘢痕发红、发硬、高出皮面和有痒痛不适时复查，对高起的瘢痕行瘢痕内药物注射或 SRT-100 强化放疗，直到瘢痕比较稳定，没有明显增生迹象，治疗后 27 个月复查，除新发痤疮瘢痕外疗效满意（图 47-3，图 47-4）。

治疗过程中，加强与患者的沟通交流，患者能够认识到该病治疗的复杂性和艰难性，积极配合治疗，平时不喝酒，不吸烟，不吃辣椒，精神乐观，生活快乐。

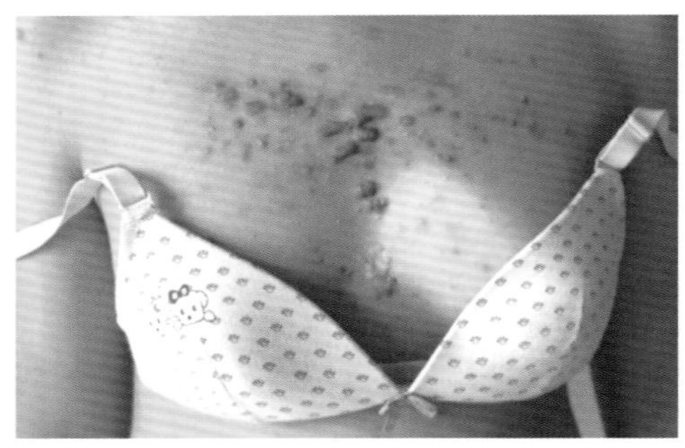

图 47-1　治疗前

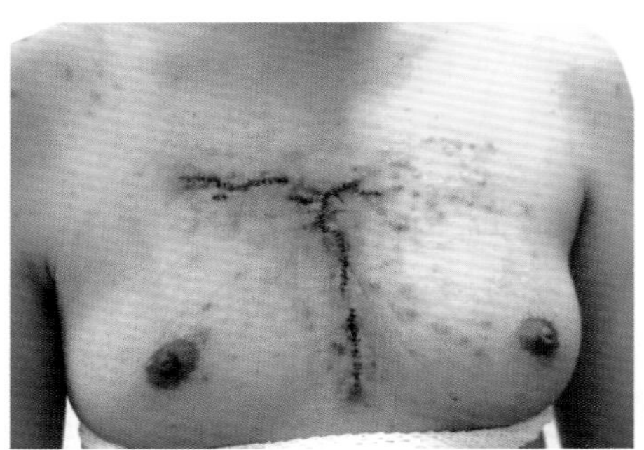

图 47-2　手术后第 3 天

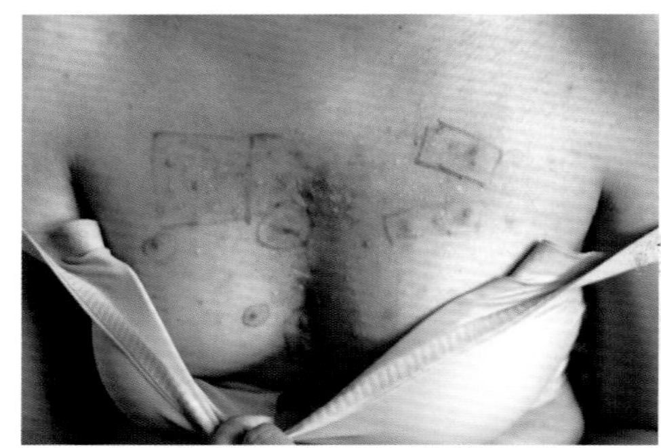

图 47-3　治疗后 6 个月

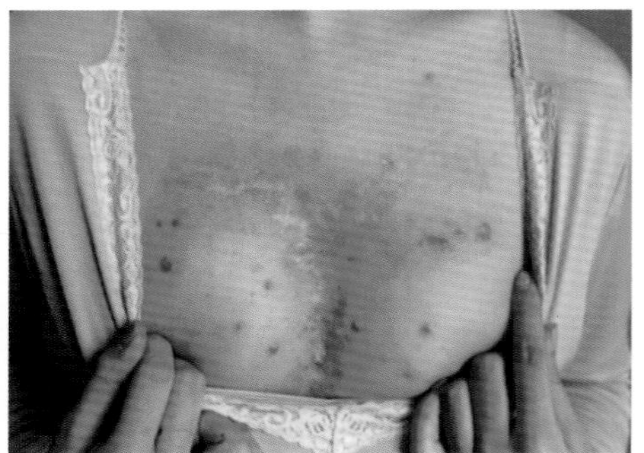

图 47-4　治疗后 18 个月

三、临床讨论

1. 该例患者为胸肩背部多发瘢痕疙瘩，由痤疮感染引起，诊断依据：一是病变位于瘢痕疙瘩高发部位，二是瘢痕持续生长，范围越来越多，超过了原来皮肤受损伤的范围，时间超过 1 年，继续长大，没有缩小和消退情况，三是曾行药物外用及瘢痕内药物注射，效果不理想，病变继续增大，仍有痒痛不适。

2. 对这种弥散多发的瘢痕疙瘩病变的治疗，临床上仍是较为棘手的问题。本例患者根据病变的大小和患者治疗的愿望，给予胸部及双肩部较大的瘢痕疙瘩肿胀局部麻醉下手术切除精细减张缝合加术后皮肤浅层放射系统 SRT-100 治疗，小的瘢痕疙瘩给予曲安奈德 40mg+5- 氟尿嘧啶 50mg+2% 利多卡因 3ml 瘢痕内药物注射 +SRT-100 治疗，手术的同时进行瘢痕内药物注射治疗，治疗后第 2 天开始 SRT-100 治疗，配合曲尼斯特口服治疗，治疗后 27 个月复查，除新发痤疮瘢痕外疗效满意，为多发的瘢痕疙瘩病变治疗提供了较好的思路，值得临床上借鉴。

3. 瘢痕疙瘩的治疗没有特效方法，每次治疗要根据瘢痕疙瘩的情况调整治疗方案，且治疗时间长，需要加强与患者的沟通交流，患者能够认识到该病治疗的复杂性和艰难性，积极配合治疗，平时不喝酒，不吸烟，不吃辣椒，精神乐观，生活快乐。该例患者每 3 个月到院复查一次，或感到瘢痕发红、发硬、高出皮面和有痒痛不适时及时来复查，值得借鉴。

4. 患者年轻，治疗过程中，仍在不断出现新的痤疮，新的痤疮感染，仍会引起新的瘢痕疙瘩，提示我们要加强对患者新发痤疮及痤疮瘢痕的治疗，避免新的瘢痕继续长大。新生的痤疮瘢痕，往往较小，一般采用瘢痕内药物注射 + 皮肤浅层放射治疗系统 SRT-100 联合治疗，即可取得良好效果，进一步证实了瘢痕疙瘩要采用多种方法联合应用的综合治疗思路，定期复查随访，根据病情变化调整治疗方案的动态综合疗法的正确性和有效性。

四、专家点评

瘢痕疙瘩的治疗是非常困难的，全身多发大面积瘢痕疙瘩的治疗更是困难。痤疮感染是罪魁祸首，应当加强对痤疮感染的早期预防和治疗。

对弥散多发的瘢痕疙瘩病变的治疗，本例患者根据病变的大小和患者治疗的愿望，给予较大的瘢痕疙瘩肿胀局部麻醉下手术切除精细减张缝合加术后皮肤浅层放射系统 SRT-100 治疗，小的瘢痕疙瘩给予瘢痕内药物注射 +SRT-100 治疗，手术的同时进行瘢痕内药物注射治疗，治疗后第 2 天开始 SRT-100 治疗，配合曲尼斯特口服治疗，为多发的瘢痕疙瘩病变治疗提供了较好的思路。

瘢痕疙瘩的治疗没有特效方法，每次治疗要根据瘢痕疙瘩的情况调整治疗方案，且治疗时间长，需要加强与患者的沟通交流，患者能够认识到该病治疗的复杂性和艰难性，积极配合治疗，对实现较好治疗效果的目标十分重要和值得推广。

主要参考文献

[1] 蔡景龙 . 瘢痕的诊断内容及防治的动态疗法 [J]. 疑难病杂志 , 2002, 1(4): 256.
[2] 蔡景龙 . 瘢痕的治疗方法评价及展望 [J]. 中华医学杂志 , 2013, 93(14):1041-1043.
[3] 蔡景龙 . 瘢痕防治 2016 观点 [M]. 北京：科学技术文献出版社 , 2016.
[4] 蔡景龙 . 瘢痕整形美容外科学 [M]. 杭州：浙江科学技术出版社 , 2015.
[5] 蔡景龙 . 现代瘢痕学 [M]. 2 版 . 北京：人民卫生出版社 , 2008.
[6] 付小兵 , 王正国 , 李建贤 . 中华创伤医学 [M]. 北京：人民卫生出版社 , 2013.
[7] 李世荣 . 现代整形美容外科学 [M]. 北京：人民军医出版社 , 2014.
[8] 王志军 , 刘林嶓 . 美容外科学 [M]. 北京：人民卫生出版社 , 2012.
[9] 吴宗耀 . 烧伤康复学 [M]. 北京：人民卫生出版社 , 2014.

病例 48　小腿巨大瘢痕癌伴腹股沟淋巴结肿大的保肢治疗

一、基本资料

患者男，48 岁，右小腿火焰烧伤后瘢痕 20 年，发生溃烂伴有痒痛不适 2 年，腹股沟触及肿物 1 年。查体：一般情况好，右小腿大部分为烧伤后瘢痕区域，前面和外侧面可见菜花样突出的肿物和溃疡，面积约 12cm × 10cm，边缘高起，有色素减退，创面有分泌物。右侧腹股沟区可触及多个淋巴结肿大，最大者约 5cm × 4cm × 4cm，活动，质硬（图 48-1）。

诊断：右小腿巨大瘢痕癌伴腹股沟淋巴结肿大。

二、诊疗经过

入院后进行全身检查，进行血常规、尿常规、肝肾功能、血糖、血脂及传染病化验，做胸部 X 线片及肝胆超声检查，均无明显异常。创面局部给予换药，取分泌物做细菌培养 + 药敏试验。

给予全身麻醉下手术治疗。首先清扫腹股沟淋巴结送快速病理检查，报告为反应性增生；然后距溃疡边缘 2cm 彻底切除病变，除部分胫骨骨膜一并切除外，证实胫骨无受累（图 48-2，图 48-3）；再后，设计小腿内侧双蒂皮瓣，分离皮瓣，转移皮瓣修复外露的胫骨（图 48-4）；最后从股部切取大张薄中厚皮片植入，修复外露的创面（图 48-5）。

术后处理：全身静脉滴注抗生素及营养支持治疗 5d，患肢制动，切口于植皮后 10d 换药，14d 拆线一次，加强与患者的交流，对症治疗异常情况。患者恢复顺利，外用抗瘢痕药物 3 个月，每 3 个月患者到院随访复查一次，术后 3 年，情况良好（图 48-6）。

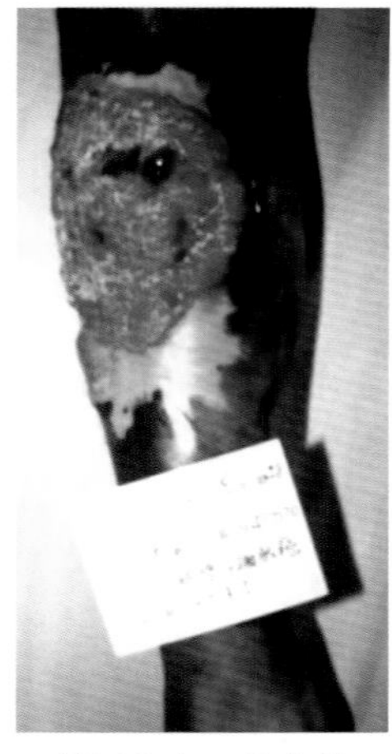

图 48-1　手术前

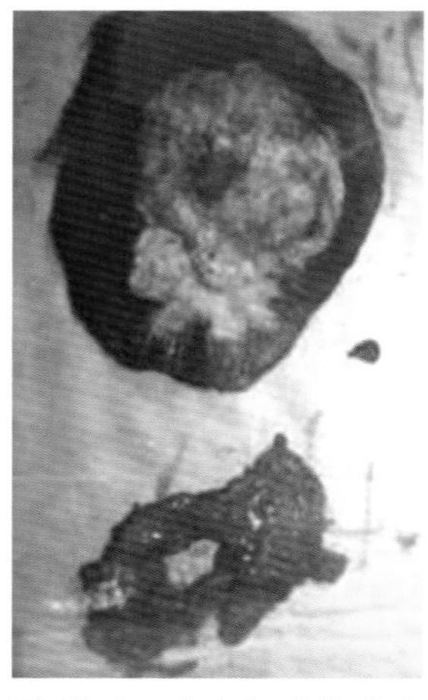

图 48-2　术中切除的病变及腹股沟淋巴结

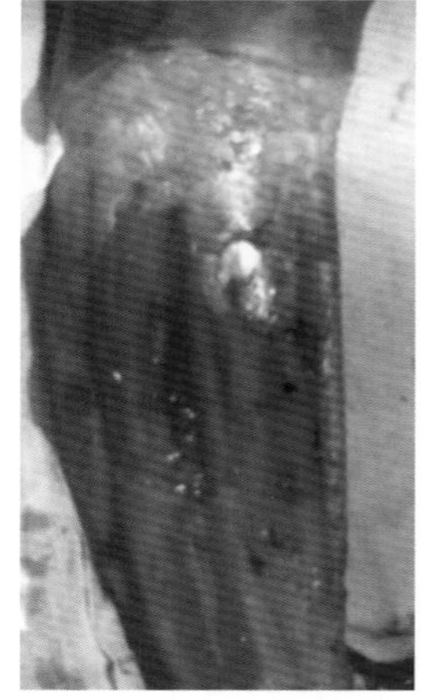

图 48-3　病变切除后

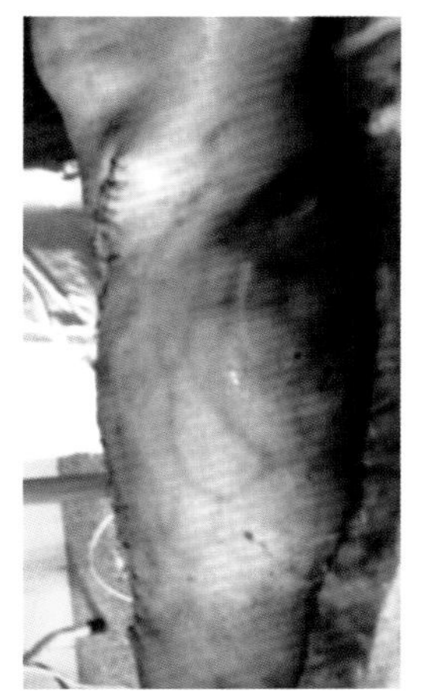

图 48-4　双蒂皮瓣覆盖外露的胫骨

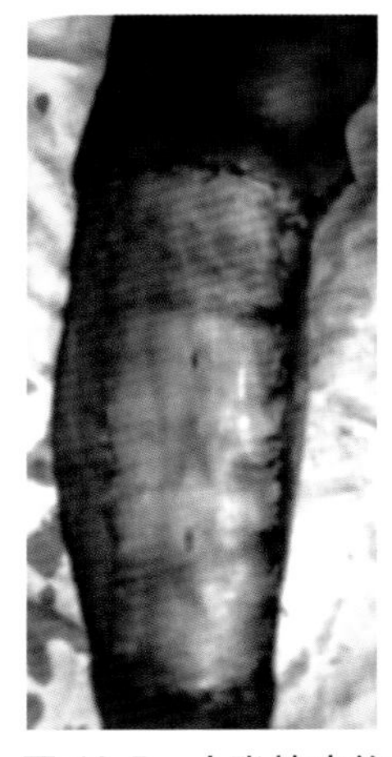

图 48-5　大张植皮修复创面

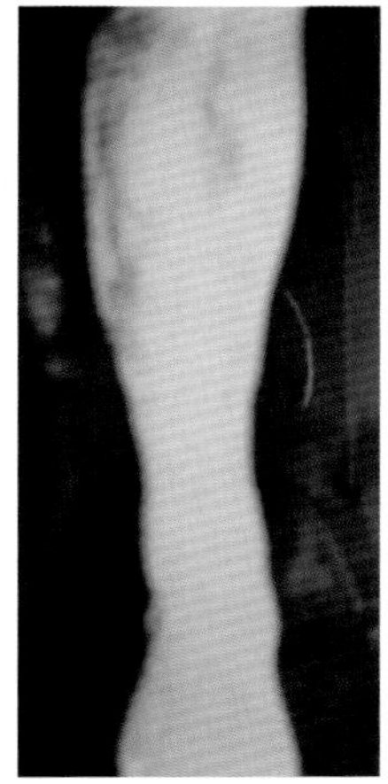

图 48-6　术后 3 年

三、临床讨论

1. *瘢痕组织可发生恶性变，成为瘢痕癌*　瘢痕癌，又称瘢痕癌变，瘢痕恶变，Marjolin 溃疡，多发生于不稳定性瘢痕，尤其是当瘢痕破溃后产生经久不愈的溃疡时。谢尔凡等综述国外资料报告，瘢痕癌的发病率最高达 25%，其中 6.8% 的鳞状细胞癌发生于烧伤瘢痕；国内报告烧伤瘢痕癌占同期皮肤癌患者的 9.6% ～ 17%，占同期瘢痕畸形患者的 0.32% ～ 1.79%。

2. *瘢痕癌是在瘢痕形成的基础上恶变而成*　短则数月，长则几十年，多经过瘢痕奇痒而搔抓、摩擦致瘢痕破损和糜烂，形成经久不愈的溃疡恶变而成，故瘢痕癌是一种损伤后的溃疡癌。一般把烧伤 1 年内发生的烧伤瘢痕癌，称为急性瘢痕癌；而把烧伤后 1 年以上发生的烧伤瘢痕癌，称为慢性瘢痕癌，以后者多见。

3. *瘢痕癌的发生原因与烧伤以及其他原因造成的瘢痕增生有关*　绝大多数是鳞癌（squamous cell carcinomas，SCC），而且多数为分化良好的癌变，多发生于热烧伤瘢痕者；少数为基底细胞癌（basal cell carcinomas，BCC），多发生于放射性烧伤后瘢痕者；还有个别发生恶性黑色素瘤（malignant melanoma，MM）、成骨肉瘤、脂肪肉瘤、平滑肌肉瘤、恶性神经鞘膜瘤及间质恶性肿瘤等其他恶性肿瘤的报道。

4. *瘢痕癌的转移方式主要为局部浸润*　并具有转移慢、恶性度低等特点。淋巴转移，占第二位，下肢病变淋巴转移率最高，主要为局部和区域淋巴结的转移。血液转移多见于癌变晚期或累及深层组织的鳞状细胞癌、各种类型的肉瘤及恶性黑色素瘤，癌细胞可通过血液循环转移到肺、脑、肝、肾、骨或其他部位的皮肤。

5. *瘢痕癌的诊断*

（1）病史要点：瘢痕癌不仅可发生于烧伤瘢痕，也可发生于外伤，医源性损伤，放射性损伤及感染因素造成的瘢痕，其中以烧伤后瘢痕癌最为常见；一般发生于中老年人，多见于男性，平均年龄在 50 岁以上；瘢痕发生恶变的时间长短不一，短者 3 个月，长者可 60 年；多发生在小腿、足部、四肢等长暴露、活动度大、易磨损的部位，但躯干和头部瘢痕也可发生癌变。

（2）症状要点：瘢痕癌潜伏期较长，早期症状多是瘙痒，反复搔抓，抓破后形成溃疡。溃疡分泌物多恶臭、触之易出血是瘢痕癌的重要临床表现。

（3）查体要点：瘢痕形成到癌变经过创面溃破、经久不愈或反复发作的慢性溃疡阶段。瘢痕癌的溃疡大体形态有两种类型：一为浸润型溃疡，表现为溃疡较表浅，底部不平，边缘呈火山口状，质坚硬；另一为外生菜花型，溃疡深浅不一，边缘隆起外翻，癌组织呈乳头状增生，表面高低不平，呈菜花状，深度浸润性生长。溃疡表面一般有脓苔覆盖，触之易出血，恶臭。浸润型溃疡多于外生菜花型，它可侵及皮下脂肪、筋膜、肌肉甚至侵犯骨组织，且易发生转移。

（4）辅助检查：组织病理学检查是瘢痕癌确诊及其分型的依据。血常规、尿常规、肝肾功能、生化、血糖血脂、乙肝五项等检查是必需的，主要是为了了解患者全身情况，为手术治疗做准备和观察治疗中可能发生的副作用。溃疡创面分泌物细菌培养加药敏测定，也是常规检查项目，利于了解创面感染情况及给予恰当的抗生素应用。影像学检查主要包括 B 超、X 线及 CT 检查，有助于判断瘢痕癌的生长范围、周围组织受累情况和是否有全身转移，也应当常规采用。

6. 瘢痕癌的预防

（1）早期阻断瘢痕的形成是预防瘢痕癌发生的关键：对皮肤及软组织深度烧（烫）伤或外伤后，应及时切痂去除深Ⅱ～Ⅲ度焦痂或扩创去除坏死组织，应用自体大张全厚或中厚皮片游离移植修复局部皮肤缺损创面，避免早期瘢痕的形成，降低慢性瘢痕性溃疡的发生率，是防止瘢痕癌发生的首要措施之一。

（2）瘢痕区域感觉过敏和奇痒可能是慢性隐伏癌的一种表现形式，而反复搔抓、摩擦形成溃疡和溃疡久不愈合对瘢痕癌的发生、发展有一定的促进作用。因此要对瘢痕区域感觉过敏、奇痒和溃疡的患者，进行积极的治疗，可采用中药、西药软膏、硅凝胶制剂、外涂治疗，同时配合光电治疗、放射治疗、物理康复治疗，能有效地减轻症状，又能促进瘢痕成熟，减少瘢痕溃疡的发生，避免瘢痕癌变的形成。

（3）临床上对长期不愈合、溃疡面积近期有增大，同时伴有明显疼痛的患者，对中、晚期重度瘢痕挛缩畸形，特别是位于头皮、肢体、关节部位的不稳定瘢痕、复发性溃疡，积极进行手术治疗，并将切除病变送病理检查，以防其发生癌变。

7. 瘢痕癌的治疗

（1）治疗原则：对慢性不愈合的溃疡应多次多部位反复切取深部组织进行病理检查以及早确诊其是否癌变；一旦确诊瘢痕癌变，应及早手术切除病变，必要时配合放疗或化疗。

（2）治疗方法：包括手术治疗、放射治疗和化学药物治疗。

手术是治疗瘢痕癌的唯一较理想和较彻底的方法，关键是手术要彻底，既要注意切除的广度，又要注意切除的深度。

①局部广泛切除术：一般可选择保留筋膜层的局部广泛切除术，要求切缘距溃疡边缘 2cm，深达筋膜层；当癌肿侵及筋膜层或筋膜下组织或恶性黑色素瘤及各种类型的肉瘤，可采取切除筋膜及筋膜下组织的局部广泛切除术；对于切除的肿瘤边缘要常规进行病理检查，以确定切线有无残留癌。切除后的创面修复应根据创面所暴露的组织而定，对于浅而无肌腱、神经、血管暴露的创面可采用全厚皮片或中厚皮片移植修复，而对于较深、有肌腱、

神经、血管暴露的创面需要采用局部带蒂皮瓣、管形皮瓣、轴型皮瓣、肌皮瓣加植皮等方法修复。

②截肢术：需要持慎重态度，因为瘢痕癌恶性程度较低，即使淋巴结有肿大，也不一定是癌转移造成，仍有保存肢体的可能。

③局部及区域淋巴结清扫问题：一般认为，有局部淋巴结肿大者应先切除送病理检查，证实无癌细胞转移者，无须行预防性清扫；证实淋巴结有癌细胞转移者，术中应行局部淋巴结清扫。

对瘢痕癌，目前不主张进行放射治疗，因为：①瘢痕区域血供不良，疗效差；②瘢痕癌大多分化良好，放疗敏感度差；③放疗可诱发细胞癌变。对不适合切除的病变、拒绝手术治疗或证实淋巴结有转移的患者可以进行放射治疗。

瘢痕癌对化疗药物的敏感度低，一般不主张采用化学药物治疗。

若手术切除彻底，瘢痕癌可不进行放射治疗和化疗。

8. *瘢痕癌治疗常见并发症*　主要是手术、放射治疗和化疗引起的相关并发症，常见的有出血、感染、皮片或皮瓣成活不佳、瘢痕增生等。

四、专家点评

1. 本例患者为右小腿火焰烧伤后瘢痕癌变，发生溃烂伴有痒痛不适及腹股沟淋巴结肿大，右小腿前面和外侧面可见菜花样突出的肿物和溃疡，面积大，边缘高起，周边有色素减退，创面有分泌物，是非常典型的瘢痕癌变患者。

2. 本例患者按照瘢痕癌的治疗原则进行治疗，采取“步步为营”的治疗策略，首先清扫腹股沟淋巴结送快速病理检查，报告为反应性增生；然后距溃疡边缘 2cm 彻底切除病变，除部分胫骨骨膜一并切除外，证实胫骨无受累；再后，设计小腿内侧双蒂皮瓣，分离皮瓣，转移皮瓣修复外露的胫骨；最后从股部切取大张薄中厚皮片植入，修复外露的创面；手术后随访 3 年，患者情况良好，保住了肢体，避免了截肢，证实了瘢痕癌的临床特性和治疗原则的正确性，值得称赞。因为髋关节离断截肢给患者造成的生活障碍危害是非常巨大的。

3. 烧（烫）伤或外伤后的瘢痕癌虽然少见，就整体而言，瘢痕癌的发展相对缓慢，病变比较局限、侵袭性比较弱，手术治疗效果好，5 年以上存活率可达 71% 以上，预后是不错的。但它威胁着人们的健康和生命，应引起重视，积极治疗瘢痕，预防瘢痕癌变的发生。

主要参考文献

[1] 蔡景龙 . 瘢痕的治疗方法评价及展望 [J]. 中华医学杂志 , 2013, 93(14):1041-1043.
[2] 蔡景龙 . 瘢痕防治 2016 观点 [M]. 北京：科学技术文献出版社 , 2016.
[3] 蔡景龙 . 瘢痕整形美容外科学 [M]. 杭州：浙江科学技术出版社 , 2015.
[4] 蔡景龙 , 冯帆 , 李东 , 等 . 小腿皮肤巨大瘢痕癌的诊治体会 [J]. 中华整形外科杂志 , 2002, 18(5):318.
[5] 蔡景龙 . 现代瘢痕学 [M]. 2 版 . 北京：人民卫生出版社 , 2008.
[6] 蔡景龙 , 张宗学 . 现代瘢痕治疗学 [M]. 北京：人民卫生出版社 , 1998.
[7] 付小兵 , 王正国 , 李建贤 . 中华创伤医学 [M]. 北京：人民卫生出版社 , 2013.
[8] 李荟元 , 鲁开化 . 新编瘢痕学 [M]. 西安：第四军医大学出版社 , 2003.
[9] 李世荣 . 现代整形美容外科学 [M]. 北京：人民军医出版社 , 2014.
[10] 王志军 , 刘林嶓 . 美容外科学 [M]. 北京：人民卫生出版社 , 2012.

[11] 吴宗耀 . 烧伤康复学 [M]. 北京：人民卫生出版社 , 2014.
[12] 张涤生 . 张涤生整复外科学 [M]. 上海：上海科学技术出版社 , 2002.

病例 49　颈部巨大瘢痕疙瘩皮肤扩张术动态综合治疗

一、基本资料

患者男，43 岁。痤疮感染后全身多发肿物 25 年。25 年前，因痤疮感染引发下颌、颈胸、肩背、阴阜区等处长出肿物，日益长大，伴有痒痛不适，以左颌颈部瘢痕疙瘩增大最为明显，约 12cm × 6cm × 4cm（图 49-1）。

诊断：全身多部位多发瘢痕疙瘩。

二、诊疗经过

于 2013 年 4 月 23 日行颌颈部皮肤扩张器埋植术，皮肤扩张术采用常规扩张法，扩张器埋置术后 9d 拆线开始注水，每次打水为扩张器容积的 10%（图 49-2）。2013 年 9 月 9 日行瘢痕疙瘩切除、扩张器取出、扩张皮瓣转移修复术，术后第 2 天换药，查看创面，无皮下积液，无皮瓣坏死，行直线加速器电子线放射治疗，每日 1 次，每次 300rad，连续 5d，第 9 天拆线，第 40 天皮瓣尖端尚有少许干痂，换药后愈合。以后每 3 个月随访一次，扩张皮瓣转移后 6 个月时切口瘢痕增生高起，给予瘢痕内药物注射治疗，每月 1 次，供注射 6 次，到扩张皮瓣转移后 18 个月，瘢痕增生没有得到较好的控制（图 49-3，图 49-4）。

于 2015 年 3 月 26 日行再次手术切除 +SRT-100 放射治疗，以后定期随访，到 2021 年 1 月 21 日 5 年 10 个月，手术区瘢痕没有复发，近期与远期效果良好，但切口附近皮肤因痤疮又出现新的瘢痕疙瘩（图 49-5），于 2017 年 1 月 4 日又进行了第 3 次手术切除 +SRT-100 放疗，到 2021 年 1 月 21 日 4 年时间，手术区瘢痕没有复发，取得了良好效果（图 49-6）。

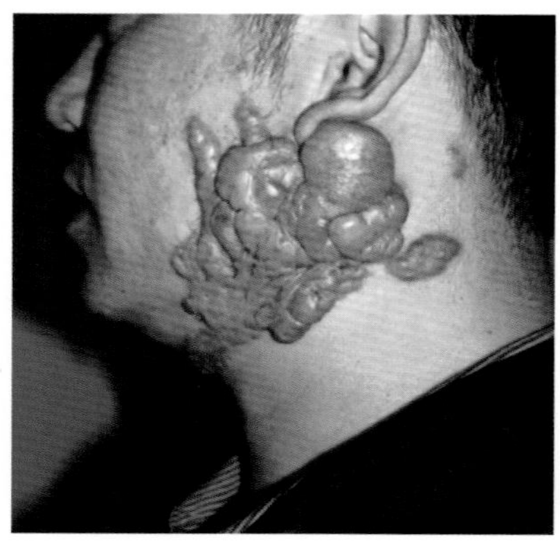

图 49-1　治疗前

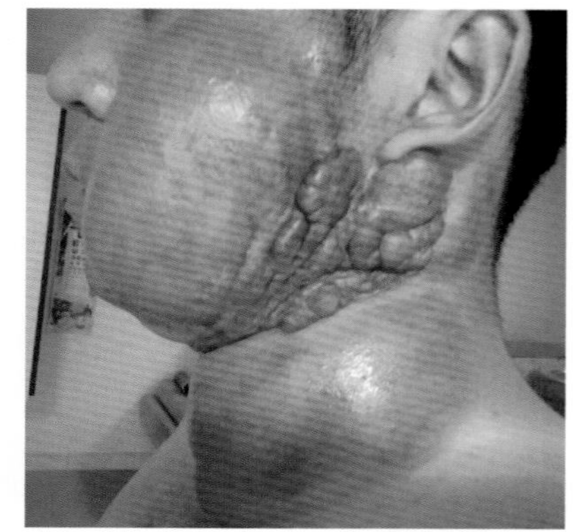

图 49-2　皮肤扩张中

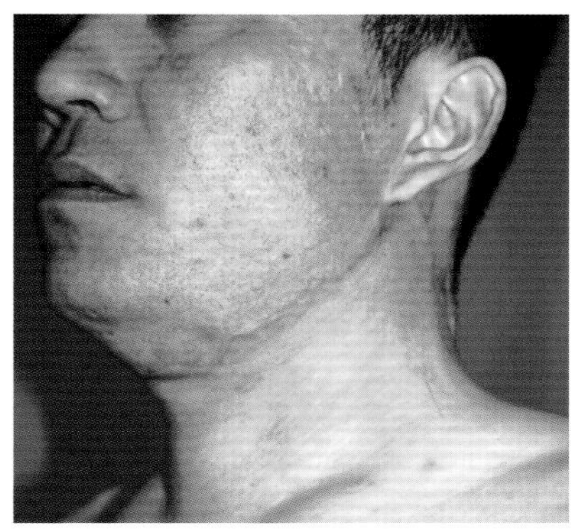

图 49-3　扩张皮瓣转移后 6 个月

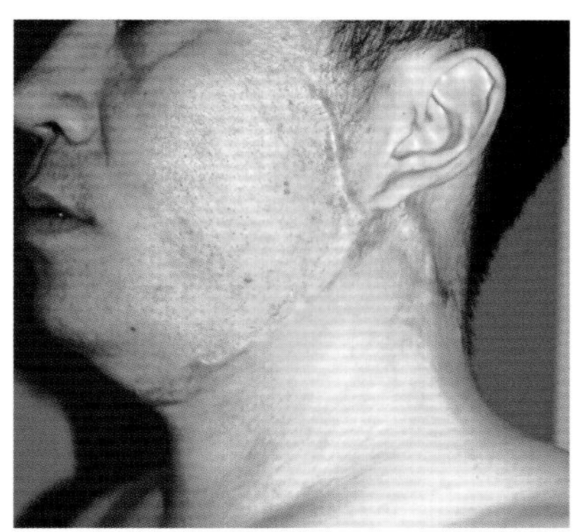

图 49-4　扩张皮瓣转移后 14 个月

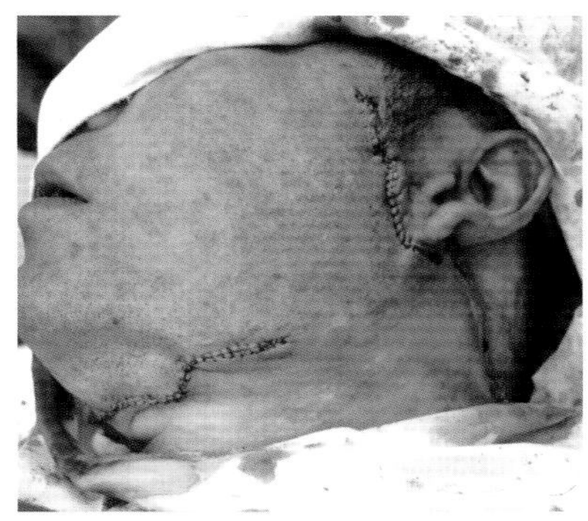

图 49-5　再次手术切除

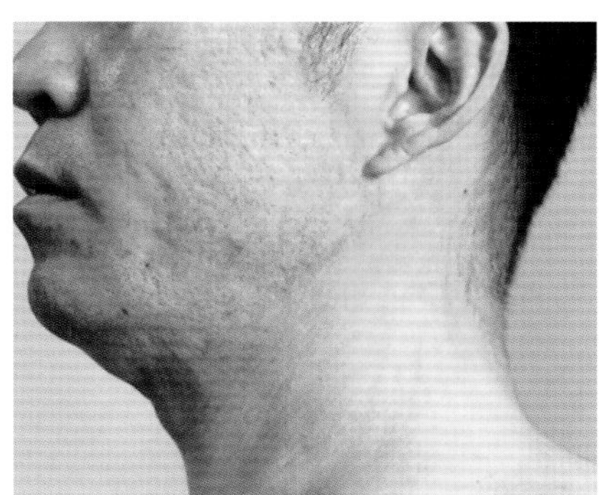

图 49-6　第 3 次治疗后 4 年

三、临床讨论

1. 该例患者为典型的瘢痕疙瘩，由痤疮感染引起，左颌颈部瘢痕疙瘩面积约 12cm × 6cm × 4cm，属于大面积厚型瘢痕疙瘩，应当优先选择手术为主的综合治疗方案。鉴于瘢痕疙瘩面积较大，单纯手术切除难以直接缝合；面颈部是美观部位，瘢痕疙瘩切除后植皮美观效果不好，故选择了瘢痕疙瘩切除皮肤扩张术治疗。

2. 单纯手术后，瘢痕疙瘩复发率较高，目前已经将瘢痕疙瘩列为单纯手术切除的禁忌证，所以，瘢痕疙瘩术后必须配合预防瘢痕疙瘩术后复发的措施。文献报道及实践证明，瘢痕疙瘩术后电子线或浅层 X 线放射治疗是较好的预防瘢痕疙瘩术后复发的措施。本例颌颈部瘢痕疙瘩术后第一次手术后采用了直线加速器产生的电子线放射治疗，第二次、第三次手术后采用了 SRT-100 皮肤浅层放射治疗。

3. 对瘢痕疙瘩手术后，一定要定期复查，如发现切口发红、发硬、高起及伴有痒痛不适等复发征象，应及时选择瘢痕内药物注射治疗和（或）SRT-100 皮肤浅层放射治疗。本例患者第一次手术切除瘢痕疙瘩联合电子线放疗后，有所复发，采用了瘢痕内药物注射治疗，没有达到控制瘢痕疙瘩增生的目的，及时调整了治疗方案，进行了第二次手术切除 +SRT-100 皮肤浅层放射治疗，随访 5 年 10 个月，手术区瘢痕没有复发，近期与远期效果良好。

4. 在瘢痕疙瘩治疗过程中，原来瘢痕疙瘩切口附近的皮肤，仍可受到损伤而出现新的瘢痕疙瘩，因此治疗过程中要注意观察和区分瘢痕疙瘩是新生还是复发。对于复发或新生的瘢痕疙瘩，一定要重视早期治疗。该例患者因经济困难，没有早期治疗新生的瘢痕疙瘩，致使新生的瘢痕疙瘩长大而进行了第 3 次手术切除 +SRT-100 放疗，随访 4 年时间，手术区瘢痕没有复发，取得了良好效果，该区域的瘢痕疙瘩治疗才达到终点。

四、专家点评

该患者为全身大面积、多部位、多发瘢痕疙瘩，由痤疮感染引起，反映了痤疮是罪魁祸首，提示我们早期加强痤疮感染治疗的重要性。

瘢痕疙瘩病史较长，易于复发，即使手术后进行放射治疗，也难以保证其不复发，一定程度上反映了瘢痕疙瘩的特点和治疗的困难。

瘢痕疙瘩的治疗，比较困难，我们要认识到瘢痕疙瘩治疗的艰难性，但不要被困难所吓倒，要根据病情，大胆采用手术切除 + 术后 SRT 皮肤浅层放射治疗等综合治疗方案、鼓励患者定期复查、实施动态综合治疗的策略（蔡景龙模式），最终能够彻底控制瘢痕疙瘩的增生和复发，取得比较满意的疗效。

主要参考文献

[1] 蔡景龙 . 瘢痕的治疗方法评价及展望 [J]. 中华医学杂志 , 2013, 93(14):1041-1043.

[2] 蔡景龙 . 瘢痕防治 2016 观点 [M]. 北京：科学技术文献出版社 , 2016.

[3] 蔡景龙 . 瘢痕整形美容外科学 [M]. 杭州：浙江科学技术出版社 , 2015.

[4] 蔡景龙 . 现代瘢痕学 [M]. 2 版 . 北京：人民卫生出版社 , 2008.

[5] 陈光宇 , 蔡景龙 . 创伤性瘢痕的防治策略 [J]. 中华创伤杂志 , 2014, 30(5):385-387.

[6] 付小兵 , 王正国 , 李建贤 . 中华创伤医学 [M]. 北京：人民卫生出版社 , 2013.

[7] 李世荣 . 现代整形美容外科学 [M]. 北京：人民军医出版社 , 2014.

[8] 王志军 , 刘林嶓 . 美容外科学 [M]. 北京：人民卫生出版社 , 2012.

[9] 吴宗耀 . 烧伤康复学 [M]. 北京：人民卫生出版社 , 2014.

病例 50　手部瘢痕挛缩畸形成形术

一、基本资料

患者女，23 岁。左手部烫伤后瘢痕 10 年，未给予治疗。

查体：左手掌面可见片状不规则瘢痕，色泽近正常，质地较韧，中指、环指及小指瘢痕增生挛缩明显，第 3 及第 4 指蹼粘连，出现蹼状挛缩畸形，影响外观和功能（图 50-1，图 50-2）。

诊断：左手烫伤后瘢痕挛缩畸形。

二、诊疗经过

经术前准备，于 2012 年 7 月 23 日在局部麻醉下行瘢痕切开改形、挛缩松解、指蹼开大术，手术设计见图 50-3，图 50-4。手术后 2d 换药，见创面肿胀明显。术后第 15 天换药拆线。术后 3 个月复查效果良好，与对侧手对比基本一致（图 50-5，图 50-6）。

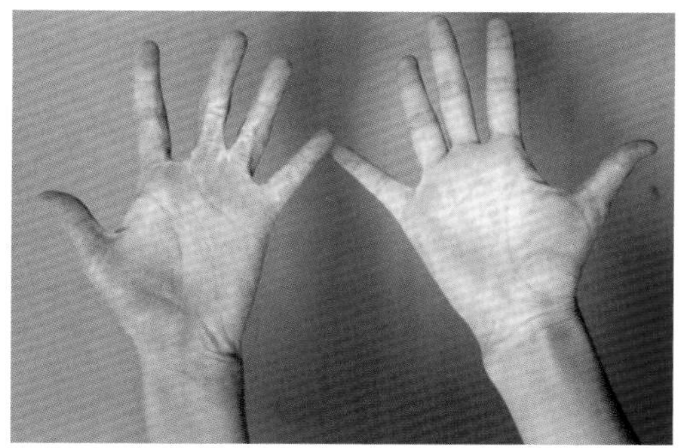
图 50-1　治疗前正面

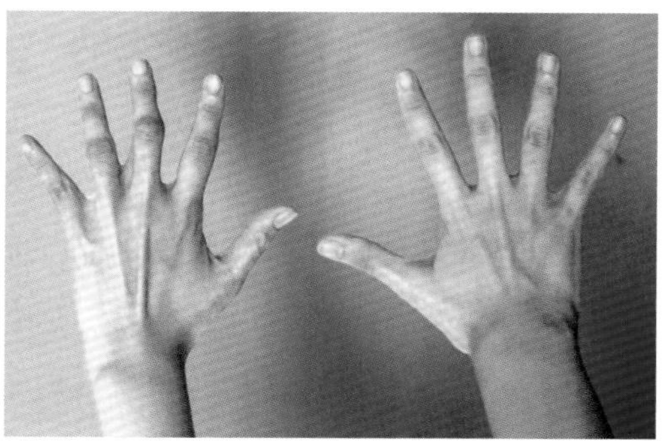
图 50-2　治疗前背面

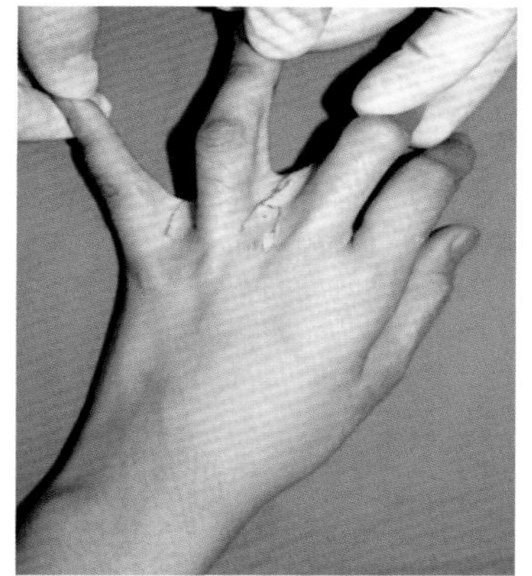
图 50-3　手术设计背面

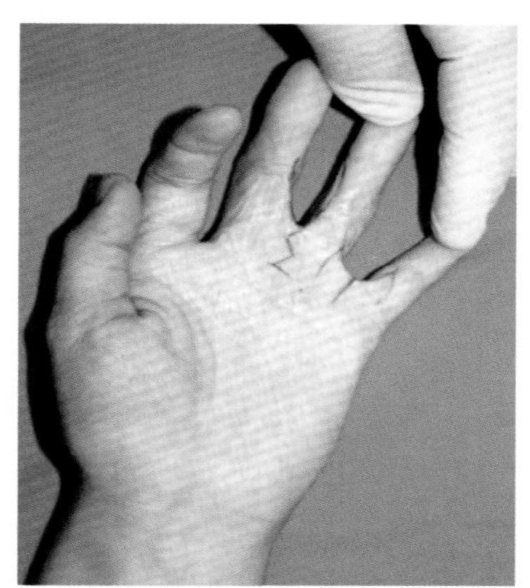
图 50-4　手术设计正面

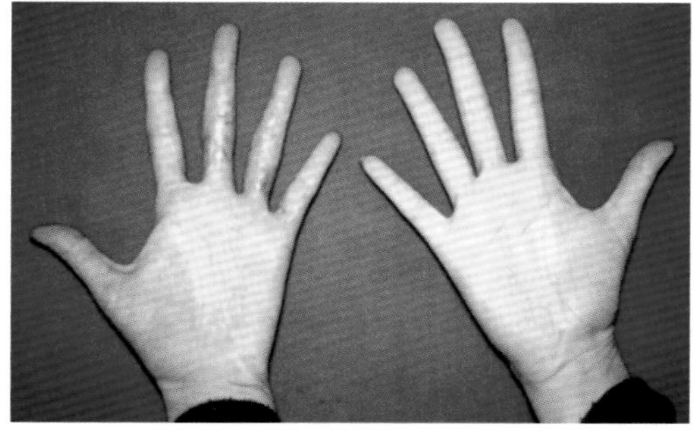
图 50-5　手术后 3 个月（正面）

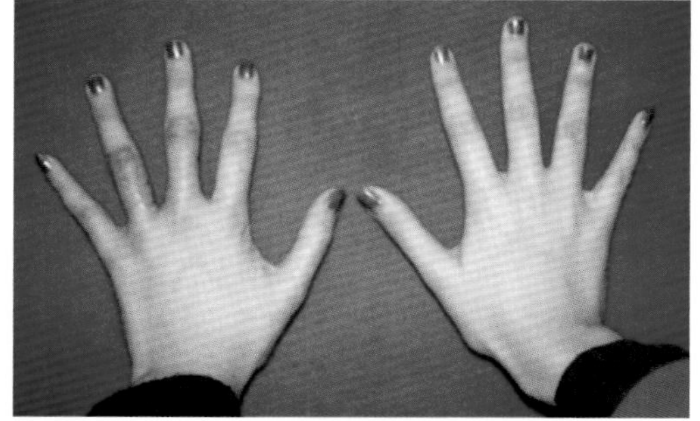
图 50-6　手术后 3 个月（背面）

三、临床讨论

1. 该例患者为烫伤后典型的手部瘢痕挛缩畸形，具有明显的手术适应证。

2. 手术的关键：一是设计切口，用多 Z 改形和皮瓣松解挛缩和指蹼开大；二是皮瓣剥离的层次，应在深筋膜表面，避免深部肌腱、血管和神经损伤；三是缝合方法，因皮瓣较薄，皮瓣尖端易于出现坏死，所以不要分层缝合，尽量全层缝合，并注意皮瓣尖端缝合不要交错，以免影响皮瓣尖端血供。

3. 术后换药处理要及时，发现术后肿胀不要慌张。

四、专家点评

该例患者为烫伤后典型的手部瘢痕挛缩畸形，病情和畸形比较简单，设计好切口、正确分离皮瓣和缝合切口，是手术成功的关键。术后3个月随访，切口愈合好，无明显的瘢痕增生，外观和功能几乎和对侧正常手一样，取得比较满意的疗效，值得借鉴。

主要参考文献

[1] 蔡景龙．瘢痕的治疗方法评价及展望[J]. 中华医学杂志，2013, 93(14):1041-1043.

[2] 蔡景龙．瘢痕防治2016观点[M]. 北京：科学技术文献出版社，2016.

[3] 蔡景龙．瘢痕整形美容外科学[M]. 杭州：浙江科学技术出版社，2015.

[4] 蔡景龙．现代瘢痕学[M]. 2版．北京：人民卫生出版社，2008.

[5] 陈光宇，蔡景龙．创伤性瘢痕的防治策略[J]. 中华创伤杂志，2014, 30(5):385-387.

[6] 付小兵，王正国，李建贤．中华创伤医学[M]. 北京：人民卫生出版社，2013.

[7] 李世荣．现代整形美容外科学[M]. 北京：人民军医出版社，2014.

[8] 王志军，刘林嶓．美容外科学[M]. 北京：人民卫生出版社，2012.

[9] 吴宗耀．烧伤康复学[M]. 北京：人民卫生出版社，2014.

病例51　烧伤后色素脱失性瘢痕的治疗

一、基本资料

患者女，19岁。面部烫伤后瘢痕10年。

查体：面部为烫伤后外观，额颞部瘢痕扁平，色素脱失明显，部分有色素沉着；鼻部、上唇及鼻唇沟瘢痕增生高起，挛缩畸形，色沉明显；双侧眉毛缺失（图51-1～图51-3）。

诊断：面部烫伤后瘢痕畸形。

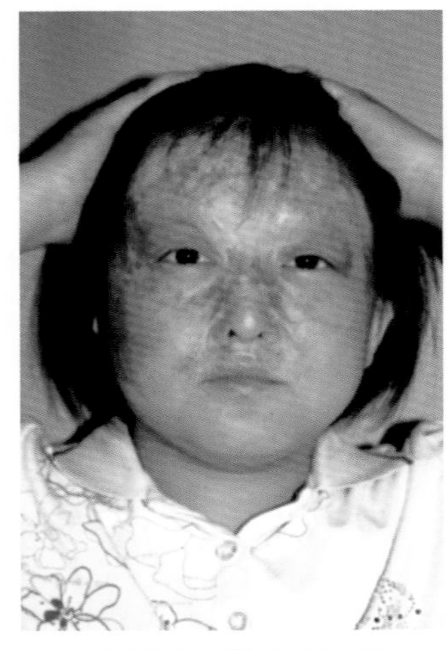
图51-1　治疗前正面

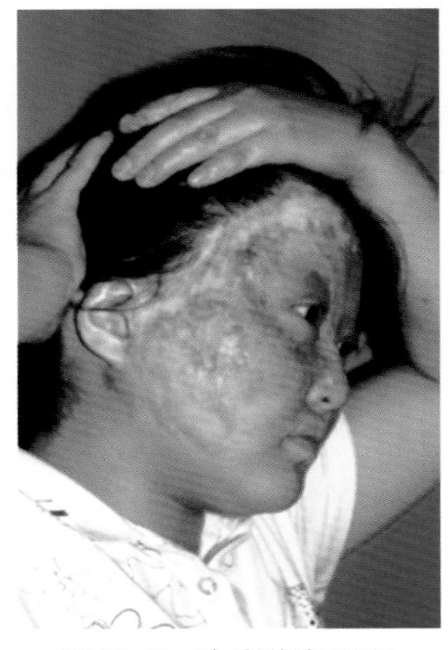
图51-2　治疗前右侧面

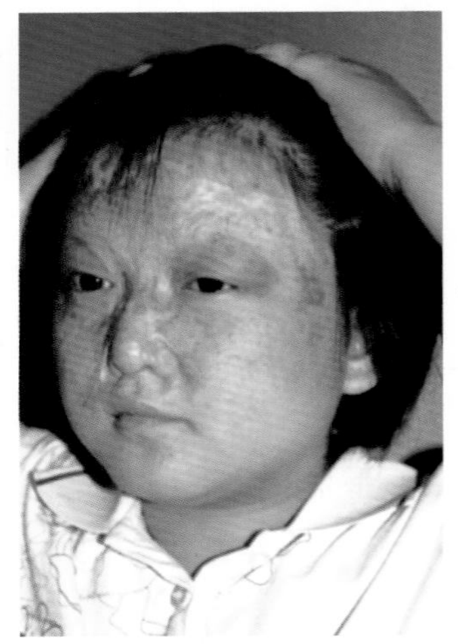
图51-3　治疗前左侧面

二、诊疗经过

2011 年 7 月 4 日在全身麻醉下行鼻唇沟瘢痕切开、挛缩松解、多 Z 成形术（图 51-4），及面部瘢痕机械磨削术、右面部及右耳后下皮肤扩张器埋置术（图 51-5，图 51-6）。术后常规换药，外用促进愈合和预防感染药物，常规方法扩张器注水扩张，术后第 53 天情况见图 51-7 ～图 51-9。

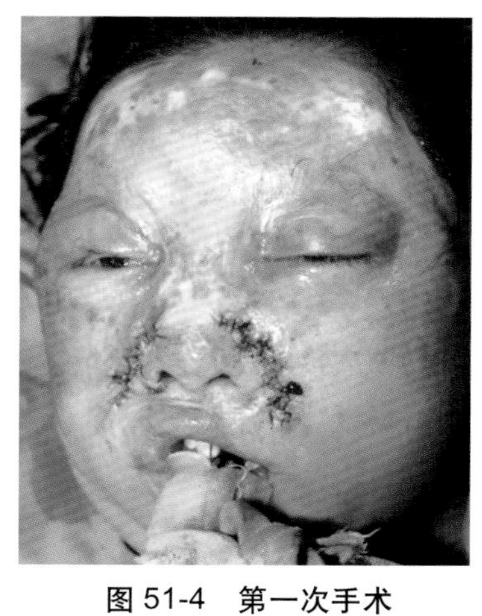
图 51-4　第一次手术

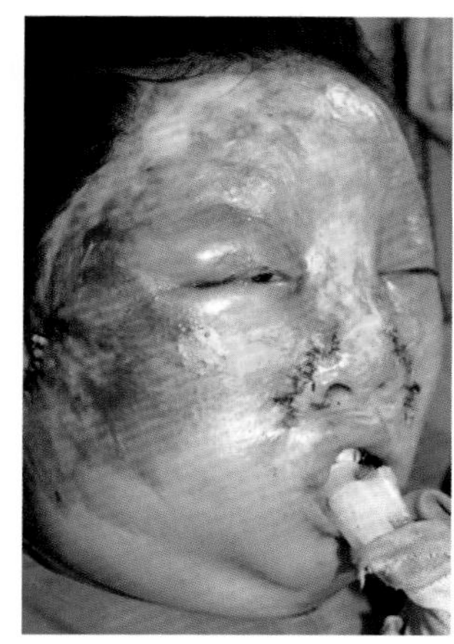
图 51-5　第一次手术

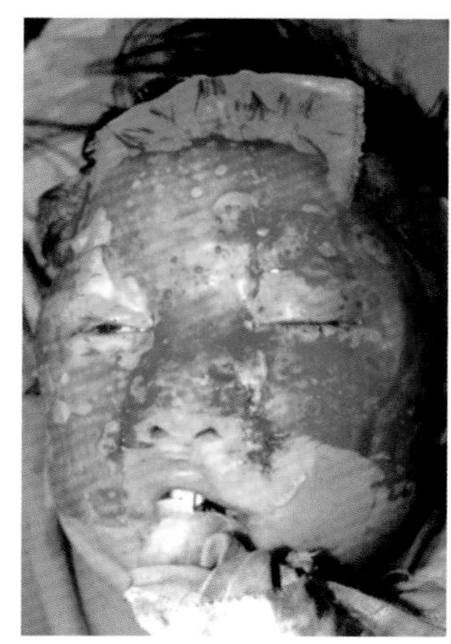
图 51-6　第一次手术

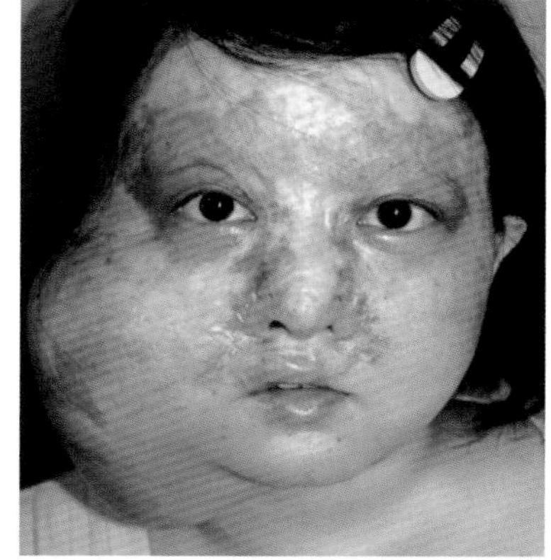
图 51-7　第一次术后（2011-8-26）

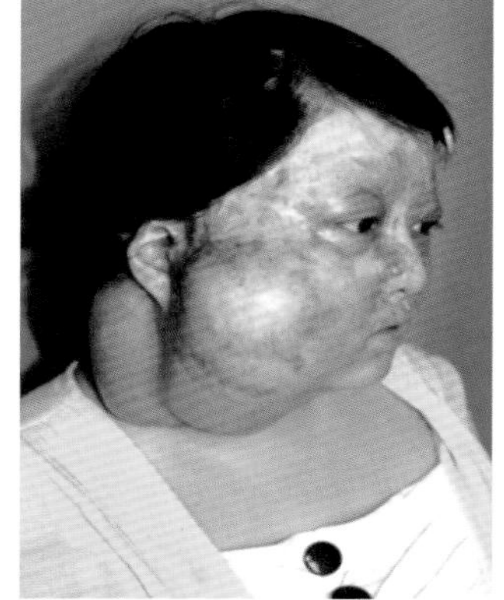
图 51-8　第一次术后（2011-8-26）

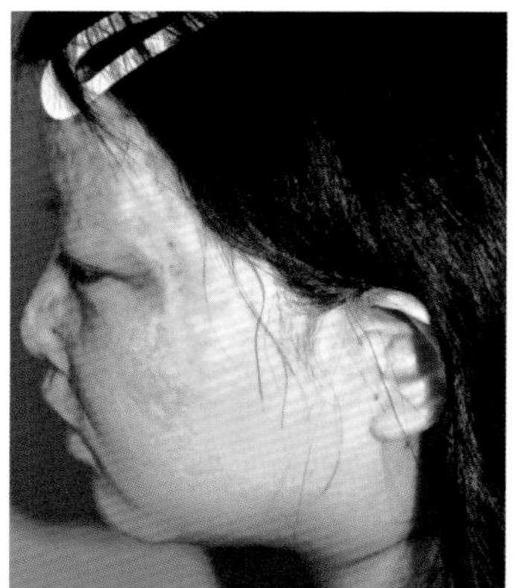
图 51-9　第一次术后（2011-8-26）

2011 年 8 月 30 日进行第二次手术。第二次手术在静脉复合麻醉下行右颞部部分色素脱失瘢痕切除、扩张器取出、扩张皮瓣转移修复术（图 51-10，图 51-11），手术顺利，术后第 9 天情况见图 51-12。

2012 年 8 月 6 日随访病变情况见图 51-13 ～图 51-15，2015 年 7 月 7 日随访见图 51-16 ～图 51-18，期间除术后 1 年内外用抗瘢痕药物外，未做其他处理。

2015 年 7 月 7 日进行了第三次治疗。第三次治疗是在全身麻醉下行微等离子体治疗（图 51-19），治疗后 9d 情况见图 51-20 和图 51-21。

2016 年 1 月 25 日进行了第四次治疗。第四次治疗是在全身麻醉下行二氧化碳点阵激光治疗（图 51-22），治疗后第 4 天情况见图 51-23。

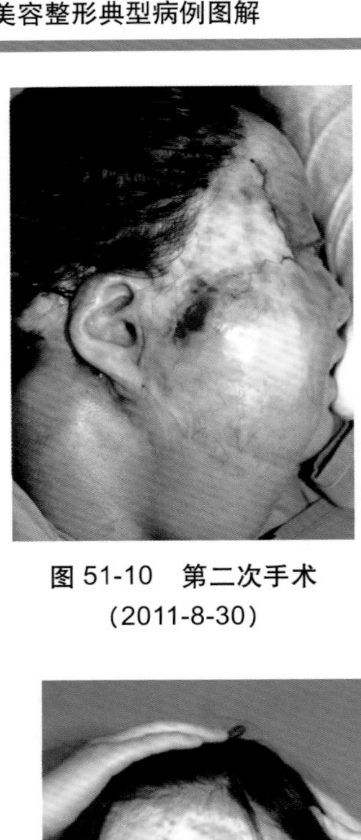
图 51-10　第二次手术（2011-8-30）

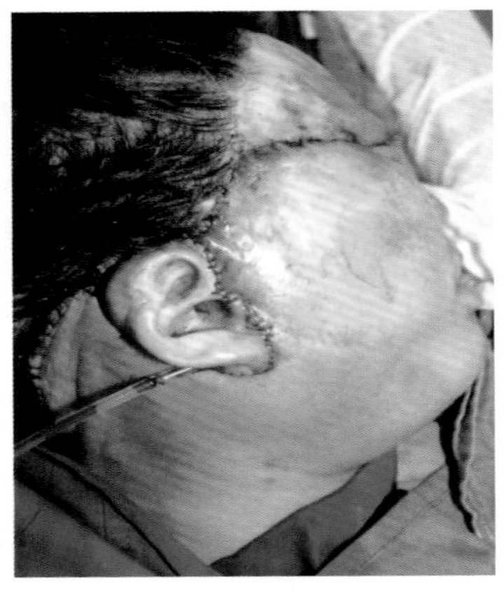
图 51-11　第二次手术（2011-8-30）

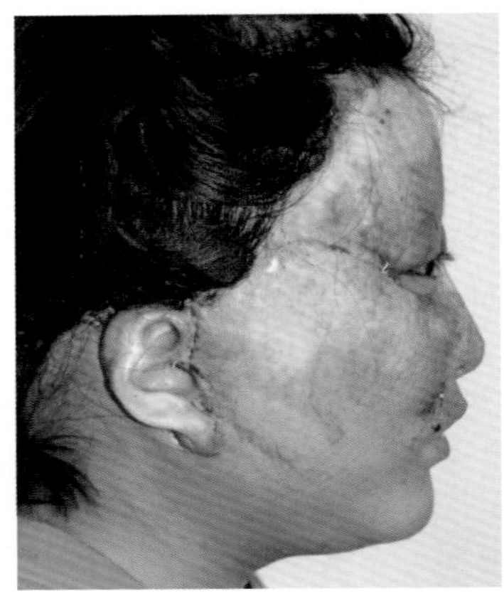
图 51-12　第二次术后（2011-9-8）

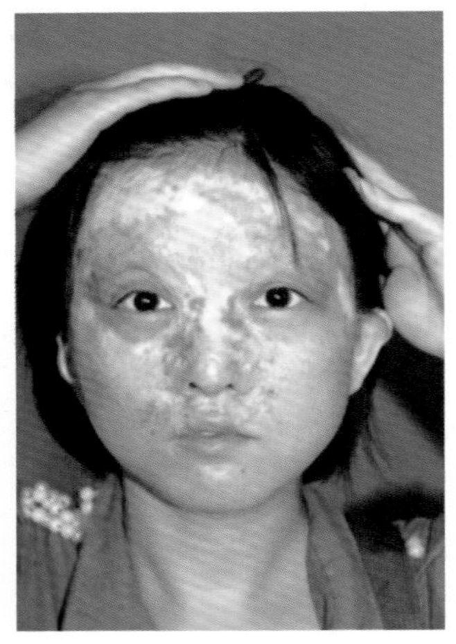
图 51-13　随访（2012-8-6）

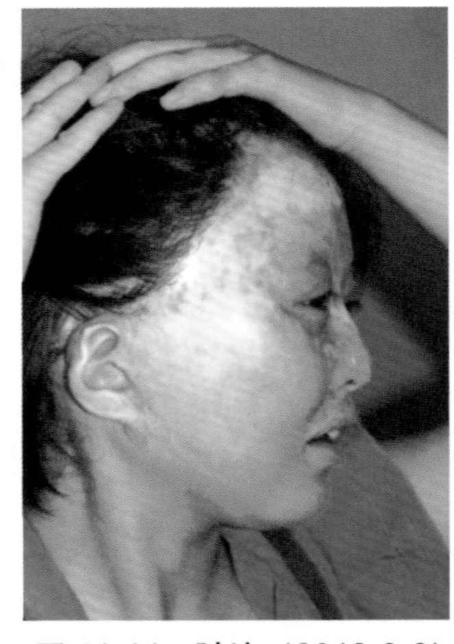
图 51-14　随访（2012-8-6）

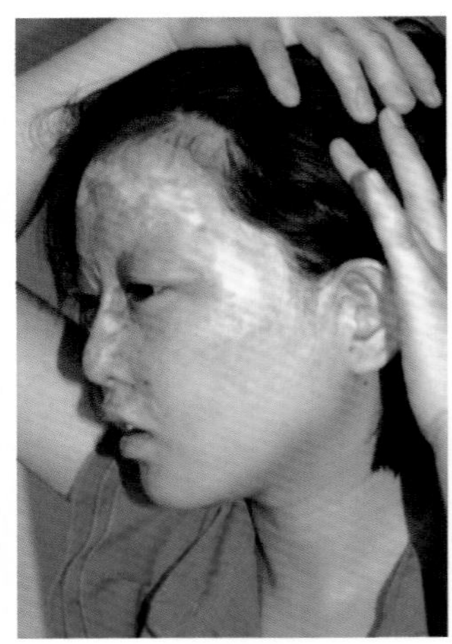
图 51-15　随访（2012-8-6）

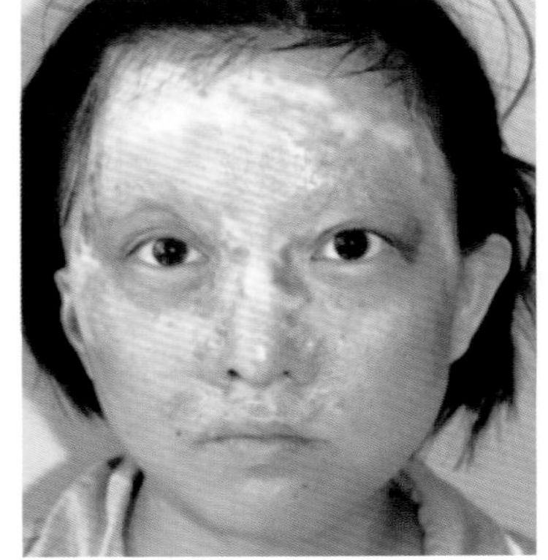
图 51-16　随访（2015-7-7）

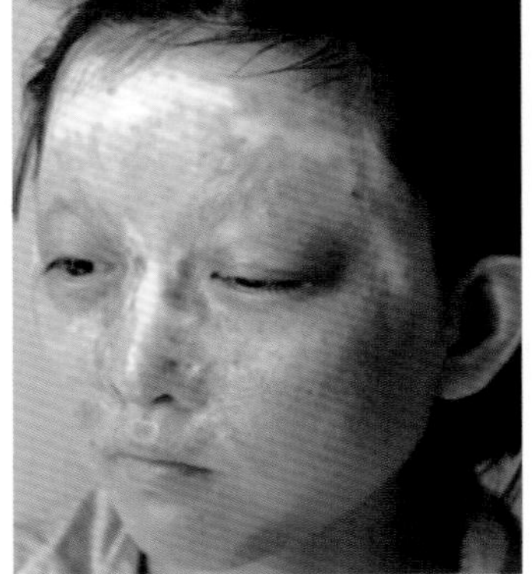
图 51-17　随访（2015-7-7）

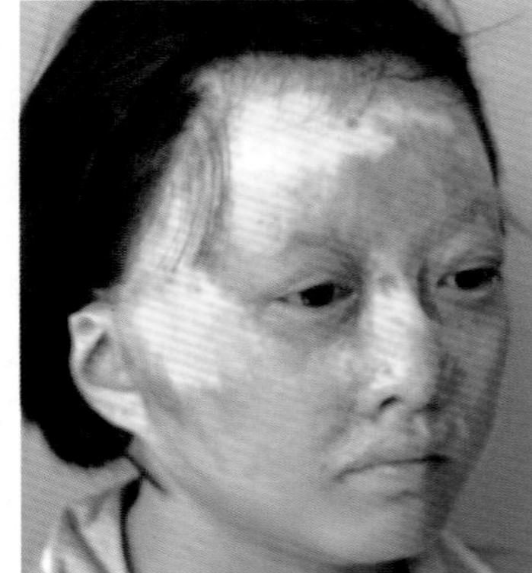
图 51-18　随访（2015-7-7）

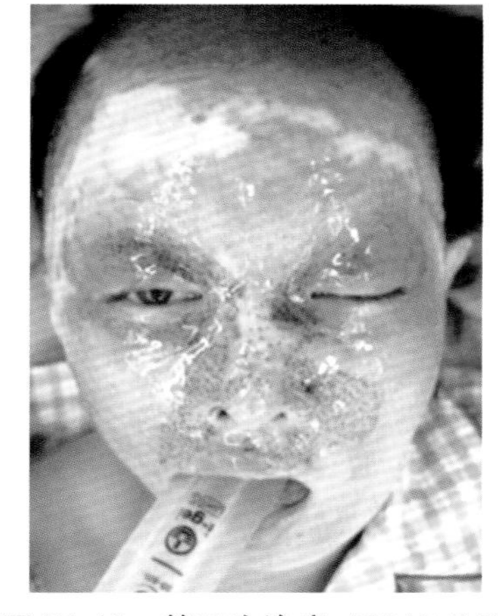
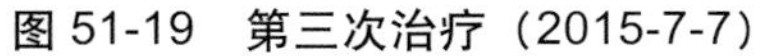

图 51-19　第三次治疗（2015-7-7）

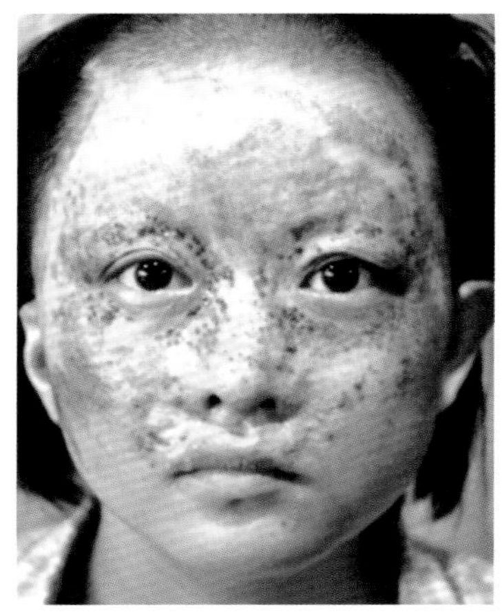

图 51-20　随访（2015-7-16）

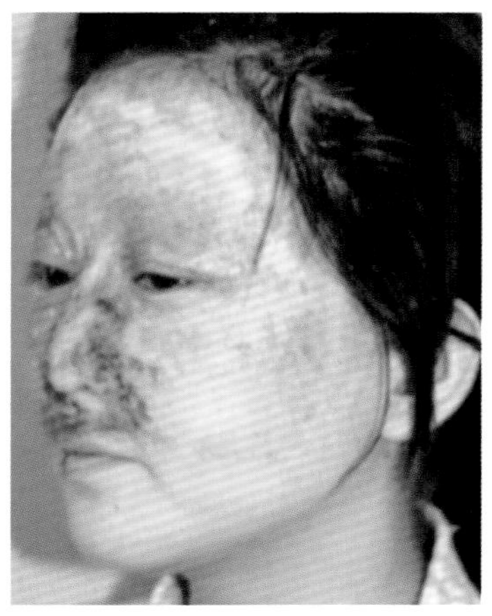

图 51-21　随访（2015-7-16）

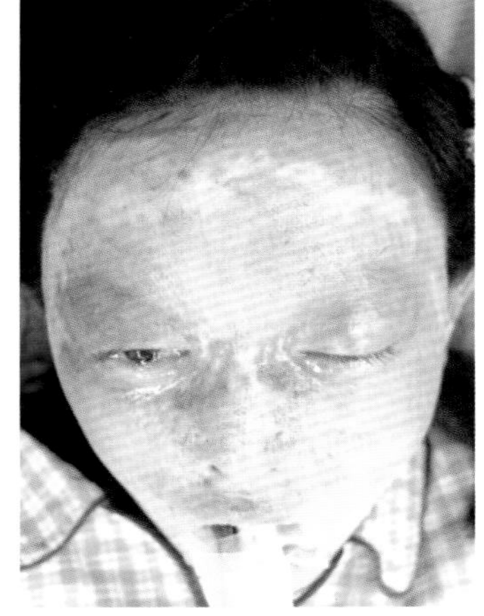

图 51-22　第四次治疗（2016-1-25）

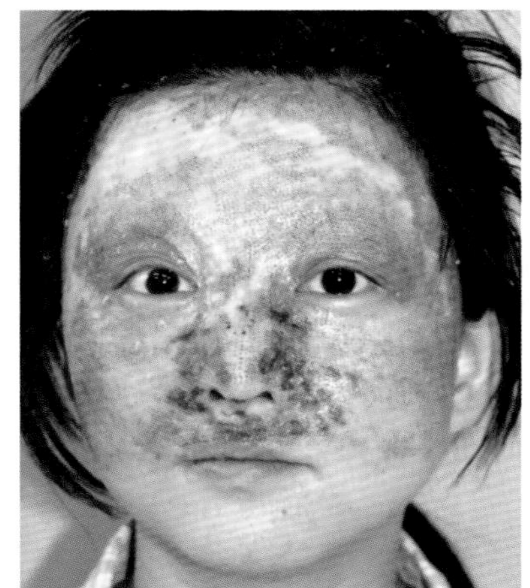

图 51-23　随访（2016-1-29）

2017 年 1 月 19 日随访，病变情况见图 51-24 ～图 51-26。

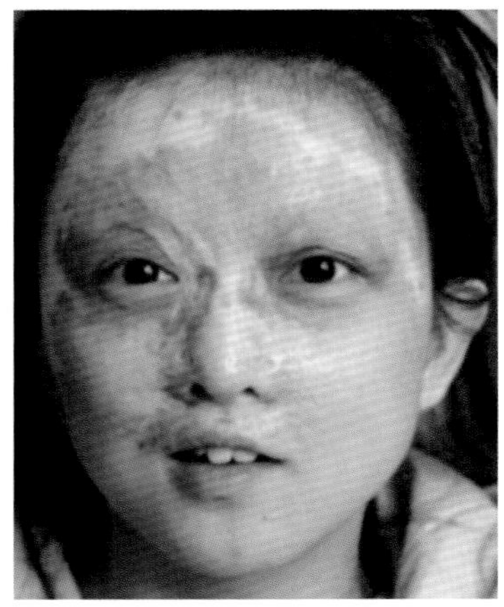

图 51-24　随访（2017-1-19）

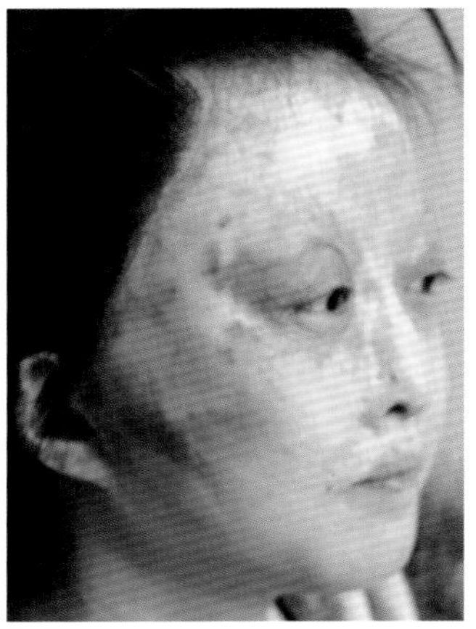

图 51-25　随访（2017-1-19）

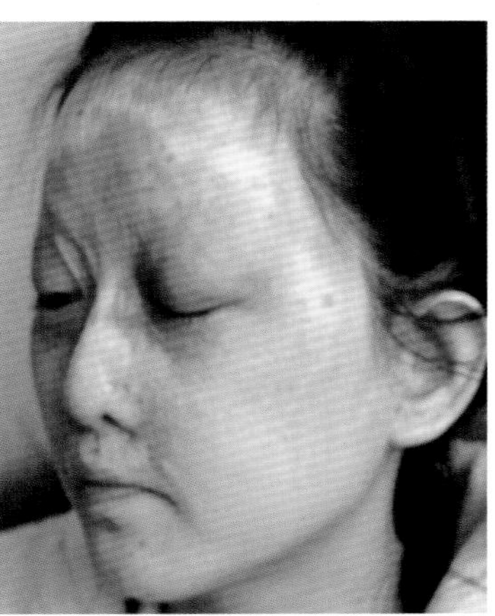

图 51-26　随访（2017-1-19）

2017 年 1 月 20 日进行了第五次治疗。第五次治疗采用额颞部色素脱失瘢痕电动取皮刀削除（削除厚度 0.15mm，图 51-27）、超薄皮片移植（厚度 0.15mm，图 51-28）、右股前方取皮术（图 51-29），治疗后 20d 的情况见图 51-30 ～图 51-32，治疗后第 53 天的情况见图 51-33 ～图 51-35，治疗后 6 个月的情况见图 51-36 ～图 5-38。

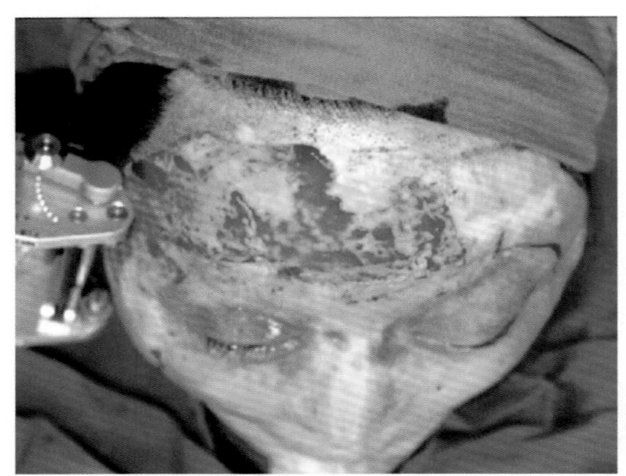
图 51-27　第五次治疗（2017-1-20）

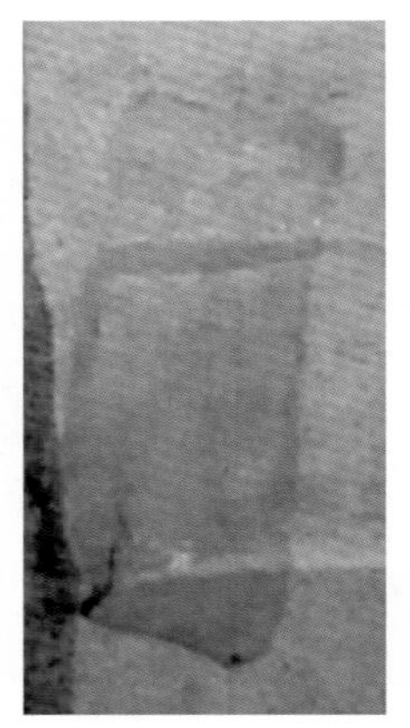
图 51-28　第五次治疗（2017-1-20）

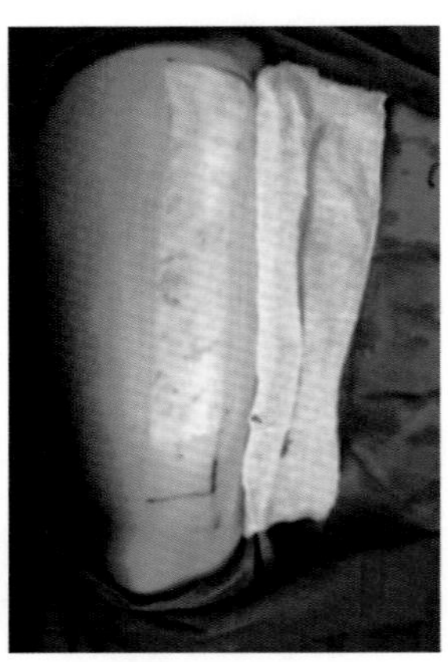
图 51-29　第五次治疗（2017-1-20）

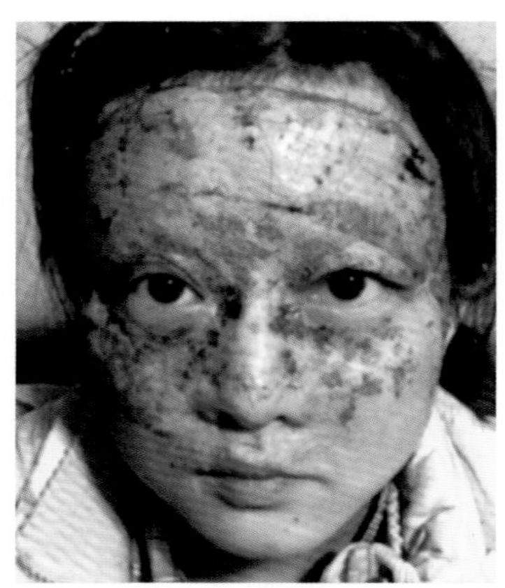
图 51-30　随访（2017-2-9）

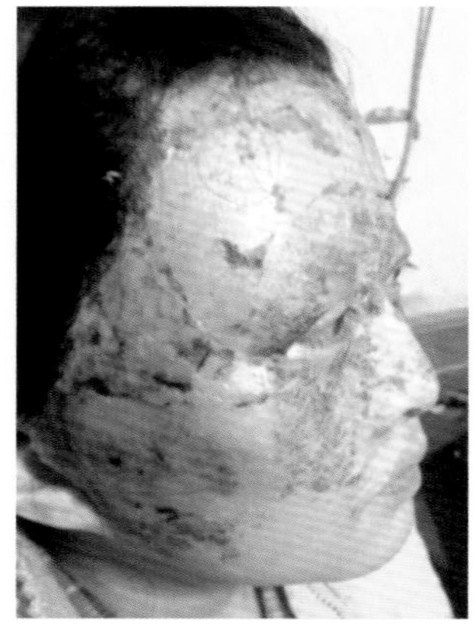
图 51-31　随访（2017-2-9）

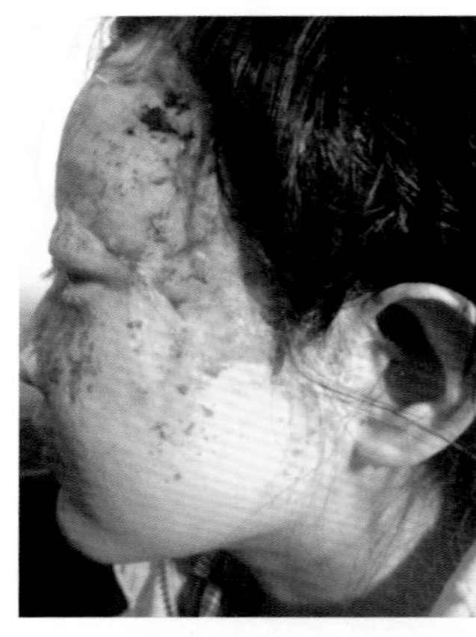
图 51-32　随访（2017-2-9）

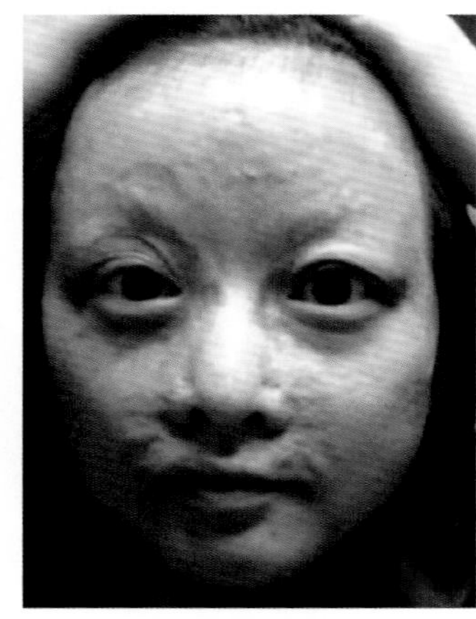
图 51-33　随访（2017-3-14）

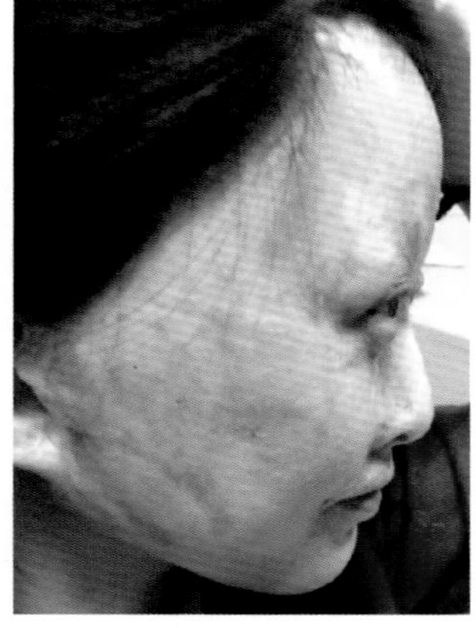
图 51-34　随访（2017-3-14）

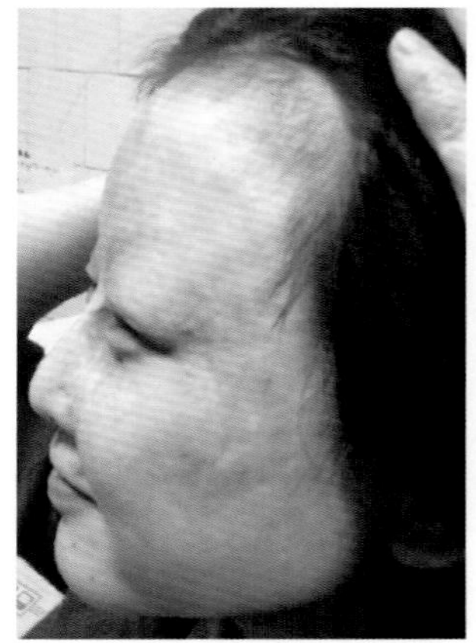
图 51-35　随访（2017-3-14）

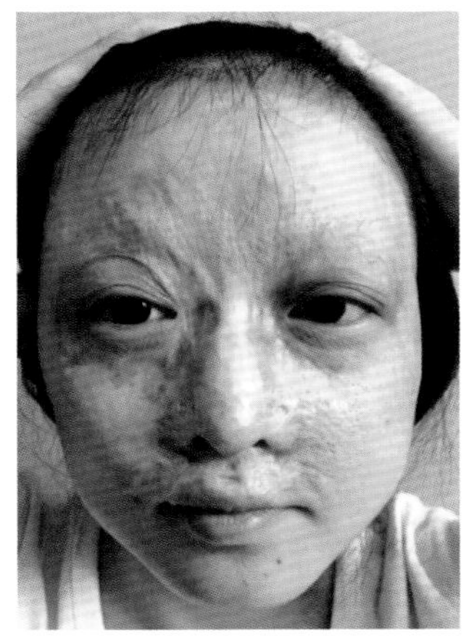
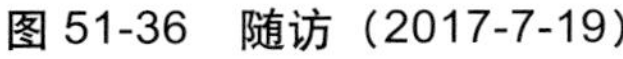

图 51-36　随访（2017-7-19）

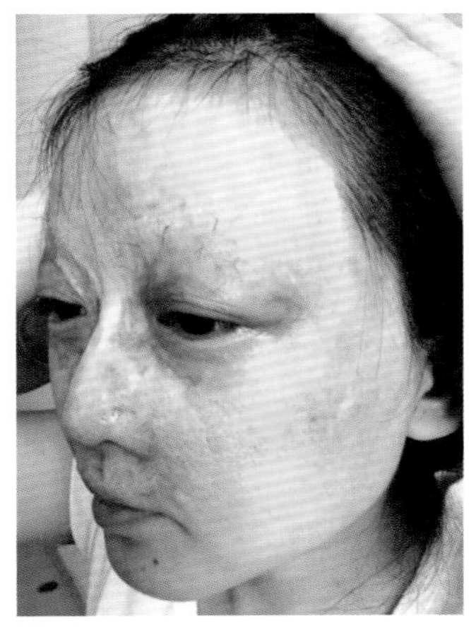

图 51-37　随访（2017-7-19）

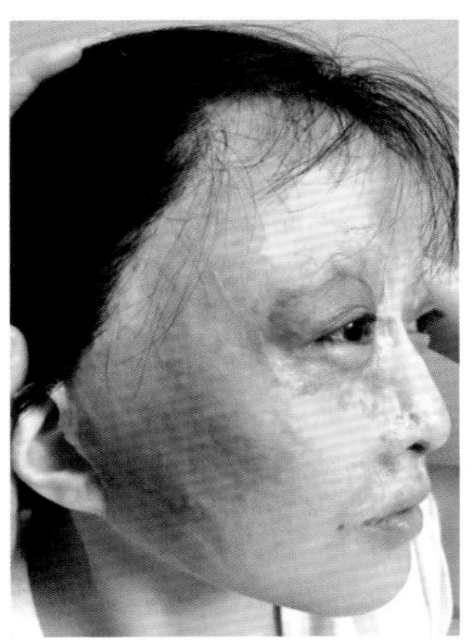

图 51-38　随访（2017-7-19）

2017 年 7 月 20 日，进行了第六次治疗。第六次治疗在全身麻醉下行面部离子束治疗和部分瘢痕切开改形术治疗，治疗后第 5 天情况见图 51-39，治疗后 6 个月情况见图 51-40 和图 51-41，治疗后 3 年半的情况见图 51-42。

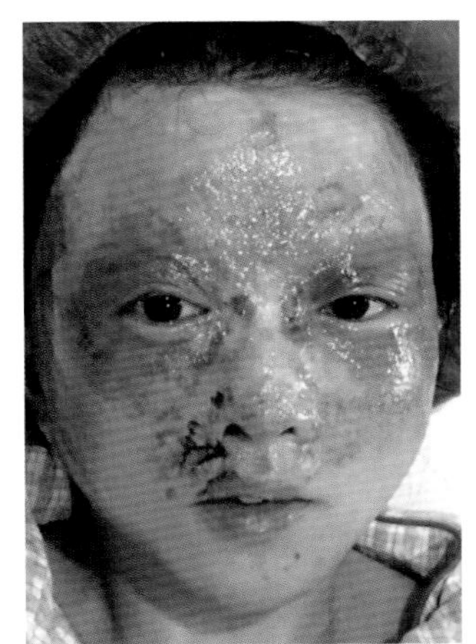

图 51-39　第六次治疗（2017-7-25）

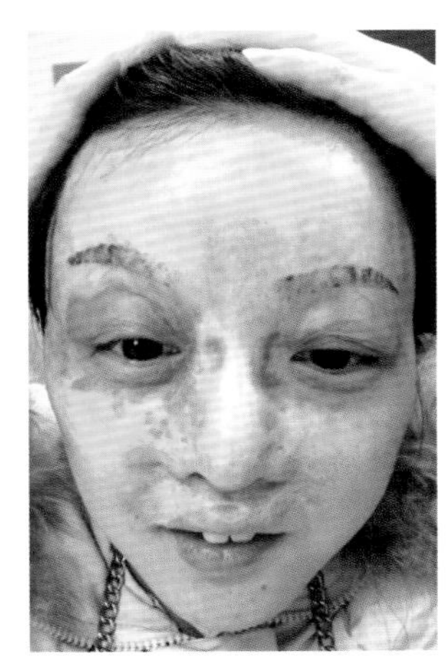

图 51-40　随访（2018-2-6）

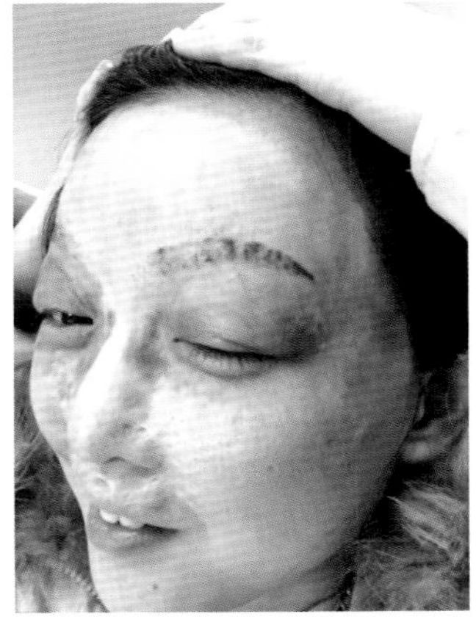

图 51-41　随访（2018-2-6）

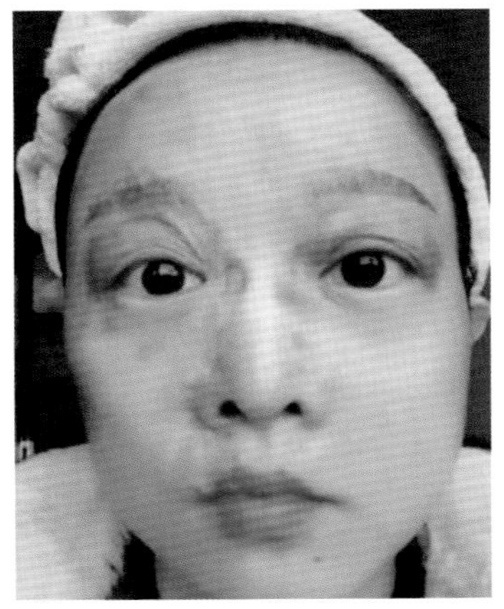

图 51-42　治疗后 3 年半（2021-1-26）

三、临床讨论

1. 该例患者是面部烫伤后瘢痕畸形，以额颞部色素脱失为明显。对于色素脱失性瘢痕，临床处理比较困难，本例经过多次治疗，历经6年，最终解决了问题，获得了较好的效果。

2. 该例于2011年进行了面部瘢痕机械磨削术、右面部及右耳后下皮肤扩张术，试图改善色素脱失的情况，结果表明：面部色脱性瘢痕机械磨削术，效果不好，磨削不当，甚至可以增大瘢痕皮肤色脱的范围；皮肤扩张术效果好，可以通过扩张的正常色泽的皮瓣转移修复色脱瘢痕切除后的创面，达到改善外观的效果。

3. 该例进行了多次微等离子体和二氧化碳点阵激光的治疗，虽然这些方法可以启动皮肤再生修复机制，改善瘢痕的质地和外观，但对色素脱失性瘢痕效果不好，究其原因是色素脱失性瘢痕，色泽发白，已经丧失了色素细胞，难以产生色素细胞再生修复。

4. 超薄皮片移植修复色素脱失性瘢痕，效果不错，值得推荐使用。该患者额颞部色素脱失最终是通过电动取皮刀削除、超薄皮片移植修复得到了治愈。改法的技术难点是掌握适当的切取的皮片的厚度，我们认为以0.15mm厚度为好，受皮区皮片成活后色泽质地较好，供皮区不会留下明显瘢痕，不足之处是需要专用的超薄皮片切取设备。该病例经过3年多的远期随访，证实了其临床修复效果是不错的。

四、专家点评

这是利用现代整形美容新技术成功治疗色素脱失性瘢痕的一个案例，应用了微等离子体（离子束）技术、二氧化碳点阵激光治疗技术、皮肤扩张技术和超薄皮片移植技术等，进行了长达10年的跟踪随访，证实了超薄皮片移植修复色素脱失性瘢痕，效果不错，为色素脱失性瘢痕的治疗积累了宝贵经验。

该例也体现了瘢痕治疗的复杂性和艰难性，证实了蔡景龙教授2002年提出了瘢痕治疗要定期复查随访、根据病情变化调整治疗方案的动态综合疗法的瘢痕治疗总体策略的正确性和有效性，证实了瘢痕的修复需要患者密切配合治疗，最终可以实现较好治疗效果的愿望。

主要参考文献

[1] 蔡景龙. 瘢痕的诊断内容及防治的动态疗法 [J]. 疑难病杂志, 2002, 1(4): 256.
[2] 蔡景龙. 瘢痕的治疗方法评价及展望 [J]. 中华医学杂志, 2013, 93(14):1041-1043.
[3] 蔡景龙. 瘢痕防治2016观点 [M]. 北京：科学技术文献出版社, 2016.
[4] 蔡景龙. 瘢痕整形美容外科学 [M]. 杭州：浙江科学技术出版社, 2015.
[5] 蔡景龙. 现代瘢痕学 [M]. 2版. 北京：人民卫生出版社, 2008.
[6] 付小兵, 王正国, 李建贤. 中华创伤医学 [M]. 北京：人民卫生出版社, 2013.
[7] 李世荣. 现代整形美容外科学 [M]. 北京：人民军医出版社, 2014.
[8] 王志军, 刘林嶓. 美容外科学 [M]. 北京：人民卫生出版社, 2012.
[9] 吴宗耀. 烧伤康复学 [M]. 北京：人民卫生出版社, 2014.

病例 52　胸部瘢痕扩张器修复术

一、基本资料

患者男，59 岁。主诉：前胸皮肤感染后瘢痕痒痛增大 30 年，反复破溃 2 年。患者 30 年前右侧胸壁因粉刺破溃感染愈合生成瘢痕，初为指甲大小，缓慢增大，近 9 年来无明显诱因增长速度明显加快，伴有明显瘙痒，偶有疼痛，2 年前瘢痕表面开始出现破溃渗出，一直自行局部消毒处理，未行其他治疗，为进一步治疗来诊。患者一般状态良好，生命体征平稳，精神心理状态稳定。专科查体：前胸壁正中可见明显瘢痕，位于两乳头间，约 14.0cm × 3.0cm，明显突出于皮肤生长，质硬，无弹性，与周围正常皮肤分界清楚，瘢痕表面可见 1.0cm × 0.5cm 大小破溃，有少许脓性分泌物，右侧乳头上方可见 3cm × 1.5cm 大小瘢痕，因瘢痕牵拉致双侧乳头会聚。入院后进一步完善各项辅助检查，如血尿常规、凝血功能、肝肾功能、血糖等生化指标，肝炎、艾滋病、梅毒等传染性疾病标志物检测，心电图及胸部 X 线检查均无异常。入院诊断为：前胸瘢痕疙瘩。

二、诊疗经过

本例患者需要与增生性瘢痕进行鉴别诊断，因瘢痕持续生长，超出原损伤部位生长，符合瘢痕疙瘩诊断标准，明确诊断为前胸瘢痕疙瘩。考虑到患者前胸瘢痕范围较大、皮肤弹性差、切除后无法直接拉拢缝合（图 52-1），因此制定治疗方案如下：Ⅰ期行前胸扩张器置入术，术后扩张器定期注水扩张。Ⅱ期行前胸瘢痕疙瘩切除、扩张皮瓣转移修复术。术后辅助放射及药物治疗，预防瘢痕复发。手术及术后治疗过程如下。

Ⅰ期扩张器置入术。沿瘢痕上、下方分别设计切口，于深筋膜浅层分离，置入 3 枚皮肤扩张器。上方为 350ml 的柱形扩张器，下方为 350ml 的柱形扩张器，右上侧为 50ml 柱形扩张器，分离如遇到较大血管或活跃出血点时给予及时止血，切口分层缝合，扩张壶外置。术后第 5 天即开始注生理盐水，2 ～ 3d 注射一次，每次注水量 20 ～ 30ml，经过 70d 左右的缓慢扩张，注水总量为瘢痕上方扩张器 500 ml，下方扩张器 500ml，右上方扩张器 70ml，随后维持 1 个月准备Ⅱ期手术（图 52-2）。

Ⅱ期前胸瘢痕疙瘩切除，扩张皮瓣转移修复术。

皮瓣设计及切取：首先完整切除瘢痕，然后取出 3 枚皮肤扩张器，扩张皮瓣向瘢痕切除后创面推进，松解扩张皮瓣下包膜，充分减张，以扩张皮瓣修复瘢痕疙瘩切除后产生的创面，术中注意乳头、乳晕血供，切口分层缝合。因扩张皮肤量足够，故缝合张力不大。此扩张皮瓣长宽比例适合，血供较好，缝合后立即于切口周围注射曲安奈德，预防瘢痕增生。

术后第 1 天即行放射治疗，电子线照射剂量为 1.5Gy/ 次，每周 3 次，共计 8 次，术后 10d 拆线。拆线后于切口处开始外用施可复，局部按摩，术后 1 个月再次于切口周围注射曲安奈德，可见术后瘢痕无明显增生，恢复满意（图 52-3，图 52-4）。

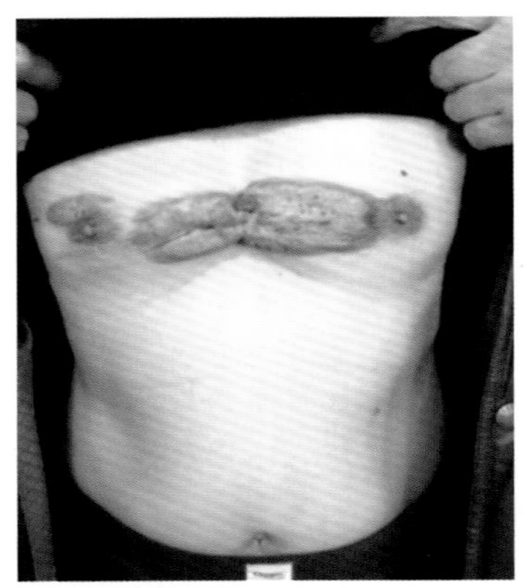
图 52-1　Ⅰ期扩张器置入术前

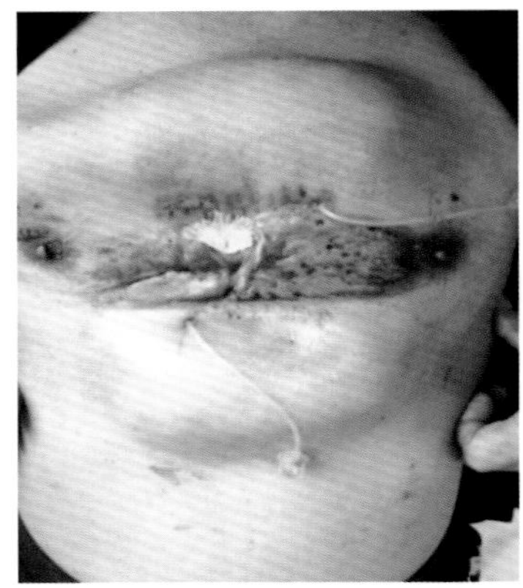
图 52-2　Ⅱ期扩张器取出术前

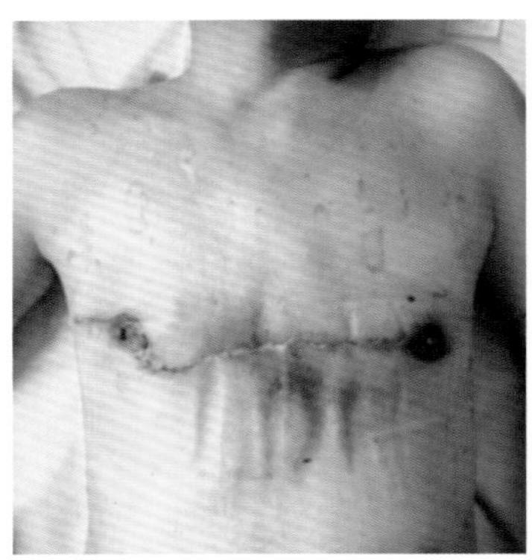
图 52-3　Ⅱ期扩张器取出术后拆线

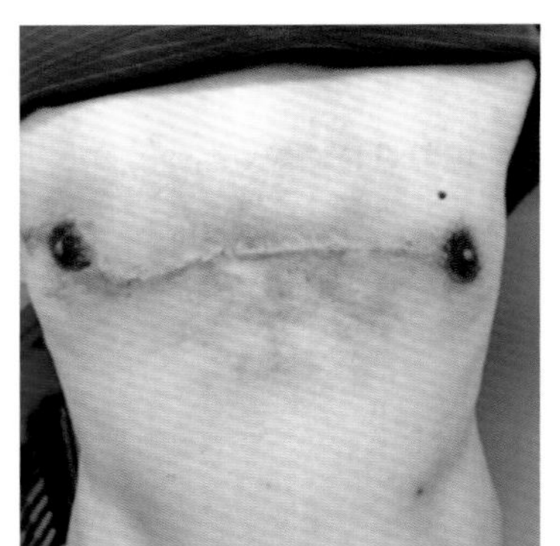
图 52-4　术后 1 个月

三、临床讨论

1. 瘢痕在临床上较为常见，造成瘢痕的原因主要有手术、烧伤、创伤等，可影响患者的美观，同时表面经常出现感染、破溃，常伴有疼痛、瘙痒等不适，同时部分瘢痕持续生长对患者的生活质量产生严重影响。前胸由于皮肤弹性较差，创口周围张力较大，为瘢痕疙瘩的好发区域。目前针对瘢痕疙瘩的治疗方法有很多，有手术治疗、压力治疗、放射治疗、冷冻治疗、激光治疗、糖皮质激素注射治疗等，但特效方法甚少。目前常用的方法为瘢痕疙瘩切除，自体皮片或邻近皮瓣转移修复手术。周围皮肤因质地色泽与原缺损处的皮肤颜色更为接近等优点，成为皮瓣修复首选供区。其缺点是若瘢痕面积较大，供区皮肤量有限，往往达不到理想效果。

2. 皮肤软组织扩张手术是结合患者瘢痕所在的不同部位和实际情况置入扩张器，并注入等渗生理盐水扩张，直至扩张皮瓣能够修复瘢痕皮肤切除后形成的创面时进行手术切除瘢痕，修复创面，达到满意的治疗效果，相对于常规的自体全厚皮片移植修复瘢痕的方法而言，皮肤软组织扩张的应用可更好改善移植皮肤和周围皮肤的缺陷，并借助扩张后的皮瓣修复瘢痕创面，不需要其他部位供皮，患者对这种方式的接受度更高。

3. 由于瘢痕疙瘩病因与发病机制的多因素性与不明确性，单纯手术切除的复发率较高，因此，我们采取联合治疗的方法，可以降低瘢痕疙瘩的复发概率。手术切除联合术后放疗是目前治疗瘢痕疙瘩最有效的方法之一。研究表明，术后 24h 内，切口处的肉芽组织中以成纤维细胞为主，对放射线敏感，24h 后成纤维细胞逐渐转变为纤维细胞，对放射线的敏感性降低，故认为术后 24h 内放疗能有效抑制成纤维细胞的分裂、增殖及胶原纤维的合成，预防瘢痕复发。综上所述，采用手术切除联合术后 24h 内早期电子线放疗治疗瘢痕有效率高，不良反应发生率低，是治疗瘢痕疙瘩安全有效的方法，值得临床推广，但其远期疗效有待进一步观察。

4. 药物疗法现已被用于瘢痕疙瘩的治疗中，药物治疗分为外用药物及瘢痕内注射药物。施可复是目前临床上比较常用的外用抗瘢痕药物，外用于瘢痕表面可对成纤维细胞增生有一定抑制作用，同时可缓解瘢痕所导致的疼痛、瘙痒等症状。曲安奈德是一种皮质类固醇药物，具有抑制角质形成细胞有丝分裂和成纤维细胞增生、减少胶原合成和瘢痕疙瘩新生血管的内皮细胞增生、增加胶原酶的产生等作用。瘢痕在术后 6 个月内增长迅速，为预防瘢痕生长，本例于术中注射曲安奈德，此后每月注射一次，直至 6 个月，并定期随诊，观察患者瘢痕变化。

本例采取手术切除、放射治疗、药物治疗 3 种方案联合，术后患者瘢痕未见复发。1 年后复查见患者瘢痕无明显增生，可见手术切除结合放射治疗、药物治疗是治疗瘢痕疙瘩的一种安全、有效的治疗方案。

四、专家点评

瘢痕疙瘩是临床上面临的重要难题之一。目前，手术切除是治疗瘢痕疙瘩的主要方法，术后大多结合一些辅助治疗，例如药物涂抹或注射、压力压迫、射线照射、敷贴器放射治疗等，治疗效果并不理想——复发率高，甚至伴有一系列的不良反应，给患者带来了极大的痛苦及经济负担。瘢痕疙瘩采取直接切除或皮片移植的方法都有可能造成瘢痕切除后缝合张力过大，刺激局部成纤维细胞增生，从而导致瘢痕的复发。采用皮肤软组织扩张术，可以有效避免上述问题，是解决大面积瘢痕地最佳方案之一。除手术治疗外，压力疗法适用于瘢痕面积大，不适宜放疗或局部药物治疗者。是否采用长期连续的术后放射治疗虽然仍有争议，但对于顽固性瘢痕疙瘩者，依然提倡采用放射治疗。对于面积较小的瘢痕疙瘩可以先尝试采用单纯药物治疗的方案。病变内类固醇注射的主要副作用为皮肤萎缩、脱色、毛细血管扩张、坏死、溃疡和类库欣综合征等，大部分是可逆的，而控制用药剂量及避免注射至正常皮肤是其发生不良反应的主要预防措施。除上述几种治疗方法外，激光、冷冻、超声波等疗法也有所尝试，但疗效报道效果不一，且缺乏大样本的临床研究和随访。

本例患者发病部位为前胸部，瘢痕疙瘩切除后皮肤缺损面积较大，因此采用了皮肤软组织扩张术的方案进行治疗。由于胸部皮肤弹性差，缝合后仍有一定张力故术后瘢痕复发概率较大，术后对切口的处理也是预防瘢痕复发的重要方法，除了常规换药以及预防感染之外，近年来有许多病例证实术后 24h 内配合放射治疗，可以有效预防瘢痕复发。而就瘢痕于术后 6 个月增长迅速这一特性，本例采取了术后定期随访，且定时、定量注射曲安奈德的治疗方案，有效地预防了瘢痕复发。综上所述，瘢痕疙瘩的综合治疗，即手术切除、放射治疗及药物治疗这一方案是值得推广的。

主要参考文献

[1]　白玉众 . 皮肤软组织扩张器结合 rhEGF 治疗面颈部瘢痕对皮肤扩张效果的影响 [J]. 皮肤病与性病，

2018, 40(3):402-404.

[2] 杜岩 . 浅析在面颈部瘢痕整形手术中应用皮肤软组织扩张技术的效果 [J]. 中国伤残医学 , 2015(8):98-99.

[3] 柯朝阳 , 曾凡倩 , 张静 , 等 . 手术加放疗治疗耳部瘢痕疙瘩的疗效分析 [J]. 中华耳科学杂志 , 2012(3):368-370.

[4] 李战 , 陈翔 , 农晓琳 . 病理性瘢痕非手术治疗研究进展 [J]. 实用医学杂志 , 2014, 20:3208-3209.

[5] Bachmeyer C, Almebayadh M, Moguelet P. Spontaneous keloid on the breast[J]. Ann Dermatol Vénéréol, 2012, 139(3):247-248.

[6] Flickinger J C. A Radiobiological Analysis of Multicenter Data for Postoperative Keloid Radiotherapy[J]. Int J Radiat Oncol, Biol, Phys, 2011, 79(4):1164-1170.

第五部分　美容整形新技术

病例 53　吸脂隆胸术

一、基本资料

患者女，37 岁。主诉：哺乳后双乳扁平形态不良 5 年。患者 5 年前孕产哺乳后双乳逐渐萎缩，体积变小，形状扁平不良，同时自觉臀腿肥胖，为求隆乳来诊。查体：患者体形消瘦，身高 163cm，体重 52kg，双侧乳房对称，乳腺组织萎缩后皮肤松弛，乳头乳晕轻度塌陷，乳房外形平坦，经乳头胸围 80cm，经乳房下皱襞胸围 77cm，乳房上极皮下组织挤捏厚度 1.5cm，乳房下皱襞皮下组织挤捏厚度 2cm。大腿及臀部可见脂肪堆积，大腿最粗处围度 51cm，臀部最大围度 89cm。辅助检查：乳腺超声未见乳腺占位性病变。完善辅助检查血型、血尿常规，凝血功能，肝肾功能，血糖等生化指标，肝炎、艾滋病、梅毒等传染性疾病标志物检测，心电图及胸部 X 线检查均无异常。入院诊断为：小乳畸形，臀腿脂肪堆积。

二、诊疗经过

本例患者无须鉴别诊断，明确诊断为：小乳畸形，臀腿脂肪堆积。向患者交代隆乳术的几种常见方案，包括硅凝胶假体隆乳术、自体脂肪颗粒注射隆乳术、自体组织瓣移植隆乳术等，患者选择自体脂肪颗粒注射隆乳术。于臀腿脂肪堆积处通过负压抽吸出脂肪颗粒、纯化后注射于双乳，为达到满意的手术效果，共进行了 2 次手术，每次手术间隔 6 个月，第一次注射脂肪量为 230ml/ 侧，第二次注射脂肪量为 280ml/ 侧。手术及治疗简要过程如下。

1. *脂肪颗粒的获取*　第一次手术脂肪抽吸部位为臀线下外侧、大腿外侧、侧后腰部。患者取站立位标记脂肪抽吸范围及乳房脂肪注射范围（图 53-1）。手术为全身静脉麻醉，先取俯卧位吸脂，然后翻转为仰卧位重新消毒铺无菌巾行脂肪颗粒乳房注射。第二次手术脂肪抽吸部位为大腿内侧、大腿前侧、膝内侧、下腹部，仍为全身静脉麻醉，取俯卧位吸脂然后行脂肪颗粒乳房注射。于阴毛边缘、臀线中点、臀沟上缘隐蔽部位行长约 5mm 小切口，放置切口保护器，吸脂区域行肿胀麻醉（肿胀液配制：1000ml 生理盐水 +2% 利多卡因 20ml+ 肾上腺素 1mg）。脂肪抽吸采用直径 2.5mm 的钝头三孔吸脂管连接负压吸脂机，保持低负压吸脂 − 60 ～ − 50kPa。吸脂结束后去除切口保护器，于切口处留置贯穿皮肤全层的 6-0 尼龙缝线，不打结，以便于肿胀液渗出。

2. *脂肪颗粒的处理*　吸脂后将吸出脂肪转移至无菌容器中，4℃生理盐水冲洗 2 次，挑出大块纤维条索组织，用无菌纱布及棉垫吸去脂肪内的水油及血液，每 5 min 更换 1 次棉垫，直至脂肪形成半固体状态。棉垫浓缩后的脂肪量为抽吸出脂肪静置后总量的 50% ～ 70%，然后装入 5ml 注射器中浸入 4℃生理盐水中备用。

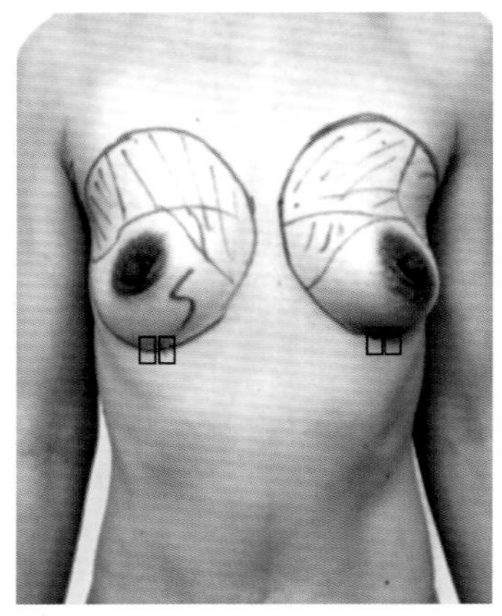
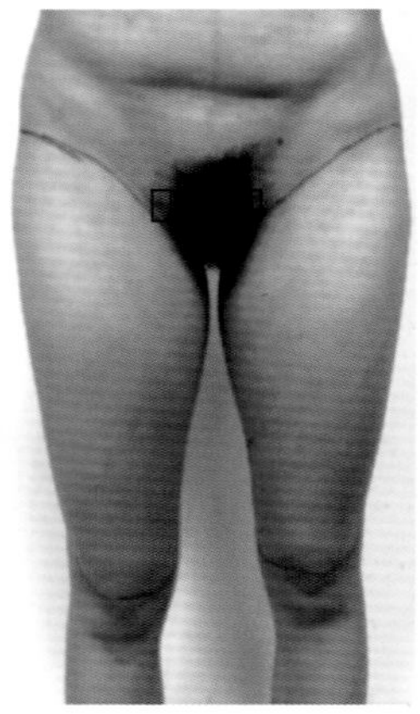
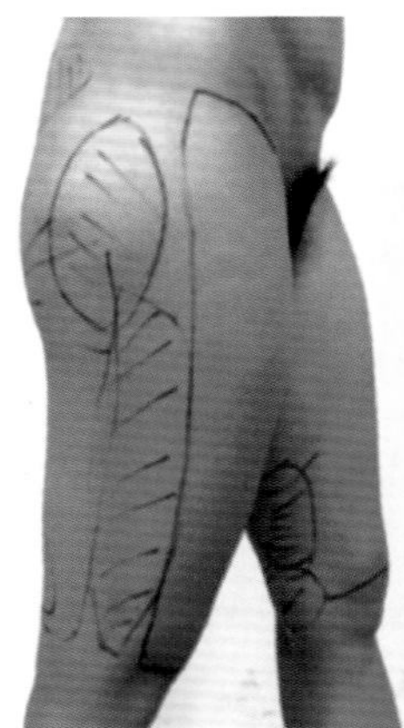
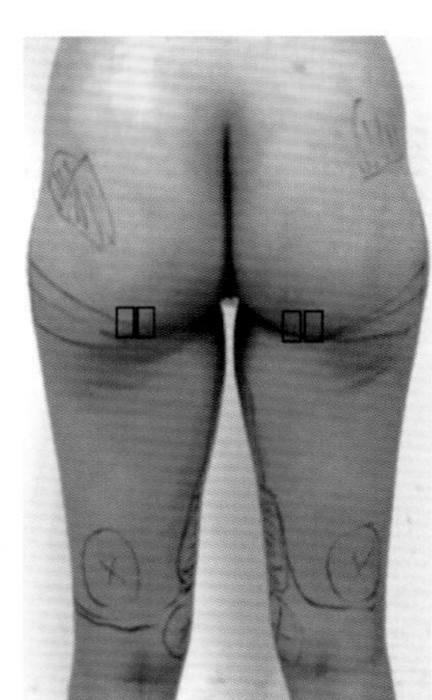

图 53-1　术前标记吸脂范围及乳房脂肪注射范围。乳房圆形标记区内多层次注射脂肪，上半部分凹陷严重，为重点移植区。乳房下皱襞、阴毛边缘和臀下皱襞中点处红色圆圈表示切口处。大腿内侧近端、外侧近端、前侧、膝关节内侧等处蓝色ⓧ表示脂肪堆积较多的重点抽吸区。大腿外侧阔筋膜表面、大腿后侧上 1/3 等实线密集区表示生理性凹陷处，避免过度吸脂区

3. *脂肪颗粒的注射*　于乳房下皱襞中外 1/3 处取 2mm 小切口，于乳房皮下组织层、乳腺以浅、乳腺后间隙、胸大肌以浅进行多层次的吸脂肿胀液注射，每侧乳房注入 100 ～ 150ml。然后用 14G 的单孔钝针管连接 5ml 注射器注射脂肪。注射脂肪时采用 Colman 技术，即多隧道、多层次（上述肿胀液注射层次）、边退针边注射，避免在乳腺组织内注射。注射时压力恒定，缓慢后退，形成均匀的脂肪线条。将脂肪总量的 2/3 注入乳腺后间隙，1/3 注射入皮下层。最后缝合切口，按摩乳房，确保乳房的边缘轮廓顺滑，协助形成乳房半球状外形。

4. *术后处理*　术后吸脂区棉垫加压包扎，术后 24h 内将排出大量肿胀液，术后第 1 天换药挤压吸脂区无液体残留后将切口处缝线打结，嘱患者穿戴塑身衣 6 ～ 8 周。术后双乳不予包扎，仅于切口处敷纱布隔绝伤口，可给予抗生素 1 ～ 3d，必要时口服镇痛药，3 ～ 7d 限制活动，嘱患者术后 3 个月内切忌按摩、挤压乳房。术前术后对比见图 53-2。

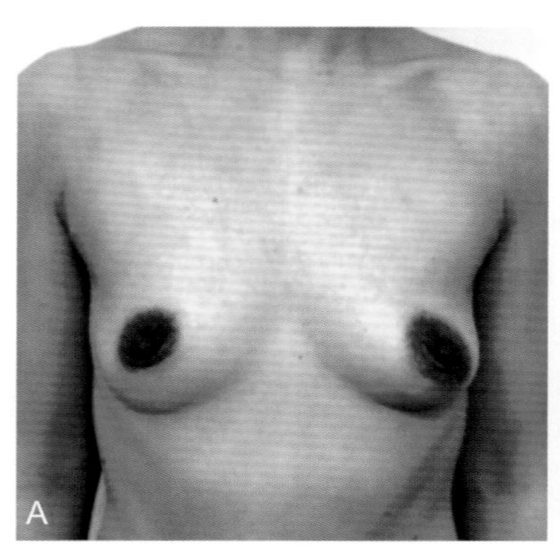
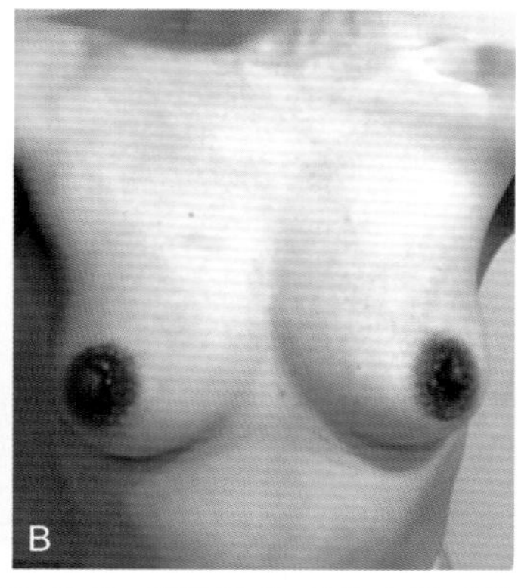
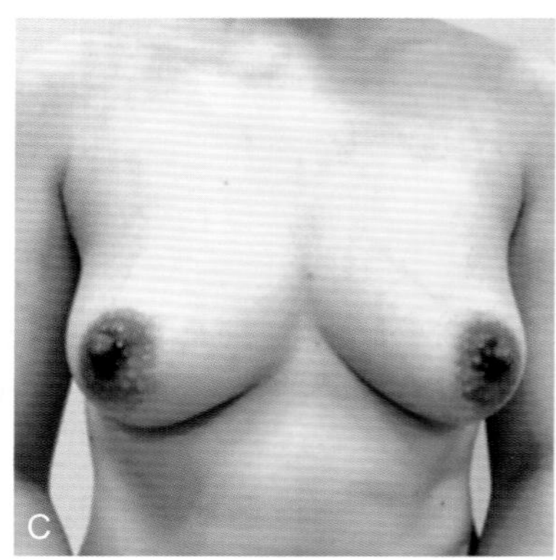

图 53-2　吸脂隆胸术前术后对比

A. 自体脂肪颗粒注射隆乳术前；B. 第一次注射隆乳术后 3 个月；C. 第二次术后 3 个月

三、临床讨论

在各类软组织缺损的填充治疗中，移植的脂肪组织可以替代或补充受区的组织，发挥脂肪组织的内分泌、代谢等功能，维持脂肪组织的体积，以增加受区容积等，如自体脂肪移植丰臀、丰乳等。利用移植物内的干细胞、细胞因子等活性物质促进受区组织再生，修复组织缺损，如促进溃疡创面愈合、改善皮肤质地、调节局部免疫反应、促进移植物血管化等。

（一）脂肪组织的获取

1. 肿胀液的配制有多种方案　一般以每 500 ～ 1000ml 生理盐水加肾上腺素 1mg、2% 盐酸利多卡因 20ml（全身麻醉时减量）的比例配制肿胀液，一般肿胀液量：抽吸量＜ 3 ： 1，单次最大用量（L）＜ 1/10 体重（kg）。

2. 抽吸负压推荐　手法抽吸用 10ml 或 20ml 注射器，抽吸前注射器内预留 1/4 ～ 1/2 空气；器械抽吸负压约 0.5 个大气压。

3. 吸脂管管径　根据注射部位脂肪颗粒的粗细程度，在需要容量填充的部位，移植颗粒直径 2mm 左右，可选用直径 2 ～ 2.5mm 的抽吸管；在需要精细填充的部位（如泪沟皱纹等），可选用直径 1mm 左右的抽吸管。

（二）脂肪组织的提纯

1. 脂肪的漂洗：采用生理盐水漂洗 1 ～ 3 次，以减少肾上腺素、利多卡因对脂肪细胞活性的影响。

2. 低速离心或过滤的方式（1000 ～ 1200 转 / 分，5min）。

3. 棉垫法处理的脂肪中的活性脂肪细胞含量较高，离心法处理的脂肪中的脂肪干细胞含量较高。

脂肪组织的注射移植：

（1）采取多点、多隧道、多平面的注射方式，使脂肪颗粒移植后能获得足够的生存空间以获取养分，单次移植量宁少勿多，移植后表面皮肤张力不可过大，注射单点直径＜ 1.5mm 的脂肪颗粒能较好地存活。如单点、单层过多注射，则可能发生囊肿和坏死。

（2）根据受区的解剖特征，将自体脂肪精准地移植到不同脂肪室结构内，进一步优化脂肪移植方法，使脂肪移植方法更加安全、有效，受区外观更加符合正常解剖特征。

（3）同一部位的补充脂肪移植时间建议间隔 3 ～ 6 个月或以上。

4. 脂肪移植的安全性是临床必须重视的问题：当手术过程中当患者出现胸闷、视力障碍、局部剧烈疼痛等不适主诉时，要考虑血管栓塞的可能。处理措施有：

（1）立即停止脂肪注射操作。

（2）依据患者的主诉和相关体格检查，判断脂肪栓塞的类型及可能的血管栓塞部位。

（3）给予吸氧，仔细查体同时询问情况，若生命体征情况无好转，则积极准备心电监护、气管插管等抢救措施。

（4）扩容：通过开放的静脉予以扩容（20% 甘露醇 250ml，30 ～ 60min 静脉滴注）。

（5）应用激素：如症状加重不见好转，静脉推注地塞米松 10mg。

（6）特殊处理：视情况（脑水肿、眼压增高时）选用乙酰唑胺注射液 0.25g 静脉滴注。如确认栓塞发生，紧急情况下可于 6h 内行数字减影血管造影或介入治疗。

（7）多学科联合会诊：应立即联系急诊、眼科、神经内科、血液科、呼吸内科等相应科室急会诊，决定下一步治疗措施。高压氧治疗尚有争议，需酌情使用。

四、专家点评

自体脂肪移植是一项已有100多年历史的“新”技术，其诞生时间早，临床应用范围广，且操作方式处于不断发展和更新中。随着对影响移植脂肪成活因素研究的深入，目前已形成了“采用活性高的颗粒脂肪进行移植可提高术后移植脂肪成活率”的共识。文献报道了多种不同的脂肪移植技术，其中具有代表性的技术有：结构脂肪移植技术、3低3多（3L3M）脂肪移植技术和Nano脂肪移植技术。

自体脂肪移植隆乳术后，乳房外形和大小自然，效果持久。保证自体脂肪移植的成功在于：脂肪获取过程负压小，效率高；脂肪过滤后采用浓缩法处理，其副损伤小，并行脂肪的多层次注射；最大可能地减少脂肪在体外的缺血时间。注射脂肪的总量与脂肪注射隆乳术后的效果密切相关。若单侧乳房注射的脂肪量少于150ml，则术后隆乳效果不明显。对于脂肪量充足的患者，即使术前乳房体积很小，通过2～3次手术，隆乳效果也非常明显。需要注意的是最初制订手术方案时，应合理规划脂肪供区的分布，避免同一供区多次抽吸，提高获取脂肪颗粒的质量，减少纤维条索成分。术中注重手术细节，术后效果较好。

主要参考文献

[1] 李发成，程琳．自体脂肪颗粒注射隆乳术305例临床分析[J]．中国美容整形外科杂志，2015, 26(8):463-465.

[2] Livaog lu M, Buruk CK, Uralog lu M, et al. Effects of lidocaine plus epinephrine and prilocaine on autologous fat graft survival[J]. J Craniofac Surg, 2012, 23(4):1015-1018.

[3] Ross RJ, Shayan R, Mutimer KL, et al. Autologous fat grafting: current state of the art and critical review[J]. Ann Plast Surg, 2014, 73(3):352.

病例54 环形吸脂臀腿体形塑形

一、基本资料

患者女，26岁。主诉：臀腿肥胖形态不良8年。患者8年前青春期发育后出现臀腿脂肪堆积，局部肥胖，自觉形态不良，曾尝试运动节食及按摩等方法未见明显改善，为求吸脂手术来诊。查体：患者身高173cm，体重63kg，大腿及臀部可见脂肪堆积，大腿最粗处围度55cm，大腿中段围度46cm，膝上围度39cm，臀部最大围度95cm。完善辅助检查血型、血尿常规、凝血功能、肝肾功能、血糖等生化指标，肝炎、艾滋病、梅毒等传染性疾病标志物检测，心电图及胸部X线检查均无异常。入院诊断为：臀部大腿脂肪堆积。

二、诊疗经过

本例患者无须鉴别诊断，明确诊断为：臀部大腿脂肪堆积。于全身麻醉下手术行前、后、内、外360°环形吸脂术，治疗简要过程如下。

患者站立位标记脂肪抽吸范围，通常大腿内侧近端、外侧近端、前侧、膝关节内侧为重点抽吸区域，避免在大腿外侧阔筋膜表面、大腿后侧上 1/3 过度吸脂以保证大腿自然线条及臀线下方软组织的支撑力量（图 54-1）。于阴毛区边缘左右各取一切口、左右臀下皱襞线中点处各取一切口，长约 5mm 小切口。

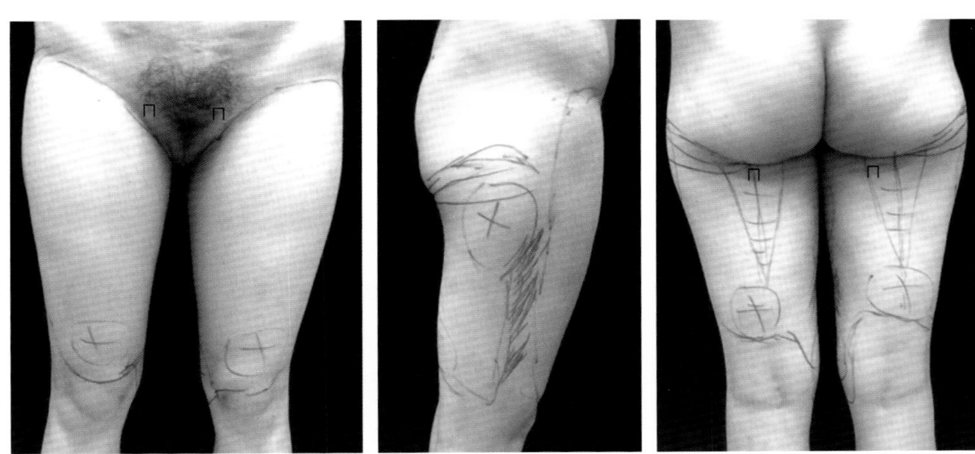

图 54-1　术前标记吸脂范围。阴毛边缘和臀下皱襞中点处红色圆圈表示切口处。大腿内侧近端、外侧近端、前侧、膝关节内侧等处蓝色ⓧ表示脂肪堆积较多的重点抽吸区。大腿外侧阔筋膜表面、大腿后侧上 1/3 等实线密集区表示生理性凹陷处，避免过度吸脂区

采用全身静脉麻醉联合术区肿胀麻醉。患者先取俯卧位，常规消毒铺无菌巾。取双侧臀下皱襞中内 1/3 处切口，约 4mm，放置切口保护器缝合固定，术区均匀注射肿胀麻醉液（肿胀液配制：1000ml 生理盐水 +2% 利多卡因 20ml + 肾上腺素 1mg），利多卡因最大用量不超过 35mg/kg，麻醉肿胀液使用量约为 2500ml，注入肿胀麻醉液的体积比大致为 1 ： 1。注射完毕等待 15min 使肿胀麻醉液充分浸润。用直径 3.5mm、长度 45cm 的钝头品字孔可弯曲的吸脂针（湖南夏龙医疗器械制造有限公司）连接电动吸脂机从切口插入从深向浅进行精细吸脂，保留厚约 0.5cm 的皮下脂肪。大腿内侧近端和大腿外侧近端的皮下深层脂肪较厚，可以多吸除深层脂肪，而大腿内侧中 1/3 处及大腿外侧远端为生理性凹陷区域，注意须少量吸除深层脂肪或不进行吸脂。完成后侧吸脂后，术中翻转体位使患者呈仰卧位。取双侧阴毛边缘切口，术区均匀注射麻醉肿胀液，麻醉肿胀液使用量约为 2000ml，注射完毕等待 15min 使肿胀麻醉液充分浸润。然后插入吸脂针沿皮下隧道穿越腹股沟区到达大腿前侧，然后将吸脂针走行于深层脂肪，对大腿内侧近端，大腿前侧，膝上内侧和大腿外侧近端进行吸脂，尽量吸净皮下深层脂肪，不过分吸除大腿前侧的皮下深层脂肪，以保持其正面流畅的外观，共吸出脂肪 3600ml。吸脂结束后以掐捏皮褶厚度对称均匀为标准，调整双侧大腿对称满意，去除切口保护器，于切口处留置贯穿皮肤全层的 6-0 尼龙缝线，不打结，以便于肿胀液渗出。

术后处理：术后吸脂区棉垫加压包扎，术后 24h 内将排出大量肿胀液，术后第 1 天换药挤压吸脂区无液体残留后将切口处缝线打结，10d 拆线。嘱患者穿戴塑身衣 6 ～ 8 周。前 3 周每天 24h 穿戴，之后每天穿戴 12h。可给予预防性口服抗生素 1 ～ 3d，必要时口服镇痛药。术后 3 个月复查见双大腿线条流畅对称（图 54-2）。

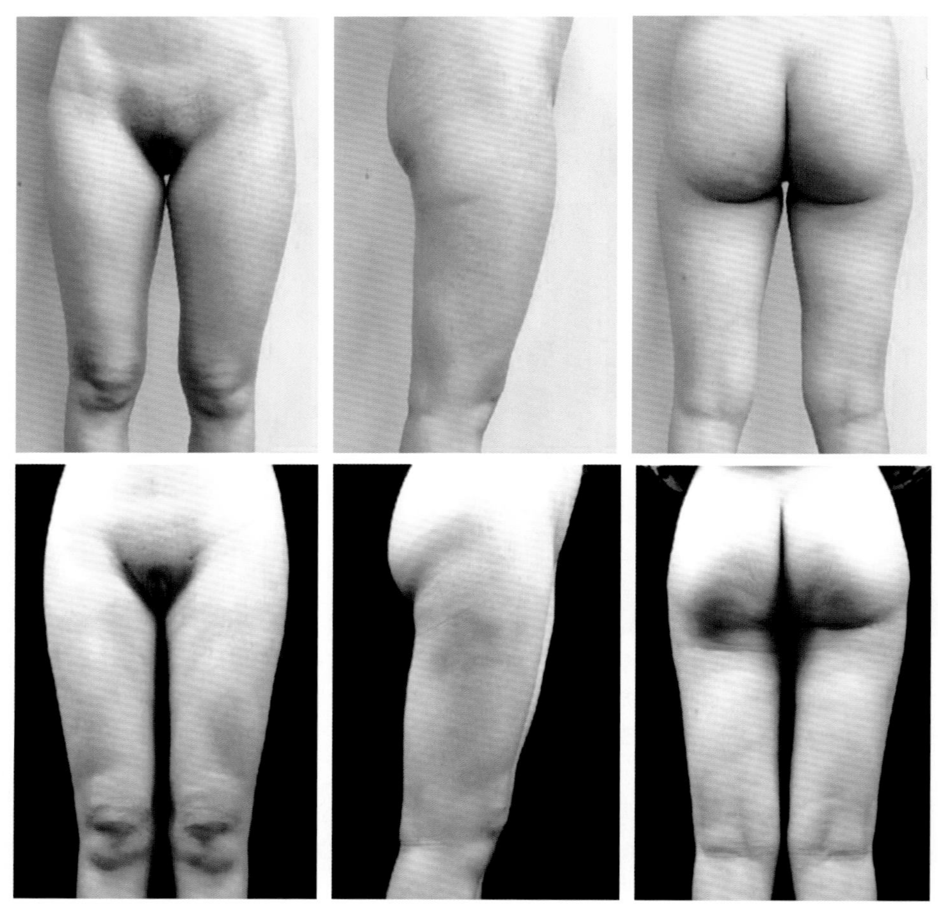

图 54-2 臀腿环吸术前及术后 3 个月对比图

上排为术前正、斜、侧位，下排为术后正、斜、侧位

三、临床讨论

脂肪抽吸术又称闭式减肥手术，是现今整形美容领域最常见的减肥塑形手段，目的是减轻皮下脂肪层地堆积，达到美体塑形的效果。其适用于非病态性肥胖的患者，术前应排除患者因全身性疾病、病态生活方式等原因造成的肥胖，另外患心肺疾病、期望值不切实际、伤口愈合困难等患者应避免该项手术。

现今常用的脂肪抽吸法为利用肿胀技术的脂肪抽吸法，旨在运用平衡盐溶液＋利多卡因＋肾上腺素的混合液对脂肪进行肿胀处理，达到安全高效吸脂的效果。我们建议肿胀液配制比例：平衡盐溶液 1000ml ＋ 2% 利多卡因 20ml ＋ 1 ： 1000 肾上腺素 1ml。

皮下脂肪层分为蜂窝层和板状层，前者位于真皮下浅层，后者位于浅筋膜与肌肉筋膜之间，抽吸时应自深向浅，在板状层和蜂窝层进行全层抽吸，重要的是要保护真皮下层脂肪团以保证良好的皮肤回缩，同时避免形成局部凹陷。对于躯干四肢吸脂时常用 2.5 ～ 4.5mm 直径的钝头吸脂针，而对于面颈部常用直径为 1.5 ～ 2.0mm 的钝头吸脂针。在抽吸过程中，先吸深层，后吸浅层，动作轻柔均匀，观察吸出物的速度及形状，及时调整抽吸深度及频次。深部脂肪可以选用孔径较大的吸脂针，越靠近皮肤选用的吸脂针直径应越细，主要抽吸深层脂肪，不过分抽吸浅层脂肪，以免皮肤表面凹凸不平。吸脂过度会破坏大腿圆润的外观，过多显露肌肉轮廓。大腿内侧中 1/3 及大腿外侧远端为生理性凹陷区域，此处不能过度抽吸，以免加重凹陷。臀下方三角形区域酌情保留浅层脂肪以利于支撑臀线，防止臀下垂。吸脂时，应用双手配合，提高吸脂效率，通常以优势手持吸脂针进行往复抽动，非优势手按压并固定住脂肪组织，使之不随吸脂针的滑动出现大幅度地移动。

根据脂肪的分布范围及脂肪厚度等因素，大腿吸脂可 1 次或分 2 次抽吸。对于一次性抽吸量估计小于 4000ml，应以 1 次（即 360° 环形）抽吸塑形为佳，可避免因 2 次抽吸时过渡区域的增生而造成第二次抽吸困难，还能满足求美者的心理需求。对于脂肪堆积严重，单次吸脂总量可能超过 4000ml 的病例，应充分综合考虑术中出血量及创面大小，分次吸脂，以保证安全性。

术后常见的并发症为早期的血肿、血清肿、瘀斑等，可以通过正规操作、避免过度吸脂、术后适当补液、穿戴塑身衣等方法来避免。远期并发症为皮肤凹陷、形态不规则等，术中可以选用口径较细的吸脂针，同时注意吸脂量宁少勿多。

四、专家点评

病例中的患者为单纯性局部脂肪堆积，经过系统全身检查和对其生活方式的了解排除病态肥胖。患者主要诉求为去除臀部及大腿部的脂肪堆积，我们术中选用阴毛内、臀沟等隐秘部位设计小切口，同时为达到良好的塑身效果，采取了环形吸脂，所选用的吸脂针直径为 3.5mm。大腿吸脂时，由于吸脂面积较大，有些医师为了方便操作会使用较多的手术切口，导致术后遗留较多的切口瘢痕，影响术区美观。应注意采用长吸脂针，隐蔽切口，配合精细吸脂技术，最大程度提高术后满意度。

吸脂术最严重的并发症为脂肪栓塞及深静脉血栓，前者主要是因为操作暴力，导致高压下油脂入血造成的，后者主要因为在大量吸脂时体液量补充不足，术后长期卧床等。为避免此类严重并发症，我们在操作时应等待肿胀液充分起效，动作轻柔且注意层次，避免损伤重要血管，同时在术前术后注意补液，对于全身麻醉患者，术前应给予 1000 ～ 1500ml 林格液，术中术后补液量应为吸脂量的 2 ～ 2.5 倍，注意观测尿量，注意保温，术后麻醉平稳后鼓励患者早期行走活动。

主要参考文献

王春虎，李芯，李洁，等．三切口大腿环绕吸脂在大腿塑形中的应用 [J]. 中华整形外科杂志，2019, 35(5):479-482.

病例 55　婴幼儿血管瘤

一、基本资料

患者女，4 个月。主诉：左胸前红色斑块 4 月余。患儿出生后 5d 即被家人发现左侧胸前淡红色斑片，未突出于皮肤表面，斑片随生长发育逐渐增大，并突出于皮肤表

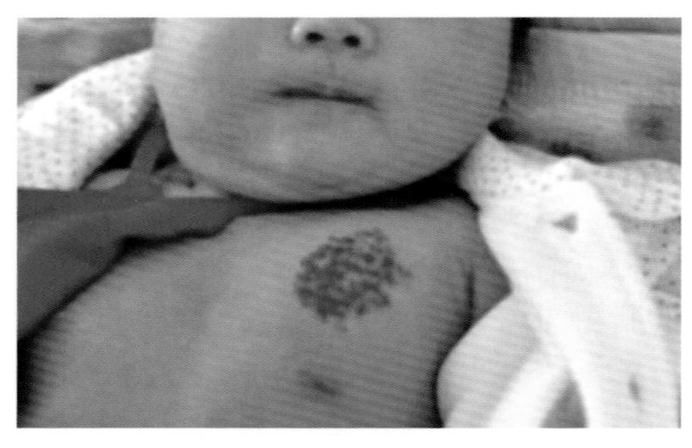
图 55-1　患儿首次就诊照片

面，为求进一步诊疗来我院。患儿精神状态良好，营养状态可。专科查体可见左侧胸前范围约 5.0cm × 5.0cm 肿物，肿物表面为充血性斑片，基底为青紫色斑块（图 55-1）。超声检查显示：皮下分叶状实性肿块，肿块内血流丰富，可见动静脉混合血流。进一步完善血常规、肝肾功能、血糖、凝血功能、心肌酶、心电图、心脏超声、甲状腺超声等检查。以上指标无明显异常后，将患儿收入院。入院诊断：左胸壁婴幼儿血管瘤。

二、诊疗经过

根据患儿临床发病特点及超声检查结果，明确诊断：左胸壁婴幼儿血管瘤。由于患儿血管瘤位于左侧胸壁乳房上方，为避免肿物生长过大影响乳房发育，建议及早治疗。鉴于肿物面积大，基底广泛且深在，治疗采用口服普萘洛尔的方法。具体用药方法：首次剂量按照 1.0m/kg 用药，分 2 次口服。若患儿无异常表现，可在首次用药后 12h 继续给药，剂量为 0.5mg/kg。第 2 天增加至 1.5mg/kg，分 2 次口服，并观察患儿有无异常表现。第 3 天增加至 2.0mg/kg，分 2 次口服，并维持该剂量口服。服药期间定期复诊，前 3 个月每月复诊一次，3 个月后 8 周复诊一次。每次复查化验肝肾功能、心肌酶谱、甲状腺功能和血糖等生化检查，复查病变区域和心脏彩超，评估药物作用及是否存在心脏损伤。口服普萘洛尔 1 个月时复诊，可见患儿病变范围缩小，肿物基底颜色变浅，肿物表面皮肤红色减退（图 55-2）。口服普萘洛尔 5 个月时肿物基底已经完全萎缩，仅表面残留少量血丝（图 55-3）。复查超声显示肿物基底仅见少量血流。

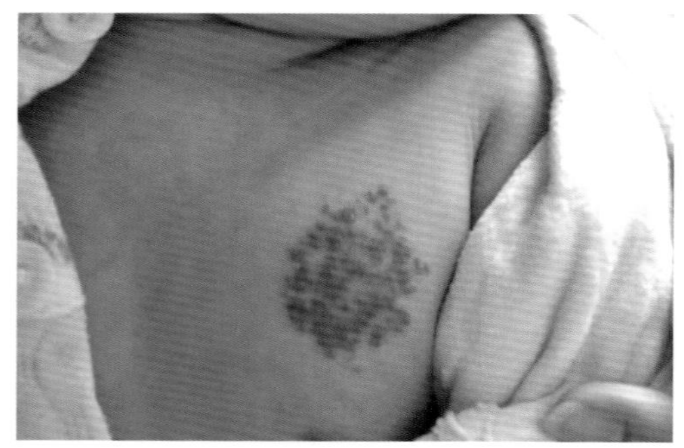
图 55-2　口服普萘洛尔 1 个月

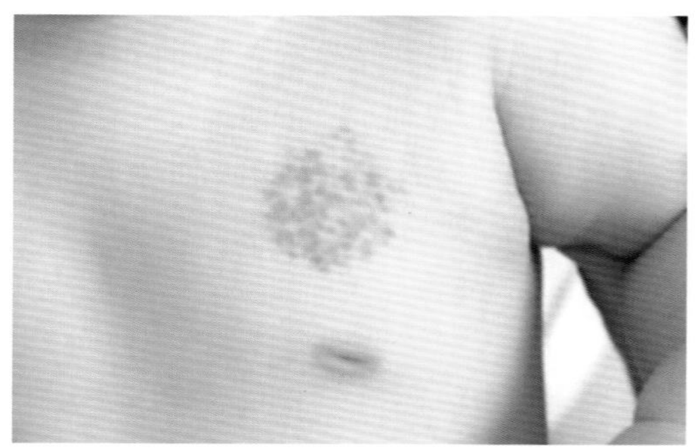
图 55-3　口服普萘洛尔 5 个月

考虑到瘤体萎缩明显，超声探测下病变基底未见大量血流，停止用药，严密观察肿物是否复发。患儿停药后 10 个月未见瘤体复发（图 55-4）。继续观察停药后效果，患儿停药 14 个月后，瘤体稳定，未见复发，肿物扁平（图 55-5）。患儿家属自觉皮肤表面颜色不影响患儿生活质量，对治疗效果满意，未给予进一步治疗。

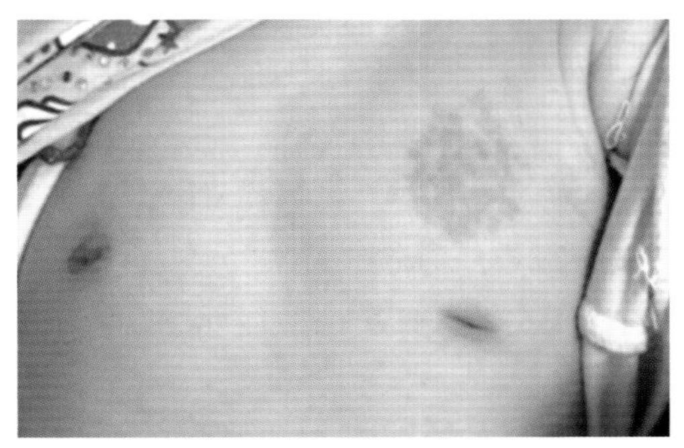

图 55-4　口服普萘洛尔 10 个月

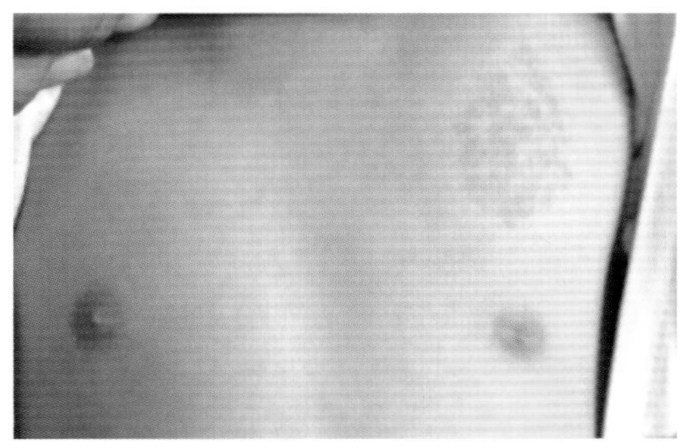

图 55-5　口服普萘洛尔 14 个月

三、临床讨论

1. *血管瘤与脉管畸形的鉴别*　血管瘤在患儿生时或出生后不久出现，发病男女比例 1/4 ～ 1/3，血管瘤有增生期、消退期和消退完成期三个阶段。病变表面颜色呈鲜红色，可透出蓝色。患者无明显症状，体位试验阴性。脉管畸形多见于出生时，发病男女比例 1 ∶ 1，病变表面温度升高，病变生长速度与儿童生长发育成比例。排空试验和体位试验可能阳性。在组织病理切片上，血管瘤呈现出血管内皮细胞增生的表现，而脉管畸形则有出血管内皮细胞正常，血管形态乱，管腔异常的表现。

2. *婴幼儿血管瘤与先天性血管瘤的区别*　婴幼儿血管瘤由胚胎期间的血管组织增生而形成的。呈现出三个阶段的表现，有典型的增生期、消退期和消退完成期表现。患儿出生时瘤体呈现出的表现多为皮肤白斑、红点或片状毛细血管。大多数患者瘤体会完全消退，消退时间取决于瘤体深度，但未经治疗的瘤体消退后会有皮肤和皮下组织退行性改变。先天性血管瘤与婴幼儿血管瘤不同之处在于其在母体子宫内就开始发生发展，患儿出生后就可以看到明显的瘤体，且缺乏增殖期。目前将先天性血管瘤分为三类，有快速消退型、不消退型和部分消退型。两者可通过 *GLUT*-1 基因表达不同相鉴别，婴幼儿血管瘤小叶内皮细胞均表达为阳性，而先天性血管瘤则为阴性。

3. *婴幼儿血管瘤的治疗方法*　婴幼儿血管瘤治疗的目的是抑制血管内皮细胞的增生，促进瘤体消退，减少瘤体残留。小面积的无重要器官累及的瘤体可外用普萘洛尔滴眼液或普萘洛尔乳膏，待瘤体平整后不再增大时，在超声辅助下可停用。对于范围小的血管瘤，在外用药物无效的情况下，可考虑局部注射糖皮质激素或博来霉素、平阳霉素或其他抗肿瘤药物。对于累及乳房、眼睑等重要器官的血管瘤，或面积较大的血管瘤，口服普萘洛尔是首选，用药过程中定期随访，减少药物副作用的发生。对于不适用于普萘洛尔治疗的患儿，可考虑口服糖皮质激素。用药过程中严密观察药物对患儿身高、体重和血压的影响，注意观察服药过程中有无药物副作用。

四、专家点评

婴幼儿血管瘤是常见的疾病之一，目前其治疗方法逐渐规范，根据中华医学会整形外科分会血管瘤和脉管畸形学组于 2019 年 10 月《组织工程与重建外科杂志》中发表了《血管瘤和脉管畸形诊断和治疗指南》中指出婴幼儿血管瘤的治疗应以系统用药和局部外用药物为主，辅以激光或局部注射等，从而抑制血管内皮细胞增生，促进瘤体消退和减少瘤体残留。高风险血管瘤需要尽早治疗。一线治疗为口服普萘洛尔，若存在禁忌证，可系统使用糖皮质激素。中等风险的血管瘤其主要治疗原则亦是尽早治疗。对于菲薄的病灶可给予外用药物或激光治疗，若不能有效控制瘤体增长，可口服普萘洛尔。对于低风险血管瘤来说，可随诊观察或考虑外用药物。如瘤体增长迅速，则遵循中等风险血管瘤治疗方案。消退期及治愈后的血管瘤遗留局部畸形可考虑手术治疗为主。即使药物治疗能够很大程度减少瘤体范围，但仍会遗留明显外观或功能问题，如瘤体消退后仍残留明显畸形、增生期出现溃疡而遗留永久性瘢痕，需要手术治疗改善外观、去除病变，并达到美容整形等效果。局部脉冲染料激光：通常为585/595nm脉冲染料激光，常用于浅表型婴儿血管瘤增殖期抑制瘤体增殖和减轻血管瘤颜色的作用。局部外用药物：β 受体阻滞剂，如普萘洛尔软膏、噻吗洛尔乳膏等。对于局限的病变来说，可以采用博来霉素、平阳霉素等其他抗肿瘤药物注射治疗，也可采用糖皮质激素注射治疗。

主要参考文献

[1] 中华医学会整形外科分会血管瘤和脉管畸形学组 . 血管瘤和脉管畸形诊断和治疗指南 (2019 版)[J]. 组织工程与重建外科杂志 , 2019, 15(5):277-317.

[2] Chang L, Gu YF, Yu Z, et al. When to stop propranolol for infantile. hemangioma[J]. Sci Rep, 2017, 7: 43292.

病例 56　左下肢凹陷萎缩性瘢痕畸形伴湿疹，手术与光电综合治疗

一、基本资料

患者女，17岁。左下肢车祸伤后凹陷瘢痕3年。3年前因车祸伤，左小腿皮肤软组织撕脱，经植皮修复创面。之后创面凹凸不平，部分瘢痕增生凸起，部分色沉明显，皮肤活动度差，活动时有牵拉不适感，伴有痒痛。

查体：一般情况好，左小腿组织部分缺损，凹陷；皮肤粘连在胫骨表面，活动差，伴有明显的色沉潮湿；上下段与正常皮肤交界处高低不平，明显凹陷；左膝关节外后方瘢痕高起，质韧，色泽近肤色（图 56-1，图 56-2）。

诊断：左下肢凹陷萎缩性瘢痕畸形伴湿疹。

二、诊疗经过

2015 年 7 月 27 日入院，经术前检查，排除手术禁忌证，于 2015 年 7 月 28 日在静脉镇静麻醉下行手术治疗。手术将瘢痕两端高低不平的瘢痕切开，进行多 Z 成形术，恢复平整度，术中修复断裂的肌腱，切口缝合毕，按照每平方厘米 0.3 ～ 1ml 用 1.2mm 直径钝性针头注射自体颗粒脂肪，自体脂肪注射完成后用离子束（滚轮模式，80W），中速滚动治疗 4 ～ 5 遍，治疗毕外涂红霉素软膏和表皮细胞生长因子软膏包扎，以促进创面愈合，预

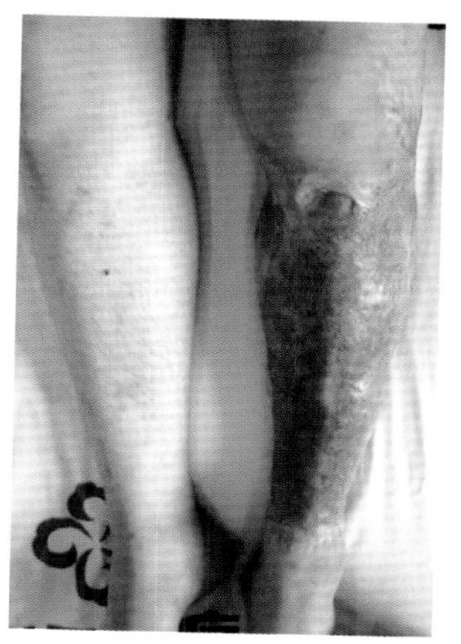
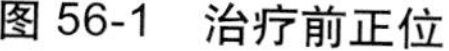

图 56-1　治疗前正位

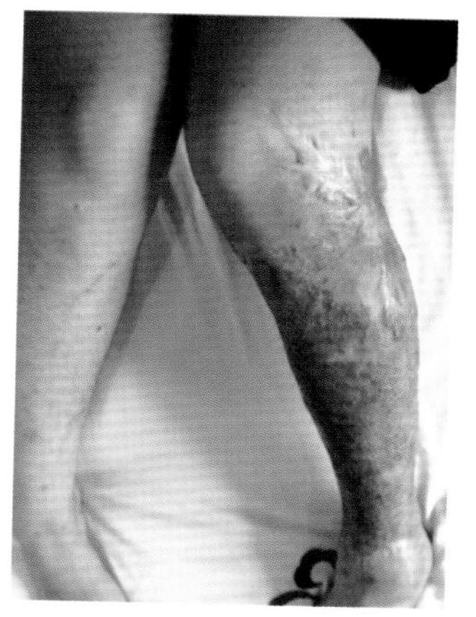

图 56-2　治疗前左前外侧位

防感染，同时静脉输注抗生素和维生素类药物，对症治疗。每 2 ～ 3 天换药一次，治疗后 11 个月进行了第二次治疗。

2016 年 6 月 15 日进行了第二次治疗，进行了部分自体脂肪注射移植和二氧化碳点阵激光治疗，治疗后 7 个月时，2017 年 1 月 11 日进行了部分瘢痕切除改形缝合，部分瘢痕二氧化碳点阵激光治疗，治疗后 6 个月情况见图 56-3 和图 56-4，患者基本满意，可以穿裙子、跳舞、唱歌了。

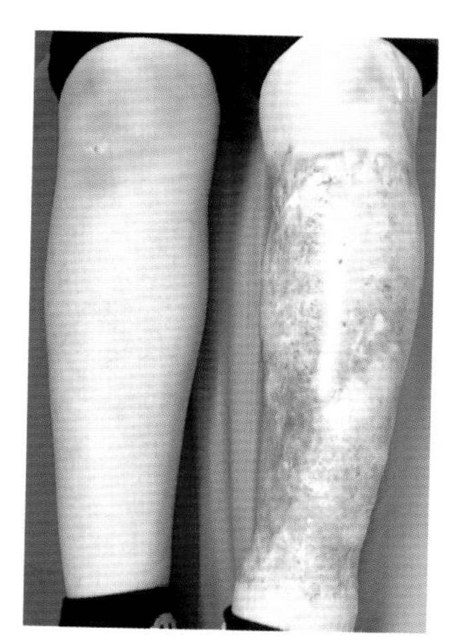

图 56-3　第三次治疗后 6 个月（正面观）

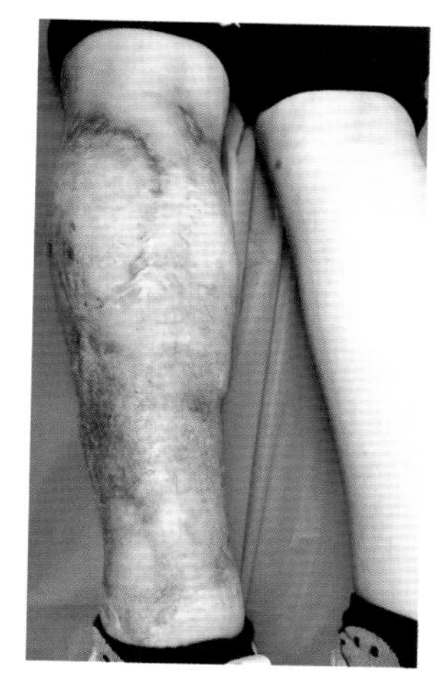

图 56-4　第三次治疗后 6 个月（后面观）

三、临床讨论

1. 该例患者左小腿车祸皮肤软组织撕脱伤，伤情比较复杂，形成的瘢痕也比较复杂。如皮肤软组织缺损比较大，总体来看，瘢痕是明显凹陷的，造成伤处与正常皮肤交界处高低不平；胫骨前植皮，皮片营养不良，形成贴骨瘢痕，与深部组织粘连致密，活动度差，且出现色沉和湿疹样改变；左膝关节背面的损伤，形成了增生性瘢痕等。

2. 瘢痕的治疗方法，要根据瘢痕的具体情况来选择治疗方案。对凹陷性瘢痕要采用自体脂肪颗粒充填的方法，增加组织量，改善局部血供和外观；对高低不平的瘢痕以瘢痕切开，进行多 Z 成形术为好，能够较好的恢复皮肤平整度；对色沉和营养不良的表浅瘢痕要用离子束和（或）二氧化碳点阵激光治疗，调节创面的修复过程，促进皮肤重塑，改善皮肤的色泽和质地；各种治疗均以促进创面愈合，预防感染，预防瘢痕增生为辅助措施；患者需要定期复查，医师需要根据瘢痕恢复的情况及时调整治疗方案，医患之间相互配合，积极治疗，最终取得比较满意的疗效。该例患者遵照这样的原则进行了 2 次手术切瘢改形、2 次自体脂肪注射治疗、1 次离子束和 2 次二氧化碳点阵激光动态治疗，最终获得比较满意的疗效，可以穿裙子、跳舞、唱歌了，实现了患者的治疗愿望。

四、专家点评

1. 本例患者诊断为左下肢凹陷萎缩性瘢痕畸形伴湿疹，属于比较复杂的瘢痕畸形患者，治疗前要明确患者需要解决的问题和解决这些问题需要的方法，做好治疗计划，分步实施，并给患者沟通解释清楚。

2. 这是利用现代整形美容新技术成功治疗瘢痕的一个案例。瘢痕的治疗要手术与非手术方法联合应用，手术的方法要做到减张缝合、精细缝合等新的进展，非手术治疗方法用到了自体脂肪注射治疗、离子束和二氧化碳点阵激光治疗等新技术。

3. 蔡景龙教授 2002 年提出了瘢痕治疗要采用多种方法联合应用的综合治疗思路及定期复查随访、根据病情变化调整治疗方案的动态综合疗法的瘢痕治疗总体策略，该例是这一策略的具体应用，证实了这一策略的正确性和有效性。

4. 瘢痕的修复需要较长的时间，需要患者充分认识到瘢痕治疗的复杂性和艰难性，做好时间和经济上的准备，密切配合治疗，最终可以实现较好治疗效果。

主要参考文献

[1] 蔡景龙 . 瘢痕的治疗方法评价及展望 [J]. 中华医学杂志 , 2013, 93(14):1041-1043.

[2] 蔡景龙 . 瘢痕防治 2016 观点 [M]. 北京：科学技术文献出版社 , 2016.

[3] 蔡景龙 . 瘢痕整形美容外科学 [M]. 杭州：浙江科学技术出版社 , 2015.

[4] 蔡景龙 . 现代瘢痕学 [M]. 2 版 . 北京：人民卫生出版社 , 2008.

[5] 付小兵 , 王正国 , 李建贤 . 中华创伤医学 [M]. 北京：人民卫生出版社 , 2013.

[6] 李世荣 . 现代整形美容外科学 [M]. 北京：人民军医出版社 , 2014.

[7] 王志军 , 刘林嶓 . 美容外科学 [M]. 北京：人民卫生出版社 , 2012.

[8] 吴宗耀 . 烧伤康复学 [M]. 北京：人民卫生出版社 , 2014.

病例 57　鼻唇沟老化脂肪分层填充一例

一、基本资料

2018 年 11 月 22 日我科门诊收治鼻唇沟老化患者女性。年龄 32 岁。无手术禁忌证。按鼻唇沟形态评分标准鼻唇沟评分 2 分。

二、诊疗经过

1. 吸脂及鼻唇沟剥离　2% 利多卡因局部麻醉鼻唇沟位置，在鼻唇沟下端口角处顺皮纹方向用12号针头戳出一个小孔，用18G注脂头抽吸鼻唇沟外上方的脂肪；小针刀锐性分离鼻唇沟，使皮肤与皮下完全分开。0.9%生理盐水冲洗后压迫止血。大腿内侧近腹股沟处2%利多卡因局部麻醉并用0.1%利多卡因在计划吸取脂肪的区域行肿胀麻醉，用量约200ml。尖刀戳破皮肤，用3.0粗吸脂头连20ml塑料注射器低压手动吸脂，压力为20ml注射器一半的空气负压。缓慢吸取脂肪约60ml。

2. *颗粒脂肪及脂肪胶制备*　用注射针将纤维隔等白色组织挑除，200g离心力低速离心1min，去除上层油脂及下层的液体获得小颗粒脂肪备用。将剩余脂肪制备脂肪胶：1200g的离心力离心3min。提取中间层的高密度脂肪组织，移到无菌的20ml注射器中。并与另外一个20ml无菌注射器用切割连接头密闭连接，快速往返推动注射器活塞20次。再次置入离心机中，设置离心力为1600g，离心3min。经再次离心后获得中间层的组织如同胶状物的脂肪胶。

3. *鼻唇沟填充*　用12号注射针头戳个小口，用18G的注脂针根据鼻唇沟缺失量在骨膜上层次注射小颗粒脂肪到鼻基底及鼻唇沟下，用量每侧约3ml，填充平滑后视注入量加注30%。用注射枪连接1ml注射器及23G注射针头将脂肪胶后退注射到真皮深层及鼻唇沟内皮下位置，术后压迫冰敷。

4. *疗效判定标准*

（1）鼻唇沟评分：详见表57-1。

表57-1　鼻唇沟形态的评分标准及例数

评分	描述	程度
0分	微笑时轻微可见，静态未见	无
1分	微笑明显可见，静态轻微未到口角	轻度
2分	静态鼻唇沟可见，延到口角	中度
3分	静态鼻唇沟深，颊部下垂过鼻唇沟	重度

（2）面中部标志点：年轻者面颊部在脸中部位置较高，随年龄增长，面颊部向前方、侧方及下方移位，造成鼻唇沟上方脂肪堆积。而上唇与鼻唇沟的关系未变，导致鼻唇沟加深。老年口角、鼻翼点及颊部最高点之间的距离较年轻人明显增宽；最凸出点距内眦更远；鼻唇沟夹角减小，见图57-1。

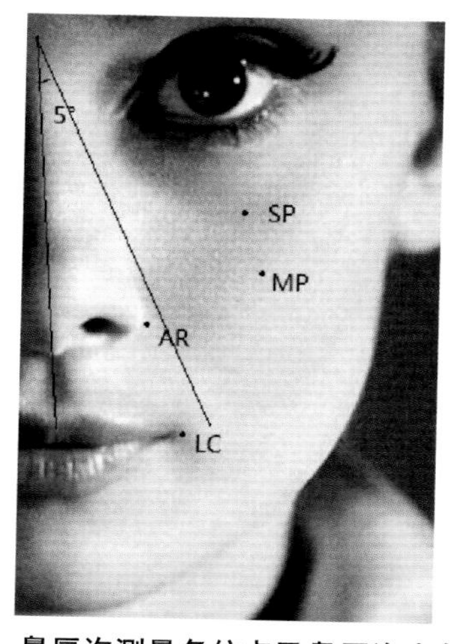

图57-1　鼻唇沟测量各位点及鼻唇沟夹角示意图
LC. 口角点；AR. 鼻翼点；MP. 颊部最高点及鼻唇沟夹角

三、临床讨论

术后鼻唇沟外观平滑或略高，但颊部下垂没有改善。即时效果满意。6个月后行第2次补充移植。随诊1年效果良好（图57-2）。

此方法不仅对鼻唇沟轻中度老化效果良好，对重度鼻唇沟老化也有不错的疗效。此方法简单，痛苦小，便于门诊操作，患者容易接受，而且满意度高。一般情况做 2 ～ 3 次填充效果更好。但即便如此也不能解决颊部下垂的问题，建议同时做线雕或者中面部除皱手术。

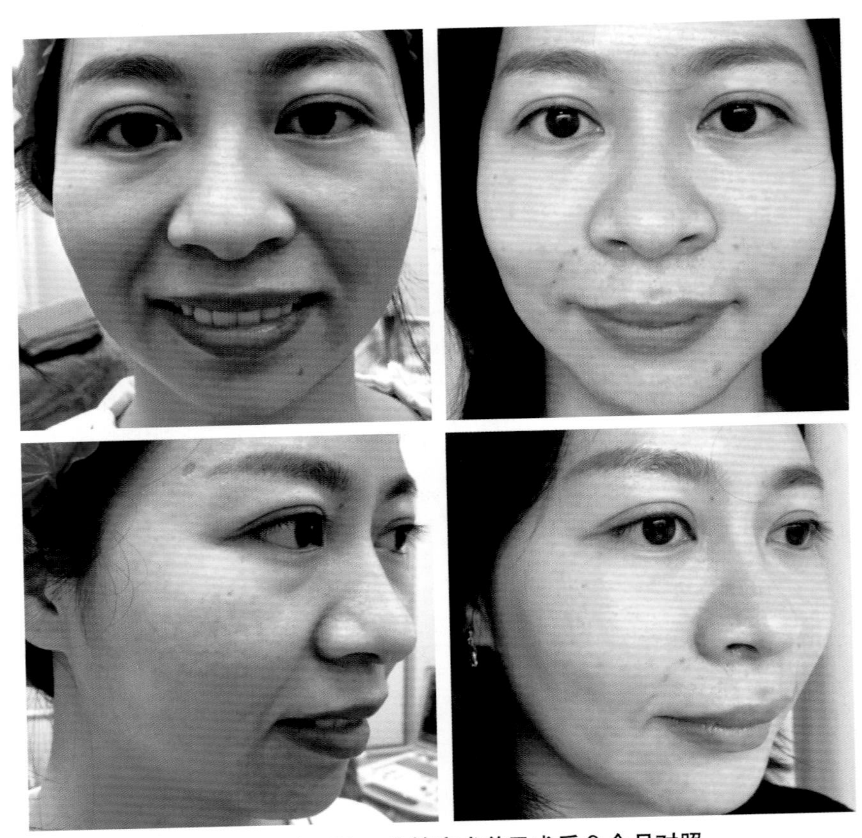

图 57-2　鼻唇沟一次填充术前及术后 9 个月对照

四、专家点评

解剖组织学改变与鼻唇沟形成的因素：有致密的筋膜组织位于面部唇周皮肤下，延伸至颊部，为筋膜脂肪层。在鼻唇沟组织学中，口轮匝肌的深层部分与表层合并，SMAS 层中断于此。鼻唇沟是 7 种表情肌在皮肤上止点形成的连线区域。SMAS 层作为口轮匝肌的表层部分侧方至鼻唇沟，是独立于筋膜脂肪层下的。它直接来自颈阔肌延续，缺乏直接骨附着。

对于鼻唇沟的治疗，历史上曾注射液体硅酮，Mole 认为可向鼻唇沟下填入一些 2mm 长的多原荧光乙烯，效果良好。目前多采用透明质酸填充，也有用可吸收线填充的。但维持时间短。手术是解决鼻唇沟老化最直接的方法。对于只想纠正鼻唇沟的患者，在局部置入一脂肪条或行脂肪小球注射。严重的尤其是重度鼻唇沟可以采取面中部的中心悬吊术。而上唇广泛切开提升术对以唇周老化为主的效果更好。孙轶群等采用剥离后吸脂填充治疗轻中度鼻唇沟，但没有解决鼻唇沟浅皱纹的问题。

近年国内学者应用射频技术治疗鼻唇沟方面取得了较大的进展，认为射频技术安全有效，满意度高。但疗效没有客观的指标，主要靠患者的主观判断。笔者也使用了射频的方法治疗鼻唇沟，短期效果明显，但维持时间短，费用高。

在鼻唇沟组织学中，鼻唇沟是 SMAS 层中止于此的皮肤沟。口轮匝肌的深层部分与表层合并，SMAS 层于此中断。其他表情肌也与口轮匝肌的表层部分混合，其两边分别是鼻唇沟和红唇边缘。SMAS 层作为口轮匝肌的表层部分侧方至鼻唇沟，是独立于筋膜脂肪层下的。因而将鼻唇沟与其下彻底分离，打断其连接，解脱下方的牵拉并将凹陷填充是可以解决鼻唇沟凹陷的问题的；另外由于皮肤老化变薄，失去弹性，沟下脂肪萎缩，颊部组织下垂，脂肪组织在侧方堆积。以上因素为吸出侧方堆积脂肪组织提供了解剖和组织学基础。

从鼻唇沟评分可以看到，评分大于 2 分，一般都会有浅皱纹伴随。这个浅皱纹在以前是不受重视的，而患者改善需求却很大。为此采用脂肪胶真皮深层注射方法，可以获得很好效果。

主要参考文献

[1] 孙铁群，范东良，唐峥，等. 治疗女性鼻唇沟老化的新方法 [J]. 中国美容整形外科杂志，2008, 19(5): 361-362.

[2] 孙铁群，林丽，赵伟. 鼻唇沟“年轻化”的研究进展 [J]. 中华医学美学美容杂志，1998, 4:217-219.

[3] 孙铁群，云子轩，薛春雨. 射频治疗鼻唇沟年轻化的疗效 [J]. 中华医学美学美容杂志，2019, 25(2):155-157.

[4] John Yousif N. The Nasolabial Fold: A photogrammetric analysis[J]. Plast Reconstr Surg, 1994, 93:71-76.

病例 58　耳瘢痕瘤手术一例

一、基本资料

患者女，25 岁。5 年前在美容院打耳孔后一直流脓，1 个月后愈合，但经常发红，且增生突起。在穿孔处出现持续增大的瘤样肿物，皮色潮红，质地较硬，伴有病变部位奇痒与疼痛等不适症状，影响患者生活质量和心理健康。

二、诊疗经过

手术方法：局麻，行瘢痕疙瘩核摘除术，即保存耳廓瘢痕疙瘩表面作梭形皮肤 切口，保留部分瘢痕疙瘩皮肤，切除其深部病变组织，保留耳廓外形，伤口皮肤直接缝合。伤口周围局部注射醋酸曲安奈德注射液，注射剂量依切缘大小而异，每次注射量小超过 40mg，术后每周 1 次，共 4 次。术后 7d 拆线，见图 58-1。

疗效判定标准

治愈：患耳外观满意，痛痒症状消失，瘢痕变扁平、变软，肤色正常，随访 12 个月以上未见复发者。

显效：患耳外观 基本满意，自觉症状基本消失，瘢痕软化 60% ～ 70%，变平，随访 12 个月以上未见复发。

无效：自觉症状和瘢痕外观、质地未见明显改善，或治疗后 12 个月内复发者。

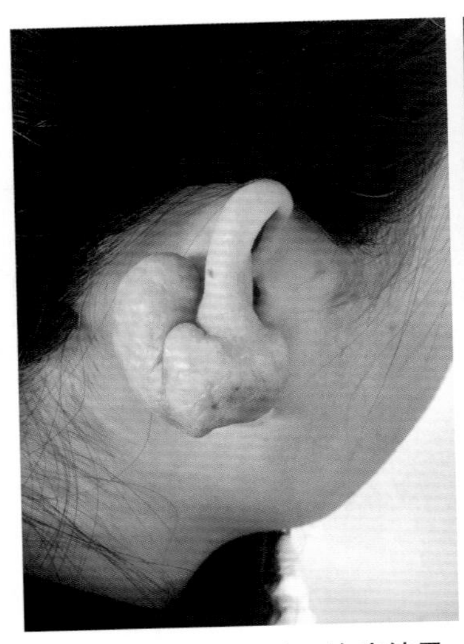
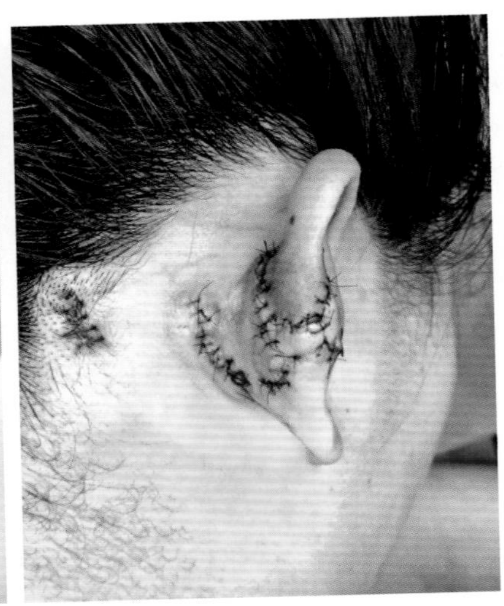

图 58-1　治疗结果：本例患者疗效满意，治愈

三、临床讨论

瘢痕疙瘩是整形外科领域既古老又新鲜的研究问题，是继发于创伤后的一种皮肤纤维化疾病，其主要特征为真皮层中成纤维细胞异常增殖，并分泌大量细胞外基质为主要特征，是人类特有的良性皮肤肿瘤。瘢痕疙瘩好发于胸骨前、耳廓、肩部，表现为突出皮肤表面、呈持续生长 且进行性增大的瘤样增生，常扩展到原伤口范围以外，引起外形和功能的损伤，部分患者还伴有瘙痒或疼痛，甚至局部破溃。外耳为瘢痕疙瘩的易发区，耳廓尤其耳垂部为常见部位。年轻女性多见，多因为穿刺耳孔所致，也是目前耳廓瘢痕疙瘩的主要原因，且随着穿耳孔术的流行与审美改变，穿刺位置也从传统的单一耳垂部位，扩展到耳轮、耳甲等其他位置，引起的耳廓瘢痕疙瘩也愈发常见。瘢痕疙瘩发生时，在穿孔处出现持续增大的瘤样肿物，皮色潮红，质地较硬，其发生除了损害患者外观容貌以外，常伴有病变部位奇痒或疼痛等不适症状，影响患者生活质量和心理健康。

四、专家点评

瘢痕疙瘩的防治是整形外科领域的一个难题，目前对瘢痕疙瘩形成的机制尚不清楚，且对其治疗尚无明确地理想方法。可选用的治疗方法亦为繁多，如手术、药物、放疗、加压、激光、硅凝胶膜等，目前尚未找到一种比较理想的可靠有效的治疗方法，任何一种单一治疗手段，效果均不够理想，复发率高。单纯的手术切除以后极易复发，复发后常较之前增大，故单纯手术治疗无意义，需结合其他方法进行综合治疗。目前主要采取手术切除，辅以术后放疗，激素注射和加压等综合治疗。

耳廓在面部位置突出，在面部美学中占有重要地位，患者在接受治疗时，高度关注美容效果。同时又因耳廓的特殊解剖位置及形态，局部修复存在较大难度。耳廓瘢痕疙瘩采取外科手术切除，目前常用术式有直接切除缝合、切除后皮片移植、内剥切保留皮瓣覆盖等。若单纯切除后直接缝合，其可利用的组织有限，术后术区张力较大，瘢痕疙瘩易复发，且极易影响耳垂、耳轮等部位形态，导致外形缺陷。若采取皮片移植法，可能造成供皮区域瘢痕疙瘩生成。而单纯局部注射治疗，效果亦不理想，治疗次数多，疗程长，且仅能使已增厚突出呈结节或瘤状的瘢痕疙瘩部分缩小，并不能平复。

主要参考文献

[1] 柯朝阳，曾凡倩，张静，等．手术加放疗治疗耳部瘢痕疙瘩的疗效分析 [J]. 中华耳科学杂志，2012(3): 368-370.

[2] 王春梅，张继，归来，等．耳部瘢痕疙瘩的个性化治疗 [J]. 中国临床康复，2006, 10(16):23-25, 插图 16-1.

[3] 武晓莉，高振，宋楠，等．手术联合低浓度 5- 氟尿嘧啶和糖皮质激素局部注射治疗耳郭瘢痕疙瘩疗效观察 [J]. 中华医学杂志，2009, 89(16):1102-1105.

[4] 唐洁，李小静，唐悦玲，等．内剥切并局部注射治疗耳郭瘢痕疙瘩 [J]. 中国组织工程研究，2014(46):7427-7431.

[5] 陈全华，彭友林．瘢痕切除即刻局部注射曲安奈德联合放疗治疗耳廓瘢痕疙瘩疗效观察 [J]. 中国美容医学，2012, 21(4):619-620.

[6] 蔡震，游晓波，张家建，等．手术切除与术后压力治疗耳部瘢痕疙瘩的临床疗效观察 [J]. 中国美容医学，2010, 19(7):947-949.

病例 59　注射 SCP 致组织异常增生

一、基本资料

患者女，34 岁。因填充的需求在美容医院行生长肽注射治疗，注射后 3 个月出现局部发红，下巴异常增生，虽然经过注射激素治疗多次，但未见好转。

二、诊疗经过

术前检查无手术禁忌，在超声指示下设计小切口 1 ～ 2cm，切口位于隐蔽部位或自然皱褶内。手术切开皮肤及皮下组织，可见异常增大的脂肪颗粒，增生的血管束，肌肉质地变硬。增生组织没有界限，将异常部位大部切除，在外观上恢复接近正常状态，将肉毒素 20U+ 曲安奈德 50mg 及氟尿嘧啶 250mg 配制成 20ml 混合液在异常增生组织内适量注射。进针至增生组织内会有砂粒感。止血后美容缝合。间隔 20d 注射一次，行 3 次注射治疗。

病理检查：肌束内及肌束周边有增生的脂肪组织，脂肪组织间有大量纤维组织增生；血管增生，边界不清；炎性细胞浸润；无恶性病变，见图 59-1。

三、结果

我们在病理分析的指导下采用手术联合注射治疗，效果良好，治疗后外观恢复到正常状态。患者很满意，典型病例见图 59-2 和图 59-3。为治疗此类病患提供了一种有效的治疗手段。

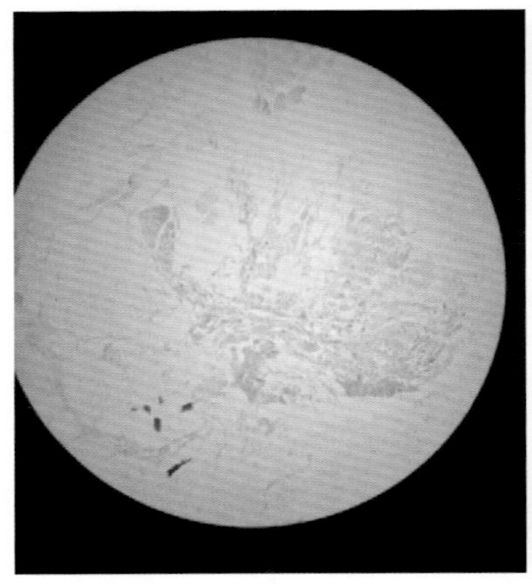
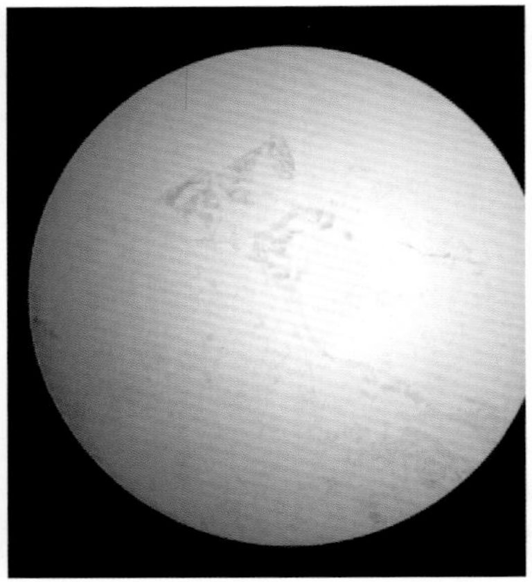

图 59-1　SCP 致异常增生病理检查

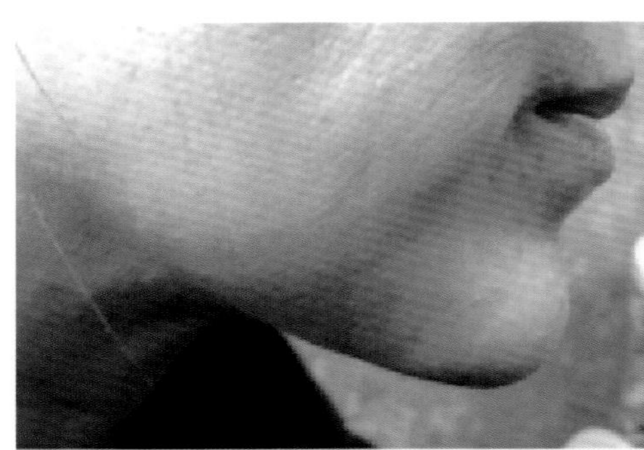
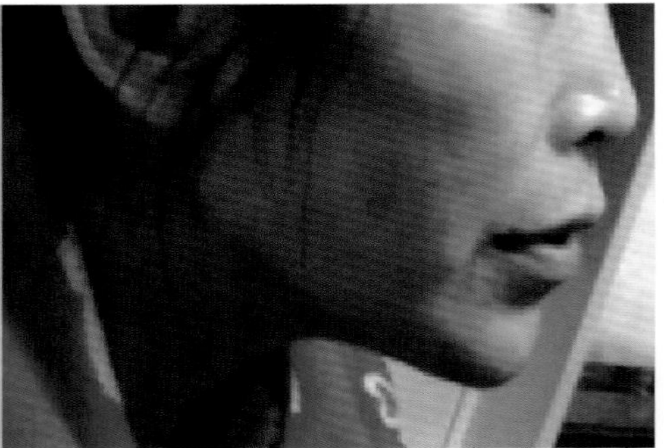

图 59-2　下颏部治疗前与治疗 6 个月后侧位对比

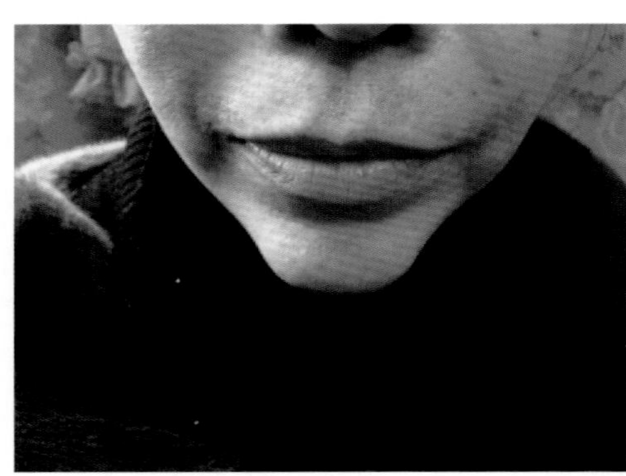
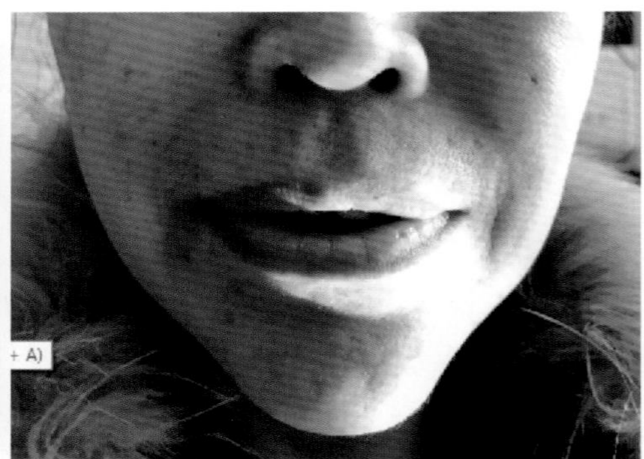

图 59-3　下颏部治疗前与治疗 6 个月后正位对比

四、专家点评

生长因子在烧伤整形领域应用广泛，在脂肪移植中有很重要的作用。可改善脂肪组织的血运。多用于全身治疗，也用于创面的修复。

我国至今尚未批准将生长因子用于局部的注射以增加局部组织体积。但近年来一些非正规医疗机构使用 SCP 用于面部凹陷的填充。使用剂量过大，并行多次注射造成一些严重不良反应，以组织异常增生为主。其成分构成：干细胞活性因子、细胞生长因子、活性肽、EGF 表皮细胞生长因子、bFGF 碱性成纤维细胞生长因子、aFGF 酸性成纤维细胞生长因子、

NGF 神经细胞生长因子等。有的联合注射玻尿酸等，但使用的量没有规范，有的使用量过大，有的反复注射。并且成分构成复杂，造成了面部组织的“疯长”，这和单独使用 EGF 和 bFGF 是不一样的。

患者大多都进行了全颜面的注射，但发生问题的部位却多集中在下颏等少数部位，可能和这个部位可以接受更大的药量有关，也可能和肌肉的活动量大有关，需要进一步研究。

对这类患者，有医师认为可以及时手术切除，如创面过大，可以行局部脂肪筋膜瓣修复。但除非彻底切除，否则还会增生。以往我们对注射的药物了解有限，也不知道注射后病理改变是什么，所以只能采取经验治疗，效果不好，反复发作；有的患者怕毁容不想手术治疗；也有患者姑息手术 2 ～ 3 次还是出现增生的问题。

病理检查提示：组织增生是混乱的，既有脂肪的增生也有纤维的增生，没有界限，完全靠手术是不可能切除干净的。所以只能尽可能地减小增生的体积，类似于肿瘤的减瘤手术，然后靠注射治疗控制增生。

主要参考文献

[1] 王少华，王勇，王艳华，等．影响移植后脂肪颗粒活性因素 [J]. 中国医学美学美容杂志，2011, 17(6):437-440.

[2] 李卫华，孙志成，王文，等．碱性成纤维细胞生长因子对人前脂肪细胞增殖和分化的影响 [J]. 中国组织工程研究与临床康复，2013, 13(45):8817-8820.

[3] 王婵娟．血管内皮生长因子联合碱性成纤维细胞生长因子对自体游离脂肪颗粒移植成活的影响分析 [J]. 中国医疗美容，2014, 6:19-20.

[4] 郑志芳，张益，李莜珺，等．注射外源性生长因子致面部肿物的临床治疗 [J]. 中国医学美学美容杂志，2015, 21(6):334-337.